黄帝内经

彩图精解 一看就懂

黄原娟 编著

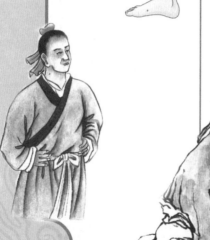

天津出版传媒集团

天津科学技术出版社

U0347204

图书在版编目（CIP）数据

黄帝内经 / 黄原娟编著 . -- 天津 : 天津科学技术
出版社，2021.7
（彩图精解　一看就懂）
ISBN 978-7-5576-9522-4

Ⅰ . ①黄… Ⅱ . ①黄… Ⅲ . ①《内经》—译文②《内
经》—注释 Ⅳ . ① R221

中国版本图书馆 CIP 数据核字（2021）第 132895 号

黄帝内经
HUANGDI NEIJING
责任编辑：梁　旭
责任印制：兰　毅

出版：天津出版传媒集团
　　　天津科学技术出版社
地址：天津市和平区西康路35号
邮编：300051
电话：（022）23332369
网址：www.tjkjcbs.com.cn
发行：新华书店经销
印刷：三河市双升印务有限公司

开本 787×1092　1/16　印张 16　字数　450 000
2021年7月第1版第1次印刷
定价：58.00元

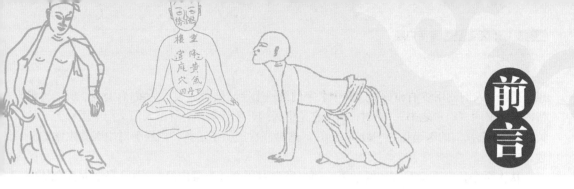

《黄帝内经》简称《内经》，是我国医学宝库中现存成书最早的一部医学典籍，它全面地阐述了中医学理论体系的基本内容，反映了中医学的理论原则和学术思想。《黄帝内经》医学理论体系的建立为中医学的发展奠定了基础，中医学史上的著名医家和医学流派，都是在《内经》理论体系的基础上发展起来的，所以《黄帝内经》历来被视为中医之祖。

《内经》包括《素问》和《灵枢》两部分，各十八卷，各八十一篇。《素问》重点论述了脏腑、经络、病因、病机、病证、诊法、治疗原则以及针灸等内容。《灵枢》是《素问》的姊妹篇，除了论述脏腑功能、病因、病机之外，重点阐述了经络腧穴、针具、刺法及治疗原则等。限于篇幅，本书只对《素问》部分的原著进行了注释翻译，并配以彩图详细解说。其基本精神及主要内容包括：整体观念、阴阳五行、藏象经络、病因病机、诊法治则、预防养生和运气学说等。"整体观念"强调人体本身与自然界，人体内各组成部分统一、联系与协调的关系。"阴阳五行"反映了中国古代朴素的唯物论和自发的辩证法思想，是用来说明事物之间对立统一关系的理论，阐释了世间万物相互滋生，相互制约，处于不断运动变化之中的机制。"藏象经络"是以研究人体五脏六腑、十二经脉、奇经八脉等的生理功能、病理变化及相互关系为主要内容的。"病因病机"阐述了各种致病因素作用于人体后是否发病以及疾病发生和变化的内在机理。"诊法治则"是中医认识和治疗疾病

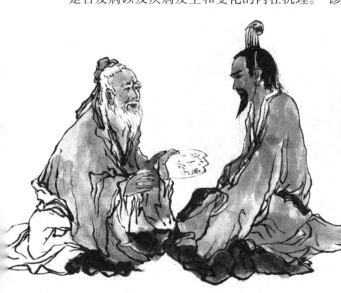

的基本原则。"预防养生"系统地阐述了中医的养生学说，主张不治已病而治未病，同时主张养生、摄生、益寿、延年，是养生防病经验的重要总结。"运气学说"研究自然界气候对人体生理、病理的影响，并以此为依据，指导人们趋利避害。

几千年来，《黄帝内经》一直是炎黄子孙寻求健康养生祛病之道的宝藏。在形式上，它采用了对话的方式，用黄帝与岐伯、伯高、雷公等大臣的对话（以与岐伯的对话为主）来阐述保健思

想。后来，人们就用岐伯和黄帝这两个名字的第一个字"岐黄"表示《黄帝内经》，所以《黄帝内经》又叫"岐黄之书"。同时，因为它是中医的开创性著作，所以人们又把中医称为"岐黄之术"，把我们的医道称为"岐黄之道"。这再一次证明了《黄帝内经》对中医养生学的深远影响。

从古至今，有不计其数的医学家、养生家学习研究《黄帝内经》，而且每个人都会从中得到不同的灵感，受到不同的启发，很多名医大家，如华佗、孙思邈、张仲景、刘完素、朱丹溪、李时珍等，都是在《黄帝内经》的帮助下，创立了各自的医学健康体系。因此，我们要想真正运用中医养生，使其成为我们健康长寿的保障，就必须追本溯源从《黄帝内经》入手。然而，《黄帝内经》作为几千年前的一部医学作品，文字古奥，很难理解不说，我们现代的生活背景也早已发生了翻天覆地的变化。如何把《黄帝内经》应用到现代社会，给更多的人带来福音呢？这确实是一个难题。为了解决这个难题，我们特地组织专人编写了这部图解《黄帝内经》。

本书参考历代权威版本，结合现代生活习性，精选《黄帝内经》中关于饮食、起居、劳逸、寒温、七情、四时季候、地理环境、水土风雨等增强生命活力及防病益健康的内容，详细谈论了病因、病机、体质、精气、藏象、经络与养生的紧密关系，译文明白严谨，注释详尽准确，并对重点、难点进行了细致翔实的图解，一目了然，非常便于理解记忆；深入浅出的图解说明附以精心绘制的插图，真正能够做到兼具无障碍阅读、趣味性和美观性等优点，让人闲暇浏览便能轻松得其要旨，仔细研读更能体会到中华医学之精深。此外，书中还附以大量的人体经络穴位图、针灸手法图、人体生理和病理图等，具有极强的实用性，真正做到了一册在手，经典相伴，让非医学专业的你也能够轻松读懂这本传世名著，从中了解到中国传统医学乃至中国文化天人合一、平衡为养的奥义，掌握健康生活、养生、防病、治病之道。

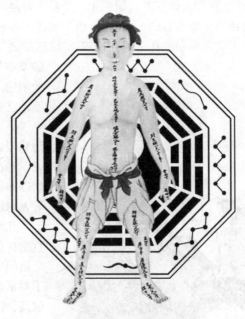

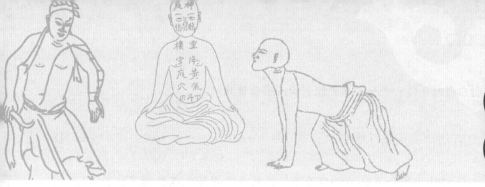

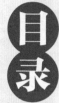

目录

《黄帝内经·素问》

🐟上古天真论篇：长寿者养生秘诀 ·················· 2

一、论述上古之人的养生之道，并通过对比指出现今之人早衰而不能长寿的原因；

二、揭示人类生、长、衰、老的过程和规律，并指出这一过程以及人的生育功能，关键取决于肾气的盛衰；

三、论述真人、至人、圣人和贤人四种人不同的养生方法和各自所达到的境界。

🐟四气调神大论篇：四季养生法 ·················· 8

一、论述在一年四季中适应气候变化而调养形体和精神的方法；

二、指出四时的异常气候对人体的消极影响；

三、指出违反四时气候变化规律所导致的伤害；

四、提出"不治已病治未病"的预防保健思想。

🐟生气通天论篇：不生病的智慧 ·················· 12

一、指出人体内阳气的重要性，以及阳气损伤后引起的各种病变；

二、指出阴阳平衡协调，是维持人体健康的重要因素；

三、指出四时气候和饮食五味都能影响五脏而致病。

❦金匮真言论篇：疾病从哪里来 ·· 18

一、阐明四时气候和五脏的对应关系，以及各类季节性疾病的发生；

二、介绍一日之中各个时段以及人体各个部位的阴阳关系，说明阴阳学说在
医学上的作用；

三、论述人体、四时、五行、五色、五味、五音等之间的联系和对应情况。

❦阴阳应象大论篇：阴阳五行与疾病诊治 ····································· 23

一、论述天地万物的阴阳规律，以及人体与阴阳、四时、五行的内在关系；

二、具体说明如何运用阴阳学说治疗疾病。

❦灵兰秘典论篇：十二脏腑功能简述 ··· 34

一、以古代官制中的各个官职做比喻，论述人体十二脏腑的功能和相互联系；

二、着重指出心在十二脏腑中的主宰地位及其重要作用。

❦六节脏象论篇：气候也能致病 ··· 36

一、讲述了天度和气数的内容，属于运气学说；

二、论述了脏象和脉象，说明了人体内在脏腑与外界环境的密切关系。

❦五脏生成篇：详诊五脏之病 ·· 43

一、指出五脏与其所合的脉、皮、筋、肉、骨以及色、毛、爪、唇、发等方
面的关系；

二、论述五味、五色、五脉与五脏之间的关系；

三、说明色诊、脉诊在临床上的应用以及色脉合参的重要性。

❦五脏别论篇：五脏分类及诊病方法 ··· 49

一、论述奇恒之腑和五脏六腑功能和特点的区别；

二、说明诊脉独取寸口脉象的原理；

三、介绍医生诊病时的注意事项，以及"不迷信鬼神"和"不讳疾忌医"两

种科学思想。

异法方宜论篇：地域气候影响治病 ···················· 51

本篇的主要内容是介绍东方、西方、北方、南方和中央地区的居民各自的生

活环境、生活习惯、体质特征、发病特点及与其适应的治疗方法。

移精变气论：治病方法同时而异 ···················· 53

一、通过对比，指出"移精变气"的疗法在古时有效而在当世无效的原因；

二、说明色诊、脉诊在诊断上的重要意义；

三、提出问诊的诊断方法，并指明其重要性。

汤液醪醴论：五谷养生法 ···················· 57

一、论述汤液醪醴的制作方法和应用；

二、阐述病人与医生的标本关系；

三、介绍水气病的发病和治疗。

脉要精微论篇：望闻问切四诊法 ···················· 61

一、指出针法要以平旦和持脉为常规原则；

二、介绍望诊中察看睛明、五色以及脏腑、形体的方法；

三、说明脉诊的方法和作用；

四、说明脉象与四时的关系；

五、介绍通过病人声音、大小便和梦境诊察疾病的方法；

六、论述如何根据切脉部位来了解内脏的病变，并对各种脉象所主疾病进行

举例说明。

🌀玉机真藏论篇：四季脉象与五脏疾病 ·············· 72

一、论述五脏脉与四时的关系；

二、说明疾病的传变顺序，但情志之病或猝发之病除外；

三、指出病邪侵入是由浅入深的，要及时治疗，否则会预后不良；

四、讲述真脏脉出现预决死期的表现和道理；

五、说明要结合气候和环境诊察疾病，并及时治疗；

六、介绍五实和五虚的症状和预后。

🌀三部九候论篇：三部九候断疾病 ·············· 84

一、论述天地至数和人体三部九候的关系；

二、介绍三部九候相应疾病的诊察方法、预后判断和治疗方法。

🌀经脉别论篇：疾病的形成及治疗 ·············· 90

一、说明了人体的脉象受到环境、情志和劳逸的影响，必须结合患者自身情况进行诊治；

二、阐述饮食生化输布的过程，并指出通过气口脉象可以判断疾病预后；

三、讲述了六经偏盛所发生病变的症状和治疗方法。

🌀脏气法时论篇：五脏的保养 ·············· 94

一、论述依据四时五行的生克制化规律，结合人体五脏之气来治疗疾病的道理；

二、阐明五脏病痊愈、加重、稳定、好转的时间，及其禁忌与治疗原则；

三、论述五脏虚实的证候及治疗方法；

四、论述五色、五味、五谷、五果、五畜、五菜对五脏之所宜。

🌀宣明五气篇：五味与五脏的关系 ·············· 101

本篇主要讲述了与五脏之气相关的五味所宜、发病情况、饮食禁忌、药食性味、病情变化、脏腑功能、脉象表现等内容，以作为诊断治疗时的指导原则。

宝命全形论篇：顺应四时规律是养生的根本原则 ················ 105

一、指出医生诊察疾病时要细心观察疾病的证候，并且提醒我们要注意人体
与天地阴阳的变化关系；
二、介绍针刺的五种针法、针刺正法以及虚实补泻、得气勿失的道理。

八正神明论篇：针刺也要有规律 ················ 110

一、说明用针刺治疗，必须结合四时八正、日月星辰的变化，准确把握这些
变化对人体气血虚实的影响；
二、介绍针刺补泻中"方"和"圆"的关键要领；
三、提出诊疗水平上"形"与"神"两种不同的境界。

热论篇：热性疾病的传变与治疗 ················ 115

热病，指一切由外感发热引起的疾病。本篇是我国现存的最早的研究热病的
专篇，所以篇名"热论"，篇中对热病的含义、病因、症状、传变、治疗、
禁忌和预后等进行了详细而系统的论述。

逆调论篇：注意调理保养不生病 ················ 120

逆调，即调逆，人体的气机运行以顺为常，逆则为病，所以要调整逆行的状况，
使其恢复顺行。本篇论述了寒热、骨痹、肉苛、气逆等病证，从而阐明了阴
阳偏盛、荣卫不调会导致病变的道理，因为这些病证都是因为气逆不调而致病，
所以篇名"逆调论"。

咳论篇：咳嗽的中医原理 ················ 124

本篇是关于咳嗽的专篇，所以名为"咳论"，篇中系统地论述了各种咳嗽的病因、
病机、症状、传变及治疗。其中特别指出，咳嗽的病变虽然属于肺，但五脏
六腑的病变，又都能影响肺，使之功能失常而发为咳嗽。

举痛论篇：各种疼痛的病因 ·················· 127

一、说明各种疼痛的病因都是因为寒邪侵入经脉；

二、说明疼痛的病变，主要与气血相关；

三、讲述"九气"致病的症状和病机。

腹中论篇：腹内的多种疾病 ·················· 133

本篇的主要内容，除了对各类腹中疾病的论述外，还有对鸡矢醴和四乌贼骨一蒴茹丸两个方剂的介绍，以及妊娠与腹中疾患的鉴别方法。

风论篇：风邪侵入人体引发的疾病 ·················· 138

一、论述风邪的致病特点，指出风邪是引起各种疾病的首要因素，病证变化多端；

二、论述多种风病的发病和诊治；

三、介绍五脏风病的面诊部位和色泽；

四、指出风证普遍具有汗出恶风的共同症状。

痹论篇：痹病分析与治法 ·················· 143

一、论述痹病的含义，并指出其发病原因；

二、从成因、四时、位置等不同角度对痹病进行分类归纳；

三、说明痹病的发生与身体内部的血气失调有关；

四、讲述痹病的性质、发病部位和预后的关系。

调经论篇：经脉永远都是最重要的 ·················· 149

一、说明人体神、气、血、形、志五种有余不足所导致的病变和针刺补泻方法；

二、论述各种阴阳、虚实、内外病证的发病原理和补虚泻实的针刺方法；

三、讲述诊察病人的九候来针刺治疗各类病变的道理。

标本病传论篇：疾病的标本与针刺 ········· 160

一、论述疾病诊治过程中的标本和逆从理论；

二、讲述各个脏腑发生病变后的传变规律和预后。

天元纪大论篇：五运六气话养生 ········· 164

本篇的主要内容是阐述运气学说的基本法则，介绍了五运、六气、四时、形气等概念的含义及其相互之间的关系，说明了运气对宇宙万物的作用和影响。

五运行大论篇：五运六气对人的影响 ········· 170

一、讲述五运学说的创立原理；

二、介绍六气的位置、运行方向和次序；

三、指出六气托举大地，并影响着自然气候和万物；

四、讲述五运六气对天地万物生化的影响。

五常政大论篇：引发疾病的多方面原因 ········· 179

一、五运的平气、太过与不及的变化；

二、指出四方地势有高下阴阳的差异，及其对天地万物造成的影响和危害；

三、提出一些重要的治疗原则。

至真要大论篇：人体与天地变化 ········· 201

一、论述六气司天、在泉，有正化、有胜复的规律；

二、讲述六气运行所致疾病的病状、诊断和治疗，包括标本寒热、调治逆从、五味阴阳、制方奇偶等内容。

疏五过论篇：面面俱到治病最合理 ········· 235

一、讲述在诊治过程中，医生容易犯下的不结合病人的饮食、情志、贫富、贵贱、脉象、本末等诊治的各类错误；

二、在篇末讲述诊治的几项关键要领。

征四失论篇：医生诊治最易犯四种错误 ·························· 240

征，通"惩"，即惩罚、惩戒。四失，即四种过失。本篇主要讨论了医生在治疗疾病时常犯的不懂得阴阳逆从之道、学业未完就妄加诊治、不懂得病情分析方法、不询问发病原因这四种过失，并提醒医生应当引以为戒，故名"征四失论"。

解精微论篇：为什么会迎风流泪 ·························· 242

解，解释。精微，精深微妙之意。本篇主要阐释了哭泣涕泪的产生机理。这些内容看似微小，但却与精神情志、水火阴阳有内在的联系，其中的原理精深微妙，所以篇名"解精微论"。

《黄帝内经·素问》

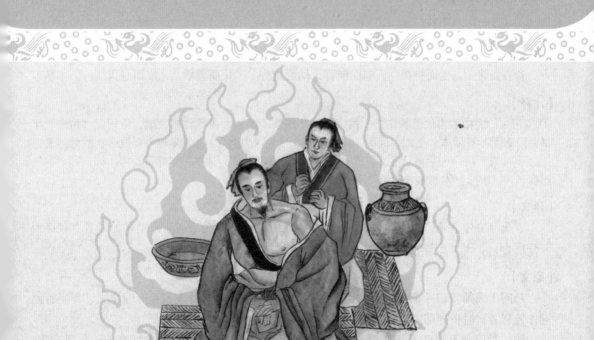

◎上古天真论篇：长寿者养生秘诀◎

【导读】

本篇是《黄帝内经》的首篇，篇名"上古天真论"，上古，即上古时代，这一时代并非有明确起止时间的历史时期，而是哲学意义上与当今时代相对的概念。《黄帝内经》秉持道家的思想，认为上古时代是人类道德水平最高和最合乎理想的时期，那时人们的生活方式符合养生之道，因而能够获得百岁高寿，尽享天年。天真，即天赋予人的真精真气，上古之人懂得保养精气，能够做到形体与精神活动协调一致，这正是养生之道的核心要义。

本篇的内容主要包括以下几个部分：一、论述上古之人的养生之道，并通过对比指出现今之人早衰而不能长寿的原因；二、揭示人类生、长、衰、老的过程和规律，并指出这一过程以及人的生育功能，关键取决于肾气的盛衰；三、论述真人、至人、圣人和贤人四种人不同的养生方法和各自所达到的境界。

【原文】

昔在黄帝①，生而神灵②，弱而能言，幼而徇齐③，长而敦敏④，成而登天。

【注释】

① 黄帝：传说中的古代圣贤帝王。黄帝是中华民族的始祖，古代许多文献，常冠以"黄帝"字样，以表示学有根本。正如《淮南子·修务训》所说："世俗之人，多尊古而贱今，故为道者必托之于神农、黄帝而后能入说。"② 神灵：聪明而智慧。③ 徇齐：睿智而敏捷。徇，通"睿"，迅疾。齐，敏捷。④ 敦敏：敦厚而勤勉。

【译文】

古代的轩辕黄帝，一生下来就异常聪明，年龄很小时就能言善辩，幼年时就具备很强的领悟能力，长大之后，敦厚而勤勉，到成年的时候，就登上了天子之位。

【原文】

乃问于天师①曰：余闻上古之人，春秋②皆度百岁，而动作不衰；今时之人，年半百而动作皆衰者，时世异耶？人将失之耶？

岐伯对曰：上古之人，其知道③者，法④于阴阳，和于术数⑤，食饮有节，起居有常，不妄作劳，故能形与神俱⑥，而尽终其天年⑦，度百岁乃去。今时之人不然也，以酒为浆，以妄为常，醉以入房，以欲竭其精，以耗散其真⑧，不知持满，不时御神⑨，务快其心，逆于生乐，起居无节，故半百而衰也。

夫上古圣人⑩之教也，下皆为之。虚邪贼风⑪，避之有时，恬惔虚无⑫，真气从之，精神内守，病安从来？是以志闲而少欲，心安而不惧，形劳而不倦。气从以顺，各从其欲，皆得所愿。故美其食，任其服，乐其俗，高下不相慕，其民故曰朴⑬。是以嗜欲不能劳其目，淫邪不能惑其心。愚智贤不肖，不惧于物⑭，故合于道。所以能年皆度百岁而动作不衰者，

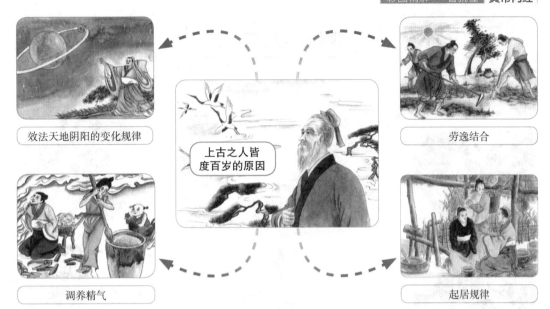

效法天地阴阳的变化规律

劳逸结合

上古之人皆度百岁的原因

调养精气

起居规律

以其德全不危故也。

【注释】

① 天师：黄帝对岐伯的尊称。② 春秋：指人的年龄。③ 知道：懂得养生之道。④ 法：取法，效法。阴阳：天地变化的规律。⑤ 术数：古代称各种技术为术数，包括类似于今天的科学技术及各种技艺等方面的内容。因为在"术"中有"数"的规定，所以称为"术数"。这里指调养精气的养生方法。⑥ 形与神俱：形体与精神活动一致。形神是中国哲学及中国医学的重要范畴。古人认为人是形与神的统一体，二者结合化生为人，二者分离人就会死亡。因此，养生的要义就是要做到形与神的统一。⑦ 天年：人的自然寿命。⑧ 精：精气。真：真气。《黄帝内经》继承了道家精气论自然观，认为包括人在内的万物由精气所化生，养生之道重在保养真精。⑨ 御神：控制精神过度思虑，以免过度消耗精气。⑩ 圣人：古代指道德修养极高的人。《黄帝内经》继承了道家真人、至人、圣人、贤人的说法，以此来划分养生成就的四种人格。⑪ 虚邪贼风：四时不正之气，泛指自然界各种致病因素。虚邪，中医把一切致病因素称为"邪"。四时不正之气乘人体气虚而侵入致病，故称"虚邪"。贼风，中医认为风为百病之长，因邪风伤人，故称"贼风"。⑫ 恬惔（dàn）虚无：内心安闲清静而没有任何杂念。⑬ "美其食"五句：化用自《老子・八十章》："甘其食，美其服，安其居，乐其俗。邻国相望，鸡犬之声相闻，民至老死不相往来。"⑭ 不惧于物：即"不攫于物"，不追求酒色钱财等外物。

【译文】

　　黄帝向岐伯问道：我听说上古时代的人，年龄都超过了百岁，但行动没有衰老的迹象；现在的人，年龄刚过五十，而动作就显得衰弱无力了。这是由于时代的不同呢，还是今天的人们不懂得养生之道呢？

　　岐伯回答说：上古时代的人，大多懂得养生之道，能够取法于阴阳变化的规律而起居生活，并加以适应和调和，饮食有节制，作息有一定的规律，既不过度操劳，又不会过度行房事，所以形体和精神都很旺盛，能够协调统一，就能够活到人类自然寿命的期限，超过百岁才离开人世。现在的人就不同了，他们把酒当成水，豪饮而没有节制，把不正常的生活习惯当作

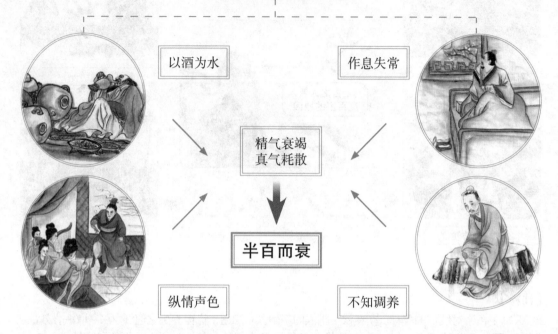

常态，醉酒后还勉强行房事，纵情声色，以致精气衰绝，真气耗散，不知道保持精气的强盛，不善于调养精神，一味追求感官快乐，违背了人生的真正乐趣，起居作息没有规律，所以年龄刚过五十就衰老了。

上古时期，对通晓养生之道的圣人的教导，所有人都能遵守。人们能够及时躲避虚邪贼风等致病因素，保持内心的清静安闲，消除私心杂念，真气顺畅，精神守持于内而不耗散，疾病怎么会发生呢？因此，人们心志清净安闲，清心寡欲，心境平和而没有焦虑，形体劳作但不感到疲倦，体内真气和顺，每个人都能实现自己的希望和要求。人们不管吃什么食物都感觉甜美，随便穿什么衣服也都感到舒服，喜爱社会的风俗习惯，无论社会地位是高还是低，互相之间都不会羡慕和嫉妒，人们日渐变得自然朴实。所以，任何不正当的嗜好都不会干扰他们的视听，任何淫乱邪僻的事物也都不能惑乱他们的心性。不管是愚笨的还是聪明的，贤明的还是不贤明的，都不会因为外界事物的变化而费心忧虑，所以符合养生之道。人们之所以年龄超过百岁而行动不显衰老，正是由于他们的养生之道完备而无偏颇。

【原文】

帝曰：人年老而无子者，材力①尽邪？将天数然也？

岐伯曰：女子七岁，肾气实，齿更发长。二七而天癸②至，任脉③通，太冲脉④盛，月事以时下，故有子。三七，肾气平均，故真牙⑤生而长极。四七，筋骨坚，发长极，身体盛壮。五七，阳明脉⑥衰，面始焦，发始堕。六七，三阳脉⑦衰于上，面皆焦，发始白。七七，任脉虚，太冲脉衰少，天癸竭，地道不通⑧，故形坏而无子也。

丈夫八岁，肾气实，发长齿更。二八，肾气盛，天癸至，精气溢泻，阴阳和⑨，故能有子。三八，肾气平均，筋骨劲强，故真牙生而长极。四八，筋骨隆盛，肌肉满壮。五八，肾气衰，发堕齿槁。六八，阳气衰竭于上，面焦，发鬓颁白。七八，肝气衰，筋不能动。八八，天癸竭，精少，肾脏衰，则齿发去，形体皆极[10]。肾者主水，受五脏六腑之精而藏之，故脏腑盛，乃能泻。今五脏皆衰，筋骨解堕，天癸尽矣，故发鬓白，身体重，行步不正，而无子耳。

【注释】

①材力：筋力。古人认为肝主筋，阴器为众筋之聚，故筋力可代表生殖力。②天癸：指先天藏于肾精之中，能够促进生殖功能发育成熟的物质。③任脉：奇经八脉之一，循行路线为人体前正中线，从百会穴至会阴穴。主调月经，妊育胎儿。任，接受的意思，受纳经络之气血，任脉受纳一身阴经之气血，故名"任脉"。④太冲脉：奇经八脉之一，能调节十二经的气血，主月经。中医认为冲脉为十二经之海，气血大聚于此，所以称为"冲脉"。⑤真牙：智齿。⑥阳明脉：指十二经脉中的手阳明、足阳明经脉，这两条经脉上行头面发际，如果经气衰退，则不能营于头面而致面焦发脱。⑦三阳脉：指交会于头部的手足太阳、手足阳明、手足少阳六条经脉。⑧地道不通：指女子绝经。女子属阴、属地，所以女性的生理功能称为"地道"。⑨阴阳和：男女交合。阴阳，代指男女。和，交合，交媾。⑩形体皆极：形体衰弱至极。

【译文】

黄帝问：人年老之后就不能再生育，这是精力衰竭导致的，还是自然死亡生理变化规律就是这样呢？

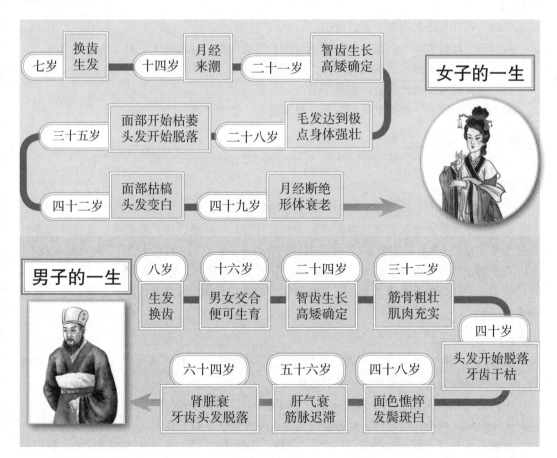

岐伯说：女子到了七岁，肾气就开始旺盛，乳齿更换，头发生长。十四岁时，能够促进生殖机能的天癸开始成熟，任脉通畅，太冲脉旺盛，月经按时来潮，就具备了生育能力。二十一岁时，肾气平和充盈，智齿生出，身高长到最高点。二十八岁时，筋骨强健有力，头发的生长达到最茂盛的阶段，这时身体最强壮。三十五岁时，阳明经脉的气血逐渐衰竭，面容开始枯槁，头发也开始脱落。四十二岁时，三阳经脉的气血开始衰退，面容枯槁，头发逐渐变白。到了四十九岁时，任脉气血衰弱，太冲脉的气血也逐渐衰弱，天癸枯竭，月经断绝，所以就丧失了生育能力。

男子到了八岁，肾气充实，头发开始生长，乳齿更换。十六岁时，肾气旺盛，天癸开始成熟，精气充盈而能外泄，如果男女交合，就可以生育子女。二十四岁时，肾气平和充盈，筋骨强健有力，智齿长出，身高也长到了最高点。三十二岁时，筋骨粗壮，肌肉充实。四十岁时，肾气衰弱，开始脱发，牙齿也开始干枯。四十八岁时，人体上部的阳明经气逐渐衰竭，面部憔悴，两鬓开始变白。五十六岁时，肝气衰弱，筋脉迟滞，手脚运动不能灵活自如。六十四岁时，天癸枯竭，精气减少，肾脏衰弱，牙齿和头发脱落，形体和神气都非常衰弱。肾脏是用来调节水液的，它接受并储藏其他脏腑的精气，因此五脏功能旺盛，肾脏才能向外排泄精气。男子年老以后，五脏功能都已衰退，筋骨衰疲无力，天癸枯竭，所以发鬓斑白，身体沉重，脚步不稳，不能再生儿育女。

【原文】

帝曰：有其年已老而有子者，何也？

岐伯曰：此其天寿[1]过度，气脉常通，而肾气有余也。此虽有子，男子不过尽八八，女子不过尽七七，而天地[2]之精气皆竭矣。

帝曰：夫道者，年皆百数，能有子乎？

岐伯曰：夫道者，能却老[3]而全形，身年虽寿，能生子也。

【注释】

① 天寿：先天禀赋。② 天地：代指男女。③ 却老：预防并推迟衰老。

【译文】

黄帝问：有的人年纪已经很老，却仍然能够生儿育女，这是什么原因呢？

岐伯说：这是因为他的天赋超过常人，气血经脉还能畅通，而肾气有余。这样的人虽然还有生育能力，但是就通常而言，男子不超过六十四岁，女子不超过四十九岁，精气就枯竭了。

黄帝问：通晓养生之道的人，年龄达到一百岁左右的时候，还能够生育吗？

岐伯说：通晓养生之道的人，可以预防衰老而保全形体，所以虽然年事已高，也仍然能够生育子女。

【原文】

黄帝曰：余闻上古有真人[1]者，提挈天地[2]，把握阴阳。呼吸精气[3]，独立守神，肌肉若一。故能寿敝天地，无有终时。此其道生。

中古之时，有至人[4]者，淳德全道，和于阴阳[5]。调于四时[6]，去世离俗，积精全神，游行天地之间，视听八达之外。此盖益其寿命而强者也。亦归于真人。

其次有圣人者，处天地之和，从八风[7]之理，适嗜欲于世俗之间，无恚嗔[8]之心。行不欲离于世，举不欲观于俗。外不劳形于事，内无思想之患。以恬愉⑨为务，以自得为功。形体不敝，精神不散，亦可以百数。

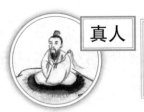

真人
① 与天地阴阳同步
② 汲取天地精气
③ 超然独处，以保持精神内守
④ 身体与精神合而为一

其次有贤人者，法则天地，象似日月。辩⑩列星辰，逆从阴阳⑪。分别四时，将从上古。合同于道，亦可使益寿而有极时。

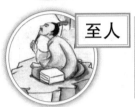

至人
① 道德淳朴，合乎天地阴阳
② 适应气候变迁
③ 避离世俗，悠游于天地间
④ 见闻能及八方荒远之外

【注释】

① 真人：至真之人，此处指养生修养最高的一种人。《黄帝内经》依据养生成就的高低分为真人、至人、圣人、贤人四种。② 提挈天地：指能够把握自然变化的规律。③ 呼吸精气：吐故纳新，汲取天地精气的导引行气方法。④ 至人：指修养很高，仅次于真人的人。⑤ 和于阴阳：符合阴阳变化的规律。⑥ 调于四时：适应四时气候的变化。⑦ 八风：指东、南、西、北、东南、西南、西北、东北八方之风。⑧ 恚（huì）嗔（chēn）：怨恨愤怒。⑨ 恬愉：安适愉悦。⑩ 辩：通

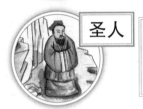

圣人
① 安居天地之间
② 无生气之心
③ 举动仿效世俗又有独特风格
④ 不过劳，不过思，恬愉自得

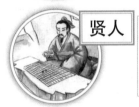

贤人
① 效法天地变化
② 顺从阴阳消长
③ 依气候调养身体
④ 效仿远古真人的养生之道

"辨"，分辨。⑪ 逆从阴阳：顺从阴阳升降的变化。逆从，偏义复词，意偏于"从"。

【译文】

黄帝说：我听说上古时代有被称为"真人"的人，他们掌握了天地阴阳变化的规律，能够吐故纳新，吸收天地间精纯的清气，超然独处，以保持精神内守，使身体与精神达到高度的协调统一，所以能与天地同寿，没有终了的时候，这就是因得道而长生。

中古时代，有被称为"至人"的人，他们具有淳朴完美的道德，能全面地掌握养生之道，符合天地阴阳的变化。顺应四时的变迁，远离世俗生活的干扰，积蓄精气，保全精神，悠游于广阔的天地自然之中，让视听直达八方之外。这就是能够延长寿命，强身健体的人，这种人也可列入"真人"的行列。

其次有被称为"圣人"的人，他们平和地安居天地之间，顺从八风的活动规律，使自己的爱好与世俗社会的习惯相适应，没有恼怒埋怨的情绪。行为不背离世俗的一般准则，但举止也不受制于世俗的规矩。在外不使身体因为事务而疲劳，在内不使思想背负过重的负担，以安逸、快乐、愉快为目的，以悠然自得为满足，所以他们的形体不容易衰惫，精神不容易耗损，寿命也可达到百岁左右。

其次有被称为"贤人"的人，他们效法天地的变化规律，观察日月的运行，分辨星辰的位置，顺从阴阳的消长，根据四时的变化调养身体，追随上古真人，使生活合乎养生之道。这样的人也能延长自己的寿命而接近自然的天寿。

◎四气调神大论篇：四季养生法◎

【导读】

　　四气，即春温、夏热、秋凉、冬寒的四时之气。调神，即调养精神。大论，则说明了本篇内容的重要性。四时阴阳是万物的根本，人生活在天地之间，与自然界的四时之气相通，必须适应四时气候的变化。此外，精神是人的生命活动的主宰，所以人应当顺应四时气候的变化，并调养好心神。

　　本篇的内容有以下几个方面：一、论述在一年四季中适应气候变化而调养形体和精神的方法；二、指出四时的异常气候对人体的消极影响；三、指出违反四时气候变化规律所导致的伤害；四、提出"不治已病治未病"的预防保健思想。

【原文】

　　春三月，此谓发陈①。天地俱生，万物以荣。夜卧早起，广步于庭。被发②缓形，以使志生。生而勿杀，予而勿夺，赏而勿罚。此春气之应，养生之道也。逆之则伤肝，夏为寒变③。奉长者少。

　　夏三月，此谓蕃秀④。天地气交，万物华实。夜卧早起，无厌于日。使志无怒，使华英成秀⑤。使气得泄，若所爱在外。此夏气之应，养长之道也。逆之则伤心，秋为痎疟⑥。奉收者少。

　　秋三月，此谓容平⑦。天气以急，地气以明。早卧早起，与鸡俱兴。使志安宁，以缓秋刑。收敛神气，使秋气平。无外其志，使肺气清。此秋气之应，养收之道也。逆之则伤肺，冬为飧泄⑧，奉藏者少。

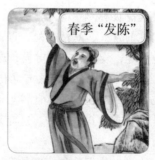

春季"发陈"

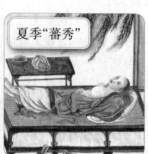

夏季"蕃秀"

　　冬三月，此谓闭藏。水冰地坼，无扰乎阳。早卧晚起，必待日光。使志若伏若匿，若有私意。若已有得，去寒就温。无泄皮肤，使气亟夺，此冬气之应，养藏之道也。逆之则伤肾，春为痿厥⑨。奉生者少。

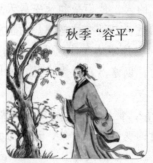

秋季"容平"

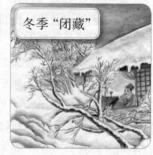

冬季"闭藏"

【注释】

①发陈：推陈出新。②被发：披散开头发。被，同"披"。③寒变：夏季所患寒性疾病的总称。④蕃（fán）秀：草木繁茂，华美秀丽。秀，华美。⑤华英成秀：这里指人的容貌面色。

⑥痎（jiē）疟：疟疾的总称。⑦容平：盛满，草木到秋天已达成熟的景况。⑧飧（sūn）泄：完谷不化的泄泻。飧，本意为夕食。⑨痿厥：四肢枯痿，软弱无力。

【译文】

春季三个月，是推陈出新、万物复苏的时节。天地之间富有生气，万物欣欣向荣。此时，人们应该晚睡早起，在庭院里散步。披散头发，解开衣带，使形体舒缓，神志随春天的生发之气而畅然勃发。神志活动要顺应春生之气，而不要违逆它。这就是适应春季的气候，保养生发之气的方法。如果违背了这些方法，就会损伤肝脏，使得供给夏季长养之气的能力减弱，这样的话，夏季就会出现寒性病变。

夏季三个月，是自然界万物繁茂秀美的时节。此时，天气沉降，地气升腾，天地之气相互交融，植物开花结果，长势旺盛。人们应该晚睡早起，不要厌恶白天太长，保持情绪怡悦，不要愤怒，使面容像含苞待放的花朵一样秀美。要使气机宣泄，通畅自如，精神饱满，对外界事物有着浓厚的兴趣。这就是适应夏季的气候，保护长养之气的方法。如果违背了这些方法，就会损伤心脏，使得供给秋天收敛之气的能力减弱，这样的话，秋天就会患上疟疾。

秋季三个月，是自然界万物成熟，平定收敛的季节。此时，天气劲急，地气清肃，人们应早睡早起，起床的时间应与鸡鸣的时间一致。保持情绪的安宁，减轻秋季肃杀之气对人体的侵害。要收敛神气，不急不躁，以使秋季的肃杀之气得以平和。不使神思外驰，以保持肺气清肃。这就是与秋季的特点相适应而保养人体收敛之气的方法。如果违背了这些方法，就会损伤肺脏，使得供给冬藏之气的能力减弱，这样的话，冬季就会发生飧泄病。

冬季三个月，是生机潜伏、万物蛰藏的季节。此时，水寒成冰，大地冻裂，不要扰乱体内的阳气，人们应该早睡晚起，等到太阳出来时再起床。要使思想情绪平静伏藏，好像心里很充实又不露声色。心中好像感到非常满足，还要躲避寒冷，保持温暖。不要使皮肤开泄出汗而令阳气耗损。这就是适应冬季的气候而保养人体闭藏之气的方法。如果违背了这些方法，就会损伤肾脏，使得供给春生之气的能力减弱，这样的话，春天就会发生痿厥病。

春 推陈出新，万物复苏

夏 万物繁茂秀美

秋 万物成熟，平定收敛

冬 生机潜伏，万物蛰藏

【原文】

天气，清净光明者也，藏德不止，故不下也。天明①则日月不明，邪害空窍②。阳气者闭塞，地气者冒明。云雾不精③，则上应白露不下。交通不表，万物命故不施④，不施则名木多死。恶气不发，风雨不节，白露不下，则菀槁不荣⑤。贼风数至，暴雨数起，天地四时不相保⑥，与道相失，则未央⑦绝灭。唯圣人从之，故身无奇病，万物不失，生气不竭。

逆春气，则少阳⑧不生，肝气内变。逆夏气，则太阳不长，心气内洞⑨。逆秋气，则少阴不收，肺气焦满。逆冬气，则太阴不藏，肾气独沉⑩。夫四时阴阳⑪者，万物之根本也。所以圣人春夏养阳，秋冬养阴⑫，以从其根。逆其根，则伐其本，坏其真⑬矣。故阴阳四时者，万物之终始也，死生之本也。逆之则灾害生，从之则苛疾不起。是谓得道。道者，圣人行之，愚者背之。从阴阳则生，逆之则死，从之则治，逆之则乱。反顺为逆，是谓内格⑭。

是故圣人不治已病治未病，不治已乱治未乱，此之谓也。夫病已成而后药之，乱已成而后治之，譬犹渴而穿井，斗而铸锥，不亦晚乎？

【注释】

① 天明：天气清洁光明。张介宾："惟天藏德，不为自用，故日往月来，寒往暑来，以成阴阳造化之道。设使天不藏德，自专其明，是则大明见则小明灭，日月之光隐矣，昼夜寒暑之令废，而阴阳失其和矣，此所以大明之德不可不藏也。所喻之意，盖谓人之本元不固，发越于外而空窍疏，则邪得乘虚而害之矣。"② 空（kǒng）窍：即孔窍。空，孔，洞。③ 不精："精"与"晴"通，即不晴。④ 不施（yì）：不得生长延续。⑤ 菀（yù）槁不荣：生气蓄积不通而枯槁失荣。⑥ "天地"之句：春、夏、秋、冬不能保持阴阳变化的正常规律。⑦ 未央：即不到一半。⑧ 少阳：指与春季相应的机能。根据阴阳学说春季为少阳，夏季为太阳，秋季为少阴，冬季为太阴。⑨ 内洞：内里空虚。洞，空虚。⑩ 独沉：一作"浊沉"，功能低下。⑪ 四时阴阳：指春温、夏热、秋凉、冬寒的四季变化和一年阴阳变化规律。⑫ 春夏养阳，秋冬养阴：春夏保养心肝，秋冬保养肺肾。⑬ 坏其真："真"有"身"义，即坏其身。⑭ 内格：古病名。即关格，临床表现为水谷不入（关闭），二便不通（阻格）。

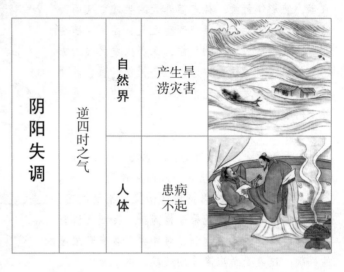

阴阳失调	逆四时之气	自然界	产生旱涝灾害
		人体	患病不起

【译文】

天气，是清净光明的，蕴藏着清净光明的生生之德，运行不止，所以能永远保持它内蕴的力量而不会衰弱消亡。如果天气阴晦，日月就会失去光辉，阴霾邪气也会乘虚而入，酿成灾祸。这样就会导致阳气闭塞不通，沉浊的地气遮蔽光明。云雾弥漫，地气不得上应于天，甘露也就不能降下了。天地之气不能交融，万物的生命就不能成长，就连自然界里的名果珍木也会枯死。邪恶乖戾之气不能发散，风雨失节，甘露当降而不降，草木得不到滋养，就会失去生机，茂盛的禾苗也会枯竭凋败。狂风时时侵袭，暴雨不断袭击，天地四时的变化失了秩序，违背了正常的规律，致使万物的生命在生长的中途就死亡了。只有圣人能顺应自然的变化，注重养生之道，所以身体就不会患严重的疾病。如果万物也能顺应自然变化，注重养生之道，那么它的生气就不会衰竭。

如果违背了春生之气，少阳之气就不能生发，就会导致肝气内郁而发生病变。如果违背了夏长之气，太阳之气就不能生长，就会引发心气衰竭。如果违背了秋收之气，太阴之气就不能收敛，就会因为肺叶焦热而胀满。如果违背了冬藏之气，少阴之气就不能潜藏，就会导致肾气不能蓄藏，出现泻泄等疾病。一年四季的阴阳变化，是万物的生命之本。所以圣人在春夏季节保养阳气，以适应生长的需要；在秋冬季节保养阴气，以适应收藏的需要：这样就能符合养生的根本规律。与万物一同在春生、夏长、秋收、冬藏的四时循环中运动发展。如果违背了这一规律，就会损坏人体的本元，使身体受到伤

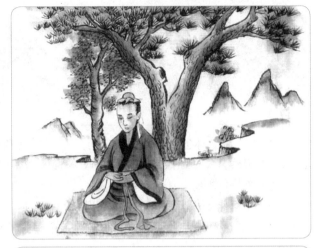

圣人不是等到生病之后再去治疗，而是在疾病发生之前就先预防。

害。所以说，阴阳四时的变化，既是万物生长的由来，又是盛衰存亡的根本。违背了它，就会发生灾害。顺应了它，就不会患上重病，这样才可以说是真正懂得了养生之道。对于这种养生之道，只有圣人能够切实奉行，愚人却会经常违背。对于四时的阴阳变化规律，顺应了就能生存，违背了就会死亡。顺应了它，人体就会健康；违背了它，人体就容易患病。如果不顺应这一规律，反而违背四时的阴阳变化，就会使身体与自然环境相格拒而生病，病名叫关格。

　　所以，圣人不是等到生病之后再去治疗，而是在疾病发生之前就先预防。这就像治理动乱，不是在动乱已经发生了再去治理，而是在动乱发生之前就先防止。这里所讲的就是这个道理。如果疾病已经发生，然后再去治疗，动乱已经发生了，然后再去治理，那就如同口渴了才去挖井，临上战场才去铸造兵器，那不是太晚了吗？

◎生气通天论篇：不生病的智慧◎

【导读】

　　生气，是指人体生命活动的内在动力。通，即相通的意思。天，自然界的代称。中国古代的传统医学认为，人的生命活动与自然相通，二者有着密切的关系。这就是"天人相应"的观点，也是本篇的核心思想。

　　本篇的主要内容有：一、指出人体内阳气的重要性，以及阳气损伤后引起的各种病变；二、指出阴阳平衡协调，是维持人体健康的重要因素；三、指出四时气候和饮食五味都能影响五脏而致病。

【原文】

　　黄帝曰：夫自古通天者，生之本，本于阴阳。天地之间，六合①之内，其气九州、九窍、五藏、十二节②，皆通乎天气。其生五③，其气三④。数犯此者，则邪气伤人。此寿命之本也。

　　苍天⑤之气，清静则志意治⑥，顺之则阳气固。虽有贼邪⑦，弗能害也。故圣人传⑧精神，服天气而通神明⑨。失之则内闭九窍，外壅⑩肌肉，卫气⑪解散，此谓自伤，气之削也。

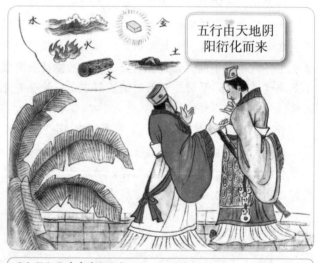

五行由天地阴阳衍化而来

天之阴阳化生出地之五行。

【注释】

①六合：东、南、西、北四方与上、下合称为六合。②九州：古指冀、兖、青、徐、扬、荆、豫、梁、雍为九州。九窍：上七窍，耳、目、鼻各两窍，口一窍；下二窍，肛门、尿道。十二节：四肢各有三大关节，上肢，腕、肘、肩；下肢，踝、膝、髋，共十二节。③其生五："其"指天之阴阳，"五"指金、木、水、火、土五行。④其气三：指阴阳之气各有三，即三阴三阳，一说为天气、地气、运气。⑤苍天：天空，天气。⑥治：平和调畅。⑦贼邪：贼风邪气，泛指外界的致病因素。⑧传：通"抟"，聚会，集中。⑨服天气：即《上古天真论》中之"呼吸精气"，吸取天地之气。神明：指阴阳的变化。⑩壅：阻塞。⑪卫气：属于阳气的一种，有抵御外邪的机能，如同保卫于人体最外层的藩篱，所以称为"卫气"。

【译文】

　　黄帝说：自古以来，人的生命活动与自然界的变化就是息息相通的，这是生命的根本，而这个根本就是天之阴阳。天地之间，六合之内，无论是天下的九州之地，还是人的九窍、五脏、十二节，都与自然之气相通。天之阴阳化生出地之五行，阴阳之气又依盛衰消长而分为三阴三阳。如果经常违背阴阳五行的变化规律，邪气就会伤害人体。因此，适应这个规律是寿命得以延续的根本。

天地间的天气清净，人的精神就相应地调畅平和，顺应天气的变化，阳气就会充实，即使有贼风邪气，也不能侵害人体。这是适应时序阴阳变化的结果。所以，圣人能够聚精会神，呼吸天地精气，而通达阴阳变化之理。如果违背了这一原则，在内就会使九窍不通，在外就会使肌肉壅塞，卫气涣散而不能固守。这是由于人们不能适应自然变化而使自己造成伤害，阳气受到削弱。

【原文】

阳气者，若天与日，失其所则折寿而不彰①。故天运当以日光明，是故阳因而上，卫外者也。

因于寒，欲如运枢②，起居如惊③，神气乃浮。因于暑，汗，烦则喘喝，静则多言④，体若燔炭，汗出乃散。因于湿，首如裹⑤，湿热不攘⑥，大筋缓短⑦，小筋弛⑧长，缓短为拘⑨，弛长为痿。因于气，为肿，四维⑩相代，阳气乃竭。

【注释】

①折寿：短寿。不彰：不明。彰，明，著。②运枢：因天寒，应当深居周密，如同枢纽之内动，不应烦扰筋骨，使阳气发泄于皮肤，而为寒邪所伤。③惊：妄动。④"烦则"两句：指阳证热证的一种表现。喝，是指喘气急促而发出的一种声音。⑤首如裹：头部沉重不舒爽，好像有物蒙裹。⑥攘：排除。⑦缓（ruǎn）短：收缩。⑧弛：松懈。⑨拘：踏缩不伸而拘挛。⑩四维：古人认为天由四柱支撑，称作"四维"。这里指人的四肢。

【译文】

人体的阳气，就像天上的太阳一样重要，如果阳气失去了正常的位次而不能发挥其重要作用，人就会减损寿命或夭折，生命机能也会暗弱不足。所以，天体的正常运行，是借助太阳的光明普照而显现的，同样，人体的阳气也应当在上部和体表运行，以起到保护身体，抵御外邪的作用。

如果人感受了寒邪，阳气就会像门轴在门臼中运转一样活动于体内，起居不宁，扰动阳气，使神气外泄而浮荡。如果感受了暑邪，就会多汗而烦躁，喝喝地喘气，即使烦喘停下来后，也会多言多语，身体发高热，好像炭火烧灼一样，必须出汗，热邪才能退去。如果感受了湿邪，头部就会像有东西包裹一样沉重，如果湿热不能及时排出，就会伤害大小诸筋，而出现大筋收缩不能伸展，小筋松软无力。大筋收缩不能伸展会造成拘挛，小筋松软无力会造成痿弱。如果感受了风邪，就会出现浮肿，四肢交替着疼痛难忍——这就是阳气已经衰竭了。

【原文】

阳气者，烦劳则张①，精绝②，辟积③于夏，使人煎厥④。目盲不可以视，耳闭不可以听，溃溃乎若坏都⑤，汩汩⑥乎不可止。阳气者，大怒则形气绝，而血菀于上⑦，使人薄厥⑧。有伤于筋，纵，其若不容⑨。汗出偏沮⑩，使人偏枯⑪。汗出见湿，乃生痤痱⑫。高粱⑬之变，足生大疔，受如持虚。劳汗当风，寒薄为皶⑭，郁乃痤。

阳气者，精则养神，柔则养筋。开阖不得，寒气从之，乃生大偻⑮。营气不从，逆于肉理，乃生痈肿。陷脉为瘘[16]，留连肉腠[17]。俞[18]气化薄，传为善畏，及为惊骇。魄汗[19]未尽，形弱而气烁[20]，穴俞以闭，发为风疟。

【注释】

①张：亢盛而外越。②精绝：是指水谷精气衰竭。因阳气亢盛而导致阴精伤耗。③辟积：病久而重复积累。辟，通"襞"，裙褶。这里引申为累积。④煎厥：病名。因为这种厥的发生不是偶然的，而是有其一定的原因，并逐渐积累成的，如物之煎熬而然，所以称"煎厥"。临床表现为耳鸣、目盲，突然昏厥。⑤溃溃：溃决。都：水泽所聚之处的堤防。⑥汩汩（gǔ）：象声词。形容水势汹涌，不可遏止。⑦血菀（yù）于上：血淤于头部。菀，通"蕴"，郁结。⑧薄厥：即"暴厥"，发病急骤之厥证。薄，通"迫"。

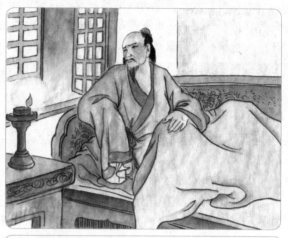

人体过度烦劳时，阳气就会亢盛而外张，使阴精逐渐耗竭。

⑨不容：肢体不能随意运动。⑩汗出偏沮（jǔ）：汗出偏于身体半侧。一说沮为"祖"的形误。⑪偏枯：半身不遂。⑫痤（cuó）：小疮疖。痱（fèi）：汗疹。⑬高：通"膏"，指肥甘之味。梁：通"粱"，即细粮、精米。⑭皶（zhā）：粉刺。⑮大偻（lóu）：曲背。⑯陷脉：邪气深入脉中。瘘（lòu）：日久成脓溃漏，都叫作"瘘"。⑰留连：留滞。肉腠（còu）：肌肉纹理。⑱俞（shù）：通"腧"，经络的孔穴。⑲魄汗：古人认为肺主皮毛，肺藏魄，所以称为魄汗。⑳气烁：气消。

【译文】

　　人体过度烦劳时，阳气就会亢盛而外张，使阴精逐渐耗竭。这样反复多次，就会阳气更盛而阴精愈衰，到夏季暑热之时，就容易使人发生煎厥病。主要症状是眼睛昏蒙看不见东西，耳朵闭塞听不到声音，病势危急就像湖水溃决、急流奔泻一样不可遏止。人体的阳气，在大怒时就会上逆，血随气升而淤积于上，与身体其他部位阻隔不通，使人发生暴厥。如果伤及诸筋，就会使筋弛缓不收，而不能自由运动。经常半身出汗的，会发生偏枯病，半身不遂。出汗的时候，遇到湿邪阻遏就容易发生小的疮疖和痱子。经常吃肥肉、精米等美味，就会导致发生疔疮，会很容易患病，就像拿着空的容器接东西一样。风寒邪气如果在劳动出汗时遇到，就会迫聚于皮肤腠理形成粉刺，郁积化热而成为疮疖。

　　人体的阳气，既能养神而使精神爽慧，又能养筋而使诸筋柔韧。如果汗孔的开闭调节失常，寒气就会侵入，损伤阳气，引发身体俯曲不伸的大偻病。如果寒气深入于经脉中，营气不能顺着经脉运行，就会使得营气不能顺利地运行，阻逆于肌肉之间，就会发生痈肿。如果邪气滞留在肌肉纹理内，日久而深入血脉，就会形成瘘疮。如果寒气从腧穴侵入，向内伤及五脏，损伤神志，就会出现恐惧和惊骇的征象。如果汗出不透，形体衰弱，阳气受到消耗，腧穴闭塞，就会发生风疟。

人赖阳气以为本

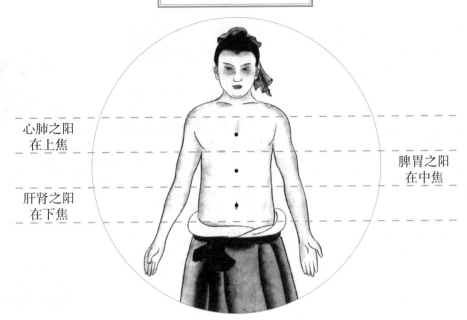

心肺之阳
在上焦

肝肾之阳
在下焦

脾胃之阳
在中焦

【原文】

故风者，百病之始也，清静则肉腠闭，阳气拒，虽有大风苛毒①，弗之能害。此因时之序也。

故病久则传化②，上下不并③，良医弗为。故阳畜④积病死，而阳气当隔，隔者当泻，不亟正治，粗⑤乃败亡。故阳气者，一日而主外，平旦阳气生，日中而阳气隆，日西而阳气已虚，气门⑥乃闭。是故暮而收拒，无扰筋骨，无见雾露。反此三时⑦，形乃困薄。

【注释】

① 苛毒：厉害的毒邪，指剧烈的致病因素。② 传：病邪传入其他经络或脏腑。化：变生出其他病证。③ 上下不并：上下之气不能交流相通。④ 畜：蓄积。畜，同"蓄"。阳气蓄积之后就乖隔不通，所以说"阳气当隔"。⑤ 粗：粗工，医术低下的医生。⑥ 气门：汗孔。中医认为肺主气，司呼吸，外合于皮毛，故皮肤的汗孔称为"气门"。⑦ 三时：指平旦、日中、日暮。

【译文】

风是引起各种疾病的起始因素，而只要人体保持精神的安定，劳逸适度，遵守养生的原则，那么，肌肉腠理就会密闭而有抗拒外邪的能力，即使有大风苛毒的侵袭，也不能造成伤害。这是顺应时序的变化规律来养生的结果。

所以，如果疾病长期不能治愈，就会传导变化，发生其他疾病，到了上下之气不能相通、阴阳阻隔的时候，再高明的良医，也无能为力了。人体的阳气过分蓄积，淤阻不通时，也会致死。对于这种阳气蓄积，阻隔不通的疾病，应当采用泻的方法治疗，如果不迅速正确施治，而被医术低下的庸医所误，就会导致死亡。人体的阳气，白天都运行于体表：清晨的时候，阳气开始活跃，并向外生发；中午时，阳气达到最旺盛的阶段；日落时，体表的阳气逐渐衰退，汗孔也开始闭合。所以，到了晚上，阳气收敛而拒守在身体内部，这时不要扰动筋骨，也不要接近雾露。如果违反了一天之内这三个时间的阳气活动规律，形体就会被邪气侵扰，逐渐困乏而衰弱。

【原文】

岐伯曰：阴者，藏精而起亟①也；阳者，卫外而为固也。阴不胜其阳，则脉流薄疾②，并乃狂；阳不胜其阴，则五脏气争，九窍不通。是以圣人陈③阴阳，筋脉和同，骨髓坚固，气血皆从。如是则内外调和，邪不能害，耳目聪明，气立如故。

风客淫④气，精乃亡⑤，邪伤肝⑥也。因而饱食，筋脉横解⑦，肠澼⑧为痔。因而大饮，则气逆。因而强力，肾气乃伤，高骨⑨乃坏。

凡阴阳之要，阳密乃固。两者不和⑩，若春无秋，若冬无夏。因而和之，是谓圣度⑪。故阳强不能密，阴气乃绝；阴平阳秘，精神乃治；阴阳离决，精气乃绝。

因于露⑫风，乃生寒热。是以春伤于风，邪气留连，乃为洞泄⑬；夏伤于暑，秋为痎疟；秋伤于湿，冬逆而咳，发为痿厥；冬伤于寒，春必病温。四时之气，更伤五脏。

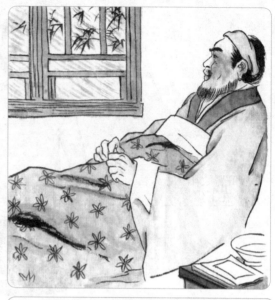

风邪侵犯人体会损害阳气，使人生病。

【注释】

①藏精而起亟：张介宾认为"亟即气也"。体内贮藏的阴精是气的来源。②薄疾：急迫而快速。薄，通"迫"，急迫。③陈：陈列得宜，不使偏胜。④客：邪气从外面侵入，如同客从外来。淫：渐渐侵害元气。⑤亡：损耗。⑥伤肝：《阴阳应象大论》："风气通于肝。"所以说伤肝。⑦横解（xiè）：横逆弛缓。解，通"懈"。⑧肠澼（pì）：泻脓血，即痢疾。⑨高骨：腰间脊骨。⑩不和：指阴阳偏胜。和，平衡协调。⑪圣度：最好的养生准则或治疗方法。⑫露：露水。这里引申其意，作动词，有"触冒"之意。⑬洞泄：水谷不化而泄泻。

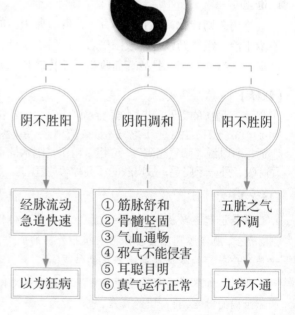

- 阴不胜阳 → 经脉流动急迫快速 → 以为狂病
- 阴阳调和 → ①筋脉舒和 ②骨髓坚固 ③气血通畅 ④邪气不能侵害 ⑤耳聪目明 ⑥真气运行正常
- 阳不胜阴 → 五脏之气不调 → 九窍不通

【译文】

岐伯说：阴是把精气蓄藏在体内，而不断地扶持阳气的；阳是从外部卫护人体，而使体表坚固紧密的。如果阴不胜阳，阳气亢盛，就会使血脉流动急迫快速，如果再感受热邪，阳气更盛，就会引发狂病。如果阳不胜阴，阴气亢盛，就会使五脏之气不调，以致九窍不通。所以，圣人调整阴阳的平衡，使其没有偏胜，才能筋脉调和，骨髓坚固，血气通畅。这样，就会使内外阴阳之气调和，邪气不能侵害，耳聪目明，气机正常运行。

风邪侵犯人体，损害阳气，并逐渐侵入内脏，阴精就会日渐消亡，这是由于邪气伤害了肝脏。如果饮食过饱，就会使胃的筋脉横逆迟缓，而发生下泻脓血的痢疾及痔疮等病证。如果饮酒过量，就会造成肺气上逆。如果勉强入房，就会损伤肾气，腰部脊椎骨也受到损伤。

大凡阴阳的关键，以阳气的坚固致密最为重要。阳气坚固致密，阴气才能固守于内。阴阳不协调，就像一年之中，只有春天而没有秋天，只有冬天而没有夏天一样。因此，阴阳的协调配合、相互作用，是养生的最高法则。所以，阳气过盛，不能固密，阴气就会亏损衰竭；阴气和平，阳气固密，人的精神才会旺盛；如果阴阳分离而不能相交，人的精气就会随之而竭绝。

如果受到雾露风寒等邪气的侵犯，就会发生寒热。所以，春天被风邪所伤，邪气滞留不去，会发生急骤的泄泻；夏天被暑邪所伤，到秋天会发生疟疾；秋天被湿邪所伤，邪气上逆，会发生咳嗽，并且可能发展成为痿厥病；冬天被寒气所伤，到来年的春天，就必定要发生温病。这就是说，四时的邪气，会交替伤害人的五脏。

【原文】

阴之所生，本在五味①，阴之五宫②，伤在五味。是故味过于酸③，肝气以津，脾气乃绝④；味过于咸，大骨气劳，短肌④，心气抑⑤；味过于甘，心气喘满，肾气不衡；味过于苦，脾气濡⑥，胃气乃厚⑦；味过于辛，筋脉沮⑧弛，精神乃央⑨。是故谨和五味，骨正筋柔，气血以流，腠理以密，如是则骨气以精。谨道如法，长有天命。

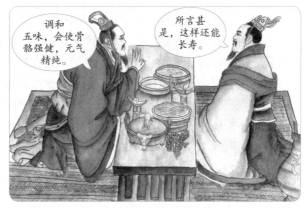

> 调和五味，会使骨骼强健，元气精纯。

> 所言甚是，这样还能长寿。

阴精的产生，来源于饮食五味的营养。

【注释】

①五味：酸、苦、甘、辛、咸。这里指饮食的五味。②五宫：五脏。五脏，古文作"五藏"。"藏"本为藏物之处。古人认为，五脏是储藏精气之所，故命名为"藏"。后又造"臟"以与普通藏物之处相区别，简化作"脏"。宫，上古泛指房屋。房屋为人之居所，所以，"宫"与"藏"意义相同，故五脏也称为"五宫"。③津：渡口。这里引申为"溢满"。④短肌：皮肤干枯，不润泽。⑤气抑：气郁滞不舒。⑥濡：滋润。⑦厚：反训为"薄"。⑧沮：败坏，衰败。⑨央：通"殃"，受伤。

【译文】

阴精的产生，来源于饮食五味的营养。但是储藏阴精的五脏，也会因过食五味而受到伤害。过食酸味，会使肝气集聚而亢盛，脾气就会衰竭；过食咸味，会使骨骼损伤，肌肉短缩，心气就会抑郁；过食甜味，会使心气满闷，气逆作喘，面色发黑，肾气就会失去平衡；过食苦味，会使脾气过燥而濡滞，胃气就会薄弱；过食辛味，会使筋脉败坏，发生弛纵，精神就会受损。因此，谨慎地调和五味，会使骨骼强健，筋脉柔和，气血通畅，腠理固密，这样，就会使骨骼强健，元气精纯。所以重视养生之道，并且依照正确的方法加以实行，就能长久地享受自然的寿命。

◎金匮真言论篇：疾病从哪里来◎

【导读】

　　金匮，即用金属制成的藏书柜，用于收藏珍贵的典籍。真言，即真理之言。本篇主要论述了"五脏应四时"的理论。这是中医学的核心理论之一，所以称其为需要用金匮收藏的真理之言。

　　本篇的主要内容包括：一、阐明四时气候和五脏的对应关系，以及各类季节性疾病的发生；二、介绍一日之中各个时段以及人体各个部位的阴阳关系，说明阴阳学说在医学上的作用；三、论述人体、四时、五行、五色、五味、五音等之间的联系和对应情况。

【原文】

　　黄帝问曰：天有八风，经有五风[①]，何谓？

　　岐伯对曰：八风发邪[②]，以为经风，触五脏，邪气发病。所谓得四时之胜[③]者，春胜长夏，长夏[④]胜冬，冬胜夏，夏胜秋，秋胜春。所谓四时之胜也。

　　东风生于春[⑤]，病在肝[⑥]，俞在颈项[⑦]；南风生于夏，病在心，俞在胸胁；西风生于秋，病在肺，俞在肩背；北风生于冬，病在肾，俞在腰股[⑧]；中央为土，病在脾，俞在脊。

　　故春气[⑨]者病在头，夏气者病在脏[⑩]，秋气者病在肩背，冬气者病在四支[⑪]。

　　故春善病鼽衄[⑫]，仲夏善病胸胁，长夏善病洞泄寒中[⑬]，秋善病风疟，冬善病痹厥[⑭]。

　　故冬不按跷[⑮]，春不鼽衄，春不病颈项，仲夏不病胸胁，长夏不病洞泄寒中，秋不病风疟，冬不病痹厥、飧泄而汗出也。

【注释】

　　① 八风：八方之风。五风：指肝风、心风、脾风、肺风、肾风五脏之风。② 八风发邪：张志聪："八方不正之邪风，发而为五经之风，触人五脏，则邪气在内而发病也。"③ 胜：克制。④ 长夏：夏秋两季之间，相当于农历的六月。⑤ 东风生于春：马元台认为"春主甲乙木，其位东，故东风生于春"。南风、北风、西风可依此类推。⑥ 病在肝：根据五行学说，春季与东方及人的肝脏对应，东风成为致病邪气则伤肝，所以说病在肝。后文，在心、在肺、在肾、在脾可依此类推。⑦ 俞在颈项：王冰："春气发荣于万物之上，故俞在颈项。"俞，通"腧"（shù），腧穴。"腧"与"输"为同源字，有运输气血的意思。腧穴既是气血积聚处，也是外邪侵入人体的通道。从根本意义上说，俞、

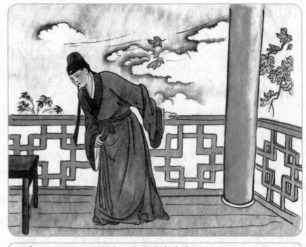

秋季被邪气所伤的疾病，多发生在肩背。

腧、输三字可以通用，但在《黄帝内经》的不同篇章中用的字不同，可见非一人一时之作。本书除通假字之外，指具体腧穴时均用"俞"，指腧穴总称时均用"腧"。⑧股：大腿。⑨气：外界气候。⑩脏：内脏。此处指心。⑪四支：即四肢。⑫鼽（qiú）：鼻塞流涕。衄（nù）：鼻出血。⑬寒中：寒气在中，指里寒证。⑭痹厥：手足麻木逆冷。⑮按跻（qiāo）：按摩导引。这里是指扰动筋骨的过度活动。

【译文】

黄帝问道：天有八方之风，人的经脉有五脏之风，是什么意思呢？

岐伯回答说：自然界的八方之风是外部的致病邪气，它侵犯经脉，产生经脉的风病，风邪还会继续随着经脉而侵害五脏，使五脏发生疾病。所谓的感受一年中四时季节相克的情况，指的是春胜长夏，长夏胜冬，冬胜夏，夏胜秋，冬胜春。某个季节出现了克制它的季节气候，就是所说的四时相胜。

东风生于春季，通常引发肝脏的病变，病邪从颈部侵入；南风生于夏季，通常引发心脏的病变，病邪由胸胁侵入；西风生于秋季，通常引发肺部的病变，病邪由肩背侵入；北风生于冬季，通常引发肾部的病变，病邪由腰股侵入；长夏季节和中央的方位属于土，通常引发脾部的病变，病邪从脊部侵入。

所以，春季邪气伤人，疾病多发生在头部；夏季邪气伤人，疾病多发生在心脏；秋季邪气伤人，疾病多发生在肩背；冬季邪气伤人，疾病多发生在四肢。

所以，春天多发生鼻流清涕和鼻出血的病患，夏天多发生在胸胁部位的疾患，长夏多出现腹泻等里寒病，秋天多发生风疟病，冬天多发生痹厥病。

因此，冬天不做剧烈运动扰乱体内的阳气，来年春天就不会发生鼽衄和颈项部位的疾病，夏天就不会出现胸胁的疾患，长夏季节就不会发生腹泻一类的里寒病，秋天就不会发生风疟病，冬天也不会发生痹厥、飧泄、出汗过多等病证。

【原文】

夫精①者，身之本也。故藏于精者，春不病温。夏暑汗不出者，秋成风疟。

故曰：阴中有阴，阳中有阳。平旦至日中②，天之阳，阳中之阳也；日中至黄昏③，天之阳，阳中之阴也；合夜至鸡鸣④，天之阴，阴中之阴也；鸡鸣至平旦⑤，天之阴，阴中之阳也。故人亦应之。

夫言人之阴阳，则外为阳，内为阴。言人身之阴阳，则背为阳，腹为阴。言人身之脏腑中阴阳，则脏者为阴，腑者为阳。肝心脾肺肾五脏皆为阴，胆胃大肠小肠膀胱三焦六腑皆为阳。所以欲知阴中之阴、阳中之阳者，何也？为冬病在阴，夏病在阳；春病在阴，秋病在阳。皆视其所在，为施针石⑥也。故背为阳，阳中之阳，心也；背为阳，阳中之阴，肺也；腹为阴，阴中之阴，肾也；腹为阴，阴中之阳，肝也；腹为阴，阴中之至阴⑦，脾也。此皆阴阳、表里、内外、雌雄相输应⑧也。故以应天之阴阳也。

【注释】

①精：饮食所化的精华，人类生殖的原质都叫精。②平旦至日中：清晨至中午，即六时至十二时。③日中至黄昏：中午至日落，即十二时至十八时。④合夜至鸡鸣：日落至半夜，即十八时至二十四时。⑤鸡鸣至平旦：半夜至清晨，即零时至六时。⑥针：针刺。石：砭石。⑦至阴：根据中医理论，脾属土。古人认为天为最大的阳，地为最大的阴，即至阴，所以脾为至阴。⑧阴

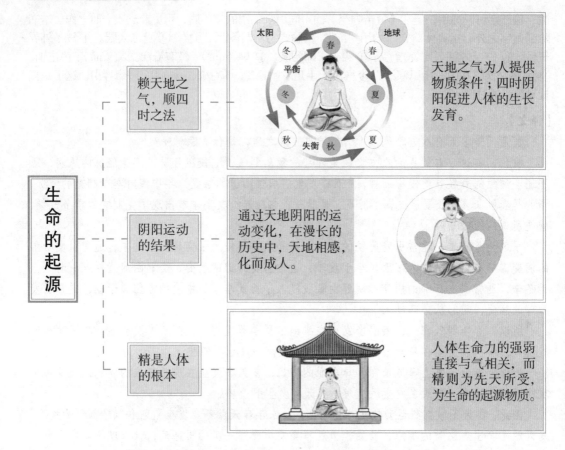

赖天地之气,顺四时之法	天地之气为人提供物质条件;四时阴阳促进人体的生长发育。
阴阳运动的结果	通过天地阴阳的运动变化,在漫长的历史中,天地相感,化而成人。
精是人体的根本	人体生命力的强弱直接与气相关,而精则为先天所受,为生命的起源物质。

生命的起源

阳、表里、内外、雌雄:这些相对的名词都是用来取象比类说明阴阳的。输应:阴阳、表里、内外、雌雄发生相互对应、呼应的关系。

【译文】

精,是人体的根本。所以,阴精内藏而不外泄,春天就不会患上温热病。夏天暑热之时如果不能排汗散热,到秋天就会患上风疟病。

所以说:阴阳之中,各有阴阳。白昼属阳,清晨到中午,是阳中之阳;中午到黄昏,则是阳中之阴。夜晚属阴,日落到半夜,是阴中之阴;半夜到清晨,则是阴中之阳。人的阴阳之气也是这样。

就人体阴阳而论,外部属阳,内部属阴。就身体的部位来说,背部为阳,腹部为阴。就脏腑的阴阳来说,脏属阴,腑属阳。肝、心、脾、肺、肾五脏都属阴,胆、胃、大肠、小肠、膀胱、三焦六腑都属阳。为什么要了解阴阳之中各有阴阳的道理呢?因为只有据此来诊断四时疾病的阴阳属性,才能正确地进行治疗。冬病发生在阴,夏病发生在阳;春病发生在阴,秋病发生在阳。都要根据疾病各自所在的部位来进行针刺和砭石的治疗。所以,背部为阳,阳中之阳为心;背部为阳,阳中之阴为肺;腹部为阴,阴中之阴为肾;腹部为阴,阴中之阳为肝;腹部为阴,阴中的至阴为脾。以上都是人体阴阳、表里、内外、雌雄相互联系和对应的关系。因此,人与自然界的阴阳变化是相应的。

【原文】

帝曰：五脏应四时，各有攸受①乎？

岐伯曰：有。东方青色，入通于肝。开窍于目，藏精于肝，故病在头。其味酸，其类草木，其畜鸡，其谷麦。其应四时，上为岁星②，是以知病之在筋也。其音角③，其数八④，其臭臊。

南方赤色，入通于心。开窍于舌，藏精于心，故病在五脏。其味苦，其类火，其畜羊，其谷黍。其应四时，上为荧惑星⑤，是以知病之在脉也。其音徵，其数七，其臭焦。

中央黄色，入通于脾。开窍于口，藏精于脾，故病在脊。其味甘，其类土，其畜牛，其谷稷。其应四时，上为镇星⑥，是以知病之在肉也。其音宫，其数五，其臭香。

五色	五味	五脏	五官	五情	五行
青	酸	肝	目	怒	木
赤	苦	心	舌	喜	火
黄	甘	脾	口	思	土
白	辛	肺	鼻	忧	金
黑	咸	肾	耳	恐	水

注：① 五行的相生、相克关系

相生关系：木生火、火生土、土生金、金生水、水生木。

相克关系：木克土、土克水、水克火、火克金、金克木。

② 五色与五脏：肝色青、心色赤、肺色白、脾色黄、肾色黑。

③ 五味与五脏：酸生肝、苦生心、甘入脾、辛入肺、咸入肾。

④ 五官与五脏：目为肝之官、舌为心之官、口为脾之官、鼻为肺之官、耳为肾之官。

⑤ 五情与五脏：肝在志为怒、心在志为喜、脾在志为思、肺在志为忧、肾在志为恐。

西方白色，入通于肺。开窍于鼻，藏精于肺，故病在背。其味辛，其类金，其畜马，其谷稻。其应四时，上为太白星⑦。是以知病之在皮毛也。其音商，其数九，其臭腥。

北方黑色，入通于肾。开窍于二阴，藏精于肾，故病在谿⑧。其味咸，其类水，其畜彘⑨，其谷豆。其应四时，上为辰星⑩，是以知病之在骨也。其音羽，其数六，其臭腐。

故善为脉⑪者，谨察五脏六腑，逆从、阴阳、表里、雌雄之纪，藏之心意，合心于精。非其人勿教，非其真勿授，是谓得道。

【注释】

①攸受：所用。攸，助词，所。受，发生作用。②岁星：即木星。③角（jué）：五音之一。宫、商、角、徵、羽为五音，分别与五行相配，角属木，徵属火，宫属土，商属金，羽属水。④其数八："八"为"木"的成数。根据易理，数生五行：天一生水，地六成之；地二生火，天七成之；天三生木，地八成之；地四生金，天九成之；天五生土，地十成之。肝属木，所以说"其数八"。⑤荧惑星：即火星。⑥镇星：即土星。⑦太白星：即金星。⑧谿（xī）：指肘膝腕踝。⑨彘（zhì）：猪。⑩辰星：即水星。⑪为脉：诊脉。

【译文】

黄帝问：五脏与四时相应外，都各有所用吗？

岐伯说：有。比如东方的颜色是青色，与人体的肝相应。肝开窍于目，精气内藏于肝，发病部位多在头部。在五味中属酸，在五行中属木，在五畜中为鸡，在五谷中为麦。与四时

五行的关系

五行的相克

土克水

水克火　木克土

火克金　金克木

五行的相生

火

木生火　火生土

木　　　　　土

水生木　　　土生金

水　　　　　金

金生水

中的春季相应，在天体中为木星，它的疾病多发生在筋部。在五音中为角，在五行生成数中为八，在五气中为臊臊。

南方的颜色是赤色，与心相应，心开窍于耳，精气内藏于心，发病多在五脏。在五味为苦，在五行中为火，在五畜中为羊，在五谷中为黍。与四时中的夏季相应，在天体为火星，它的疾病多发生在血脉。在五音中为徵，在五行生成数中为七，在五气中为焦味。

中央的颜色是黄色，与脾相应，脾开窍于口，精气内藏于脾，发病多在脊部。在五味中为甘，在五行中属土，在五畜中为牛，在五谷中为稷。与四时中的长夏相应，在天体中为土星，它的疾病多发生在肌肉。在五音中为宫，在五行生成数中为五，在五气中为香味。

西方的颜色为白色，与肺相应，肺开窍于鼻，精气内藏于肺，发病多在背部。在五味中为辛，在五行中属金，在五畜中为马，在五谷中为稻。与四时中的秋季相对应，在天体中为金星，它的疾病多发生在皮毛。在五音中为商，在五行生成数中为九，在五气中为腥味。

北方的颜色为黑色，与肾相通，肾开窍于前后二阴，精气内藏于肾，发病多在四肢。在五味中为咸，在五行中属水，在五畜中为猪，在五谷中为豆。与四时中的冬季相对应，在天体中为水星，它的疾病多发生在骨骼。在五音中为羽，在五行生成数中为六，在五气中为腐味。

所以善于诊脉的医生，能够谨慎细心地审察五脏六腑的变化，了解气血顺逆的情况，把阴阳、表里、雌雄的相应关系，条理分明地加以归纳，并把这些深奥的道理牢记于心，精心思索并灵活运用。这些理论是非常宝贵的，对于那些不具备学习条件或者并非真心诚意想要学习的人，千万不要传授给他，这才是医学理论的传授之道。

◎阴阳应象大论篇：阴阳五行与疾病诊治◎

【导读】

　　阴阳，既指天地四时之阴阳，又指人体之阴阳。应，即对应、相应。象，指的是自然界万事万物的各种现象。阴阳是中国传统医学以及中国古代哲学的核心概念之一，本篇内容将天地间的各种物象归属于阴阳，又结合五行学说将其分属于五行，所以名为"阴阳应象大论"。

　　本篇的内容可分为两个方面：一是论述天地万物的阴阳规律，以及人体与阴阳、四时、五行的内在关系；二是具体说明如何运用阴阳学说治疗疾病。

【原文】

　　黄帝曰：阴阳者，天地之道也，万物之纲纪①，变化之父母②，生杀之本始③，神明④之府也，治病必求于本⑤。故积阳为天，积阴为地。阴静阳躁，阳生阴长，阳杀阴藏。阳化气，阴成形⑥，寒极生热，热极生寒。寒气生浊，热气生清。清气在下，则生飧泄。浊气在上，则生䐜胀⑦。此阴阳反作，病之逆从⑧也。

　　故清阳为天，浊阴为地。地气上为云，天气下为雨。雨出地气，云出天气。故清阳出上窍⑨，浊阴出下窍⑩。清阳发腠理，浊阴走五脏。清阳实四支，浊阴归六腑。

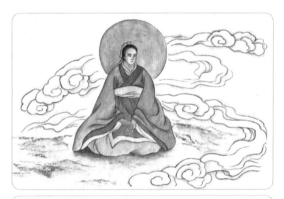

阳能化生为力量，阴能成万物的形体。

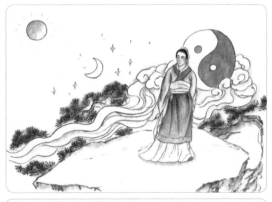

阴阳，是宇宙间的普遍规律。

【注释】

①纲纪：有纲领的意思。总的为纲，分支为纪。②变化之父母：万物生长变化的根源。父母，这里有根源、起源的意思。③生：生长。杀：杀伐，消亡。本始：根本。④神明：变化不测谓之神，品物流行谓之明。推动万物生成和变化的力量称为"神明"。⑤本：根源，根本。这里指阴阳。⑥阳化气，阴成形：这里的气指能力、力量。形，指形体、物质。⑦䐜（chēn）胀：上腹部胀满。⑧逆：病的异常称"逆证"。从：病的正常称"顺证"。⑨上窍：指眼耳口鼻七窍。⑩下窍：指尿道和肛门。

【译文】

　　黄帝说：阴阳，是宇宙间的普遍规律，是一切事物的纲领，是万物发展变化的起源，也是一切事物新生、成长、变化、毁灭的动力源泉，所以治疗疾病的时候，必须以阴阳为根本去进行考察。用自然界的变化来比喻，阳气积聚而上升，就成为天；阴气凝聚而下降，就成为地。阴主静，阳主动；阳主生发，阴主成长；阳主杀伐，阴主收藏。阳能化生为力量，阴能够成就万物的形体。寒达到了极点就会生热，热达到了极点就会生寒。寒气的凝聚能产生浊阴，热气的升腾能产生清阳。清阳之气在上，如果不能上升，就会发生泄泻症。浊阴之气在下，如果不能下降，就会引发胀满之病。这就是违背了阴阳运行规律，因此疾病也有顺证和逆证的区别。

清阳之气变为天，浊阴之气变为地。地气蒸腾上升而成为云，天气凝结下降而成为雨。雨从天而降，但却出自于地气，云由地气形成，却出自于天气。人体的变化也是这样，清阳之气出于耳、目、口、鼻等上窍，浊阴之气出于前、后阴下窍。清阳从腠理发散，浊阴内注于五脏。清阳使四肢得以充实，浊阴使六腑能够相安。

【原文】

水为阴，火为阳。阳为气①，阴为味②。味归形③，形归气。气归精④，精归化⑤。精食气⑥，形食味⑦。化生精，气生形⑧。味伤形，气伤精⑨。精化为气，气伤于味⑩。

阴味出下窍，阳气出上窍。味厚者为阴⑪，薄为阴之阳。气厚者为阳，薄为阳之阴。味厚则泄，薄则通。气薄则发泄，厚则发热。壮火⑫之气衰，少火⑬之气壮。壮火食气⑭，气食少火⑮。壮火散气，少火生气。气味，辛、甘发散为阳，酸、苦涌泄为阴。

阳	运动	外向	上升	温热	明亮	无形	功能	兴奋	推动	温煦
阴	静止	内守	下降	寒冷	晦暗	有形	物质	抑制	凝聚	滋润

【注释】

①气：这里指功能或活动能力。②味：泛指有任一性味的食物。③归：生成，滋养。形：指形体，包括脏腑、肌肉、血脉、筋骨、皮毛等。④气归精：真气化生精。⑤精归化：精血充盛，又可化生真气。化，化生。⑥精食（sì）气：精的生成要仰求营养物质。食，仰求、给养或依赖。⑦形食（sì）味：形体有赖食物的营养。⑧化生精，气生形：气化、生化的作用，既促进了精的生成，同时又充养了形体。⑨味伤形，气伤精：味和气也会伤害人体的形和精。⑩精化为气，气伤于味：精可以化生气，发挥其功能，饮食五味失调也可以伤气，损伤其功能。⑪味厚者为阴：根据中医药学理论，药物之性包括四气五味。四气源于一年四季寒热温凉的变化，所以药气分为温、热、凉、寒四大类。五味源于地气，分为酸、苦、甘、辛、成五大类。四气源于天，所以属阳，五味源于地，所以属阴；但气味又有厚薄的不同，气厚的为纯阳，味厚的为纯阴，气薄的为阳中之阴，味薄的为阴中之阳。⑫壮火：过于亢盛的阳气，这种火实质上已经不是生理性的而是病理性的邪火。⑬少火：正常的阳气，这种火属于生理性的，是人体生命活动的动力。⑭壮火食气：壮火侵蚀和消耗元气。⑮气食（sì）少火：元气依赖于少火的充养。

【译文】

水主阴，火主阳。阳是无形的气，阴则是有形的味。食物进入身体中的胃腑，经过腐熟蒸化能化生出水谷中的清气。清气进入五脏而与五脏精气结合，而化生出人体生命所需的营养物质。精依赖于水谷清气的补养，形体依赖于饮食无味的补给。食物经过生化而成为精，精气化后用来充养形体。如果饮食不节制，就会损害形体，气偏盛，也会损伤精。精血充足，又能够化生为气，五味太过又能够伤害气。

属阴的五味从下窍排出，属阳的真气从上窍泄出。五味之中，味浓厚的属纯阴，味清淡的属阴中之阳；阳气之中，气醇厚的属纯阳，气薄弱的属阳中之阴。五味之中，味浓厚的会使人泄泻，味薄弱的能使肠胃通利。阳气之中，气薄弱的能渗泻邪气，气坚厚的能助阳发热。阳气亢盛能使元气衰弱，阳气正常能使元气旺盛。因为亢盛的阳气会侵蚀元气，而元气有赖于正常的阳气，所以过盛的阳气会耗散元气，正常的阳气能使元气增强。气味之中，辛甘而有发散作用的属阳，酸苦而有涌泄作用的属阴。

【原文】

阴胜则阳病，阳胜则阴病。阳胜则热，阴胜则寒。重寒则热，重热则寒。寒伤形，热伤气。气伤痛，形伤肿。故先痛而后肿者，气伤形也；先肿而后痛者，形伤气也。风胜则动，热胜则肿，燥胜则干，寒胜则浮^①，湿胜则濡泻^②。

天有四时五行，以生长收藏，以生寒暑燥湿风，人有五脏化五气^③，以生喜怒悲忧恐。故喜怒伤气，寒暑伤形；暴怒伤阴，暴喜伤阳。厥气^④上行，满脉去形。喜怒不节，寒暑过度，生乃不固。故重阴必阳，重阳必阴。故曰：冬伤于寒，春必温病；春伤于风，夏生飧泄；夏伤于暑，秋必痎疟；秋伤于湿，冬生咳嗽。

【注释】

①浮：浮肿。②濡泻：延久的泄泻。③五气：五脏之气，由五气而生出五志，即喜、怒、悲、忧、

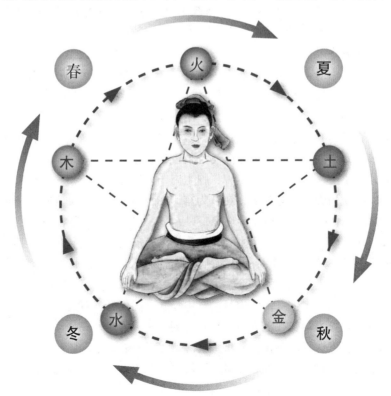

恐五种情志。④ 厥气：逆行之气。

【译文】

如果阴气偏胜，阳气必然受到损害而引发病变。同样，如果阳气偏胜，阴气也必定受到损害而引发病变。阳气偏胜就会表现为热性病，阴气偏胜就会产生寒性病。寒到极点，又会出现热象；热到极点，又会出现寒象。寒邪能够损害人的形体，热邪能损伤人的真气。真气受伤，会引发疼病；形体受到损害，就会因为肌肉壅滞而肿胀。所以，凡是先痛后肿的，就是因为气病而伤及形体；凡是先肿后痛的，就是因为形体先受到了损害，然后影响了真气。体内风邪偏盛，形体就会动摇、颤抖，手足痉挛；热邪偏盛，肌肉就会出现红肿；燥邪偏盛，津液就会出现干枯；湿邪偏盛，就会出现泄泻。

自然界有春、夏、秋、冬四时的更替和木、火、土、金、水五行的变化，形成了生、长、收、藏的规律，产生了寒、暑、燥、湿、风五种气候。人有五脏，五脏化生出五气，产生出喜、怒、悲、忧、恐这些不同的情志。所以，过喜过怒，都会伤气，寒暑外侵，则会损伤形体；大怒会伤阴气，大喜会伤阳气。如果气逆上行，血脉阻塞，就会神气浮越，脱离形体而去。如果喜怒不节制，寒暑不调适，就会危害人的生命。所以说，阴气过盛就要走向它的反面而为阳，阳气过盛也要走向它的反面而为阴。因此，冬季感受的寒气太多，到了春季就容易患上温病；春季感受的风气太多，到了夏季就容易患上飧泄症；夏季感受的暑气太多，到了秋季就容易患上疟疾；秋季感受的湿气太多，到了冬季就容易发生咳嗽。

【原文】

帝曰：余闻上古圣人，论理人形，列别①脏腑；端络经脉②，会通六合③，各从其经；气穴所发，各有处名；谿谷属骨④，皆有所起；分部逆从，各有条理；四时阴阳，尽有经纪。外内之应，皆有表里。其信然乎？

岐伯对曰：东方生风，风生木，木生酸，酸生肝，肝生筋，筋生心。肝主目。其在天为风，在地为木，在体为筋，在藏为肝，在色为苍，在音为角，在声为呼，在变动为握，在窍为目，在味为酸，在志为怒。怒伤肝，悲胜怒；风伤筋，燥胜风；酸伤筋，辛胜酸。

南方生热，热生火，火生苦，苦生心，心生血，血生脾。心主舌。其在天为热，在地为火，在体为脉，在藏为心，在色为赤，在音为徵，在声为笑，在变动为忧，在窍为舌，在味为苦，在志为喜。喜伤心，恐胜喜；热伤气，寒胜热；苦伤气，咸胜苦。

中央生湿，湿生土，土生甘，甘生脾，脾生肉，肉生肺。脾主口。其在天为湿，在地为土，在体为肉，在藏为脾，在色为黄，在音为宫，在声为歌，在变动为哕，在窍为口，在味为甘，在志为思。思伤脾，怒胜思；湿伤肉，风胜湿；甘伤肉，酸胜甘。

西方生燥，燥生金，金生辛，辛生肺，肺生皮毛，皮毛生肾。肺主鼻。其在天为燥，在地为金，在体为皮毛，在藏为肺，在色为白，在音为商，在声为哭，在变动为咳，在窍为鼻，在味为辛，在志为忧。忧伤肺，喜胜忧；热伤皮毛，寒胜热；辛伤皮毛，苦胜辛。

北方生寒，寒生水，水生咸，咸生肾，肾生骨髓，髓生肝。肾主耳。其在天为寒，在地为水，在体为骨，在藏为肾，在色为黑，在音为羽，在声为呻，在变动为栗，在窍为耳，在味为咸，在志为恐。恐伤肾，思胜恐；寒伤血，燥胜寒；咸伤血，甘胜咸。

故曰：天地者，万物之上下也；阴阳者，血气之男女⑤也；左右者，阴阳之道路也⑥；水火者，阴阳之征兆⑦也；阴阳者，万物之能始⑧也。故曰：阴在内，阳之守也；阳在外，阴之使也。

【注释】

①列别：分别，分辨。②端络经脉：审察经脉的相互联系。端络，纵横。③六合：四方上下为"六合"。另外，十二经脉的阴阳配合也称"六合"。这里包含两个意思。联系自然界的四方上下六合来类比十二经脉的阴阳六合。④谿谷：山间的河沟为"谿"，同"溪"。两山之间的夹道或流水道称"谷"。中医借用来指肌肉会聚之处，因为肌肉会聚处肌腱交叠而形成凹陷似"谿谷"。属骨：骨相连之处。⑤血气之男女：借用男女气血来说明阴阳的相对关系。⑥"左右者"两句：古人认为，阴气右行，阳气左行。⑦征兆：即象征。⑧能（tāi）始：变化生成之本原。能，通"胎"。

【译文】

黄帝问：我听说古代圣人，谈论人体的形态，辨别内在的脏腑；审察经脉的分布，联系会通六合，各按其经络循行起止；经气所注入的部位，各有它的名称；肌肉及骨骼相连接的部位，都有各自的起点；连属于骨骼的谿谷，都有各自的起点；分属部位的逆顺，各有它们的条理；四时阴阳的变化，都有一定的规律；外在环境与人体内部的对应关系也各有表里。是否真的是这样呢？

季节	气候	方位	五音	五行
春	风	东方	角	木
夏	暑	南方	徵	火
长夏	湿	中央	宫	土
秋	燥	西方	商	金
冬	寒	北方	羽	水

六气与人体配合、万物生化的递变关系

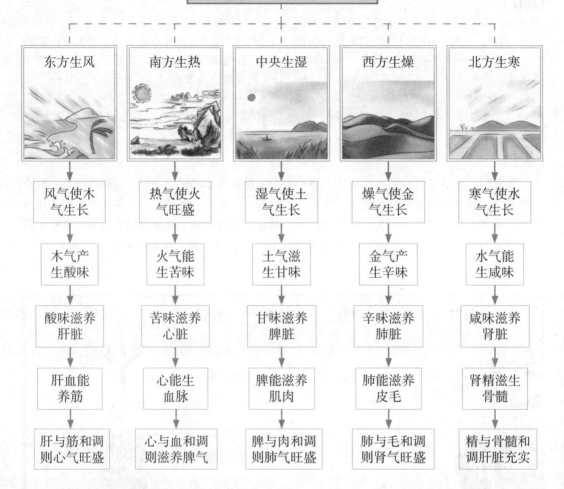

东方生风	南方生热	中央生湿	西方生燥	北方生寒
风气使木气生长	热气使火气旺盛	湿气使土气生长	燥气使金气生长	寒气使水气生长
木气产生酸味	火气能生苦味	土气滋生甘味	金气产生辛味	水气能生咸味
酸味滋养肝脏	苦味滋养心脏	甘味滋养脾脏	辛味滋养肺脏	咸味滋养肾脏
肝血能养筋	心能生血脉	脾能滋养肌肉	肺能滋养皮毛	肾精滋生骨髓
肝与筋和调则心气旺盛	心与血和调则滋养脾气	脾与肉和调则肺气旺盛	肺与毛和调则肾气旺盛	精与骨髓和调肝脏充实

　　岐伯回答说：东方生风，风能滋养木气，木气可以生酸味，酸味可以养肝，肝血能够养筋，而筋又能养心。肝气与目相关联。它在天为风气，在地为木气，在人体中为筋，在五脏中为肝，在五色中为青，在五音中为角，在五声中为呼，在人体的病变中为握，在七窍中为目，在五味中为酸，在情绪上为怒。大怒会伤肝，但悲伤能够抑制愤怒；风气能伤筋，但燥能够抑制风气；过食酸味能够伤筋，但辛味能够抑制酸味。

　　南方生热，热能生火，火能生苦味，苦味能滋养心气，心生血，血养脾。心气与舌相关联。它的变化在天为热气，在地为火气，在人体中为血脉，在五脏中为心，在五色中为红，在五音中为徵，在五声中为笑，在人体的病变中为忧，在七窍中为舌，在五味中为苦，在情志的变动上为喜。过喜会损伤心，但惊恐能抑制喜悦；热气能损伤气，但寒气可以平抑热气；过食苦味会伤害气，但咸味能抑制苦味。

　　中央生湿，湿能使土气生长，土能产生甘味，甘味能养脾气，脾能够滋养肌肉，肌肉强壮能充实肺气。脾气与口相关联。它的变化在天为湿气，在地为土气，在人体中为肌肉，在五脏中为脾，在五色中为黄，在五音中为宫，在五声中为歌，在人体的病变中为干呕，在七窍中为口，在五味中为甘，在情志变动上为思。思虑损伤脾，但怒气能抑制思虑；湿气能损伤肌肉，但风气能抑制湿气；过食甘味能够损伤肌肉，但酸味能抑制甘味。

西方生燥，燥使金气旺盛，金能产生辛味，辛味能充养肺气，肺气能滋养皮毛，皮毛润泽又滋生肾水。肺气与鼻相关联。它的变化在天为燥气，在地为金气，在人体中为皮毛，在五脏中为肺，在五色中为白，在五音中为商，在五声中为哭，在人体的病变中为咳嗽，在七窍中为鼻，在五味中为辛，在情绪上为忧。忧虑损伤肺，但喜能抑制忧；热能损伤皮毛，但寒能抑制热；过食辛味能够损伤皮毛，但苦味能抑制辛味。

北方生寒，寒生水气，水气能产生咸味，咸味能充养肾气，肾气能滋养骨髓，骨髓又能养肝。肾气与耳相关联。它的变化在天为寒气，在地为水气，在人体中为骨髓，在五脏中为肾，在五色中为黑，在五音中为羽，在五声中为呻吟，在人体的病变中为战栗，在七窍中为耳，在五味中为咸，在情绪上为恐。恐惧损伤肾，但思虑能平抑恐惧；寒气损伤血，但燥气能平抑寒气；过食咸味会损伤血，但甘味能抑制咸味。

所以说，天地上下是负载万物的区宇；阴阳是化生血气形成男女生命的本源；左右是阴阳运行的通道；而水火则是阴阳的征象；阴阳变化是一切事物生长的原动力。所以说，阴阳是互相为用的：阴在内，有阳作为它的卫外；阳在外，有阴作为它的辅佐。

【原文】

帝曰：法^①阴阳奈何？

岐伯曰：阳胜则身热，腠理闭，喘粗为之俯仰。汗不出而热，齿干以烦冤，腹满死。能^②冬不能夏。阴胜则身寒，汗出，身常清^③，数栗而寒，寒则厥，厥则腹满死，能夏不能冬。此阴阳更胜之变，病之形能^④也。

帝曰：调此二者，奈何？

岐伯曰：能知七损八益^⑤，则二者可调；不知用此，则早衰也。年四十，而阴气自半也，起居衰矣；年五十，体重，耳目不聪明矣；年六十，阴痿，气大衰，九窍不利，下虚上实，涕泣俱出矣。故曰：知之则强，不知则老，故同出而名异耳。智者察同，愚者察异^⑥。愚者不足，智者有余。有余则耳目聪明，身体轻强，老者复壮，壮者益治。是以圣人为无为之事，乐恬惔之能，从欲快志于虚无之守，故寿命无穷，与天地终。此圣人之治身也。

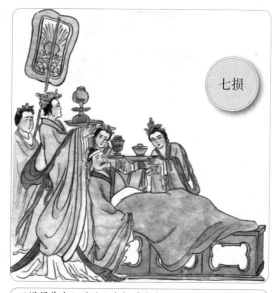

不懂得养生之道的人会提早衰老。

【注释】

①法：取法，运用。②能：同"耐"。③清：通"清"（qìng），寒。④形能：能通"态"。⑤七损：指房事中损伤人体精气的七种情况。八益：指房事中对人体精气有益的八种情况。⑥"智者"两句：聪明人在生病之前注意养生，愚蠢的人发病之后才知道调养。同，指健康。异，指疾病衰老。

【译文】

黄帝问：人该怎样取法于阴阳呢？

岐伯说：阳气太盛，身体就会发热，腠理紧闭，呼吸困难，俯仰反侧。手脚厥冷汗出不来并且发热，牙齿干燥，心中烦闷，如果还出现腹部胀满的现象，就是死症。患者能够耐受住冬天，而经受不住夏天。阴气太过，身体就会发冷，出汗较多，身体时常觉冷，常常打寒战，最后就会出现手足厥冷的现象，手足厥冷之后再有腹部胀满，就是死症。患者能够耐受住夏天，而经受不住冬天。这就是阴阳偏胜失衡在人体上的病变反映。

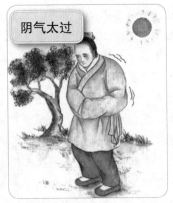
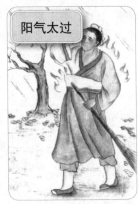

阴气太过 阳气太过

阴气或阳气太过，会使人体的阴阳失去平衡，导致疾病产生。

黄帝问：那么，怎样才能使阴阳调和呢？

岐伯说：能够掌握七损八益的道理，就可以做到阴阳调和；如果不知道借用七损八益，就会提早衰老。就一般人而言，到了四十岁，阴气已经减损了一半，起居行动上就会显得衰老了；到了五十岁，

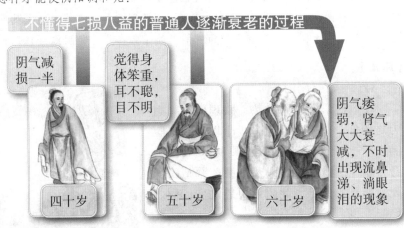

不懂得七损八益的普通人逐渐衰老的过程

阴气减损一半

觉得身体笨重，耳不聪，目不明

四十岁

五十岁

六十岁

阴气痿弱，肾气大大衰减，不时出现流鼻涕、淌眼泪的现象

就觉得身体笨重，耳不聪，目不明；到了六十岁，阴气痿弱，肾气大大衰减，九窍功能减退，阴虚于下，阳浮于上，还会不时出现流鼻涕、淌眼泪的现象。所以说：懂得了这个道理去调摄阴阳的人，身体就强健；不懂得调摄阴阳的人，身体就容易衰老。因此，同样都出生和生活在世上，结果却不相同。懂得养生之道的人洞察一般规律；不懂得养生之道的人只知道身体衰弱时和强壮时有所不同。不知道调摄阴阳的人，常感到精力不足；注重调摄阴阳的人，却感到精力有余。精力有余，就会耳聪目明，身轻体壮，即使身体本已衰老，也可以变得很健硕，本来就强壮的人，就更强壮了。所以，圣人顺应自然而不做无益于养生的事情，以恬静快乐为旨趣，在清虚的环境寻求最大的幸福，因而能延年益寿，与天地同寿。这就是圣人的养生方法啊！

【原文】

天不足西北，故西北方阴也，而人右耳目不如左明也。地不满东南，故东南方阳也，而人左手足不如右强也。

帝曰：何以然？

岐伯曰：东方阳也，阳者其精并①于上，并于上则上明而下虚，故使耳目聪明而手足不便②也。西方阴也，阴者其精并于下，并于下则下盛而上虚，故其耳目不聪明而手足便也。故俱感于邪，其在上则右甚，在下则左甚，此天地阴阳所不能全也，故邪居之。

故天有精，地有形。天有八纪③，地有五里④。故能为万物之父母。清阳上天，浊阴归地。是故天地之动静，神明为之纲纪。故能以生长收藏，终而复始。惟贤人上配天以养头，下象地以养足，中傍人事⑤以养五脏。天气通于肺，地气通于嗌⑥，风气通于肝，雷气通于心，谷气⑦通于脾，雨气通于肾。六经为川，肠胃为海，九窍为水注之气。以天地为之阴阳，人之汗，以天地之雨名之；人之气，以天地之疾风名之。暴气象雷，逆气象阳。故治不法天之纪，不用地之理，则灾害至矣。

【注释】

① 并：聚集。② 便：便利，灵巧，自如。③ 八纪：立春、立夏、立秋、立冬、春分、秋分、夏至、冬至八个大节气。④ 五里：指东、南、西、北、中央五方。⑤ 人事：日常饮食和情志。⑥ 嗌（yì）：喉下食管处，即咽。⑦ 谷气：两山间通水之道路称"谷"。人体肌肉与肌肉之间也称"谷"。张志聪："谷气，山谷之通气也。"

【译文】

天之阳气在西北方是不充足的，所以西北方属阴，而人与天气相应，右耳也就不如左耳敏锐。地之阴气在东南方是不充盈的，所以东南方属阳，而人左边的手足也就不如右边的灵活。

黄帝问：这是什么道理？

岐伯说：东方属阳，阳气的精华聚合在上部，上部旺盛了，下部就必然虚弱，所以才会出现耳聪目明，手足却不便利的情况。西方属阴，阴气的精华聚合在下部，下部旺盛了，上部就必然虚弱，所以才会出现耳不聪目不明，而手足却灵活有力的情况。所以说，感受了外邪，如果是在上部，身体右侧就会病得较重；如果在下部，身体左侧就会病得较重。这就是天地阴阳之气不能分布均衡，而人的身体也有阴阳盛衰的区别，所以邪气才能乘虚侵袭并滞留在人体。

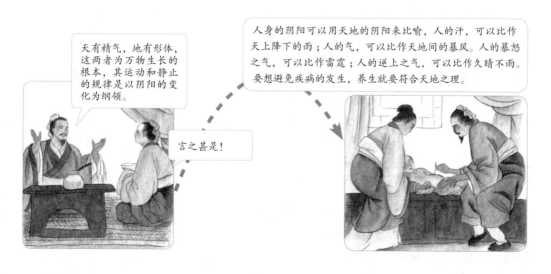

天有精气，地有形体，这两者为万物生长的根本，其运动和静止的规律是以阴阳的变化为纲领。

言之甚是！

人身的阴阳可以用天地的阴阳来比喻，人的汗，可以比作天上降下的雨；人的气，可以比作天地间的暴风。人的暴怒之气，可以比作雷霆；人的逆上之气，可以比作久晴不雨。要想避免疾病的发生，养生就要符合天地之理。

所以，天有精气，地有形体。天有八节的节序，地有五方的布局。因此，天地能成为万物生长的根本。阳气轻清而升于天，阴气重浊而降于地。因此，天地的运动和静止，是以阴阳的变化莫测为纲领的，因而能使万物的生、长、收、藏，循环往复，永无休止。只有通晓这些道理的人，能配合天气来养护头颅，顺就地气来养护双脚，依傍人事来养护五脏。天之气与肺相通，地之气与咽相通，风木之气与肝相通，雷火之气与心相通，溪谷之气感应于脾，雨水之气滋润于肾。六经好像大河，肠胃好像大海，九窍就像水流灌注的地方。假如以天地的阴阳来比喻人身的阴阳，那么人的汗，就好像天上降下的雨；人的气，就好像天地间的暴风。人的暴怒之气，就好像雷霆；人的逆上之气，就好像久晴不雨。所以，养生如果不符合天地之理，疾病就一定要发生了。

【原文】

故邪风之至，疾如风雨，故善治者治皮毛，其次治肌肤，其次治筋脉，其次治六腑，其次治五脏。治五脏者，半死半生也。故天之邪气，感则害人五脏；水谷之寒热，感则害于六腑；地之湿气，感则害皮肉筋脉。

故善用针者，从阴引阳，从阳引阴[1]。以右治左，以左治右。以我知彼[2]，以表知里，以观过与不及之理。见微得过，用之不殆。

善诊者，察色按脉，先别阴阳。审清浊，而知部分；视喘息[3]，听音声，而知所苦；观权衡规矩[4]，而知病所主；按尺寸[5]，观浮沉滑涩，而知病所生。以治无过，以诊则不失矣。

故曰：病之始起也，可刺而已；其盛，可待衰而已。故因其轻而扬之[6]，因其重而减之[7]，因其衰而彰之[8]。形不足者，温之以气；精不足者，补之以味。其高者，因而越之[9]；其下者，引而竭之[10]；中满[11]者，泻之于内；其有邪者，渍形以为汗[12]；其在皮者，汗而发之；其慓悍者，按而收之[13]；其实者，散而泻之。审其阴阳，以别柔刚[14]。阳病治阴，阴病治阳。定其血气，各守其乡，血实宜决之，气虚宜掣引之。

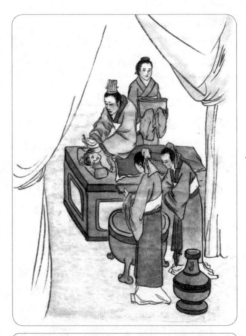

病在刚发生的时候，用刺法就可治愈。

【注释】

①"从阴"两句：取阴经之穴以治疗阳经之病；取阳经之穴以治疗阴经之病。②以我知彼：用正常人与病人比较，来推测病变情况。我，指正常人。彼，指病人。③喘息：指呼吸的气息和动态。④权衡规矩：指四时的正常脉象，即春弦如规之圆，夏洪如矩之方，秋毛如衡之平，冬沉如权之重。⑤尺：尺肤。寸：寸口。⑥轻：病邪轻浅，病在表。扬之：用轻宣疏散方法驱邪外泄。⑦重：病邪重深，病在里。减之：以攻泻的方法祛除病邪。⑧衰：正气衰弱。彰之：给予补益之剂。⑨越：使用涌吐方法。⑩引而竭之：使用通便方法。⑪中满：胸腹胀满。⑫渍形以为汗：即"清以为汗"，用辛凉解肌的疗法。⑬其慓悍者，按而收之：病情发越太过，可以用抑收法。⑭柔刚：柔剂、刚剂。即药性平和或猛烈的药剂。

【译文】

邪风的到来，就像暴风骤雨一样迅猛，所以善于治病的医生，在病邪刚侵入皮毛的时候，就给予治疗；医术稍差的医生，在病邪侵入到肌肤时才治疗；医术较差的医生，在病邪侵入到筋脉时才治疗；医术更差的医生，在病邪侵入到六腑时才治疗；医术最差的医生，在病邪侵入到五脏时才治疗。如果病邪已经侵入到五脏，那么治愈的希望与死亡的可能性就各占一半。人们如果感受到了天的邪气，就会伤及五脏；如果感受了饮食的或寒或热，就会损伤六腑；如果感受了地的湿气，就会伤害皮肉筋脉。

善于运用针刺的医生，要观察经脉虚实，有时要从阴引阳，有时要从阳引阴。取右边的穴位以医治左边的病，取左边的穴位以医治右边的病。以自己的正常状态来比较病人的异常状态，从表面的症状去了解内在的病变，这是为了观察病的太过和不及的原因。如果看清了哪些病是轻微的，哪些病是严重的，再用以指导治疗实践，就不会失败了。

善于治病的医生，观察病人的气色和按察病人的脉搏，首先要判断疾病属阴还是属阳。审察五色的清浊，就能了解病变发生在哪个部位；通过观察病人的呼吸情况，听病人的声音，从而知道病人的痛苦所在；看四时不同的脉象，从而了解疾病生于哪一脏腑；诊察尺肤的滑涩和寸口的浮沉，从而知道疾病所在的部位。这样，治疗的时候就可以没有过失了，诊断也不会出现失误了。

所以说：病在刚发生的时候，用刺法就可治愈；在病邪盛时，就需要等邪气稍退后再去治疗。病情较轻的时候，要加以宣泄；病情较重的时候，要加以攻泻；在病邪衰退正气也虚的时候，则要用补益的方法去治疗。形体羸弱的，应当设法温暖其气；精气不足的，应该用味道浓厚的食物补之。如果病在膈上，可以用吐法；病在下部，可以用疏导之法；病邪在中部，胸腹胀满的，可以用泻下之法；病邪在体表的，可以用汤药浸渍的方法发汗；病邪在皮肤的，可以用发汗的方法使病邪外泄；病情发展太重的，可以用抑收法；病属实证的，可以用散法或泻法。诊察病的阴阳，来决定用柔剂还是用刚剂。病在阳的，也可治其阴；病在阴的，也可治其阳。判断病邪在气还是在血，防止相互紊乱，血实的就用泻血法，气虚的就用升补法。

◎灵兰秘典论篇：十二脏腑功能简述◎

【导读】

　　灵兰，即灵台兰室之意。秘典，即秘而不传的珍贵典籍。灵兰秘典，与金匮真言等都是形容篇中所论的重要性，不反映该篇内容的主旨。

　　本篇的主要内容如下：一是以古代官制中的各个官职做比喻，论述人体十二脏腑的功能和相互联系；二是着重指出心在十二脏腑中的主宰地位及其重要作用。

【原文】

　　黄帝问曰：愿闻十二脏之相使①，贵贱②何如？

　　岐伯对曰：悉乎哉问也！请遂言之。心者，君主之官③也，神明出焉。肺者，相傅④之官，治节出焉。肝者，将军⑤之官，谋虑出焉。胆者，中正之官，决断⑥出焉。膻中⑦者，臣使⑧之官，喜乐出焉。脾胃者，仓廪之官⑨，五味出焉。大肠者，传道⑩之官，变化⑪出焉。小肠者，受盛⑫之官，化物⑬出焉。肾者，作强⑭之官，伎巧⑮出焉。三焦者，决渎⑯之官，水道出焉。膀胱者，州都⑰之官，津液藏焉，气化⑱则能出矣。凡此十二官者，不得相失也。故主明则下安，以此养生则寿，殁世不殆，以为天下则大昌。主不明则十二官危，使道⑲闭塞而不通，形乃大伤，以此养生则殃，以为天下者，其宗大危，戒之戒之！

【注释】

①十二脏：指心、肝、脾、肺、肾、膻中、胆、胃、大肠、小肠、三焦、膀胱十二个脏器。相使：相互联系。②贵贱：主要与次要。③官：职守。④相傅：辅佐君主的宰相。相，为佐君者。傅，为教育太子及诸皇子者。⑤将军：以将军比喻肝的易动而刚强之性。⑥中正：即中精，胆为清净之府，藏清汁。决断：决定判断的能力。⑦膻（dàn）中：心脏的外围组织，也叫"心包络"。⑧臣使：即内臣。因膻中贴近心，故为心的臣使。⑨仓廪（lǐn）之官：脾胃有受纳水谷和运化精微之能，故称"仓廪之官"。古代储藏有壳的谷物的地方称为仓，储藏去壳后的谷物的地方称为廪。⑩传道：传导运输。道，同"导"。⑪变化：饮食消化、吸收、排泄的过程。⑫受盛：接受和容纳。⑬化物：分别清浊，消化食物。⑭作强：作用强而有力，即指能力充实。⑮伎巧：技巧。⑯决渎：通利水道。⑰州都：水陆会聚的地方。⑱气化：因气的运动而产生的生理变化。⑲使道：人体十二脏相互联系的通道。

【译文】

　　黄帝问道：我想听听人体六脏六腑这十二个器官的职责分工，它们之间有主从的差别吗？

　　岐伯回答说：你问得真详细呀！请让我谈谈这个问题。心，主宰全身，是君主之官，智慧由此产生。肺，是相傅之官，犹如辅佐君主的宰相，因主一身之气而调节全身的活动。肝，主怒，好比将军，谋略由此而出。胆，就像负责决策的官员，具有决断力。膻中，围护着心而接受其命令，是臣使之官，心志的喜怒哀乐，靠它传达出来。脾和胃主司饮食的受纳和消化，是仓廪之官，五味的营养就是靠它们的作用而得以消化、吸收和运输的。大肠是传导之官，能传送食物中的废物，使其变化为粪便排出体外。小肠是受盛之官，承受胃中下行的食物而进一步分化清浊。肾，是作强之官，能够使人发挥强力而产生各种技巧。三焦，就好像总管一样，能使人身上的水道通畅。膀胱是州都之官，蓄藏津液，通过气化作用，方能排出尿液。以上这十二官，尽管职责不同，但必须协调统一，而不能相互脱节。所以，君主如果英明通达，则下属也会安定正常。用这个道理来养生，就可以使人长寿，终生都不会发生严重的病证；以这个道理来治理天下，就会使国家昌盛繁荣。君主如果不能明智通达，那么包括其本身在内的十二官就都要发生危险了，各器官无法发挥正常功能，形体就要受到严重伤害。在这种情况下，就没有办法谈养生了，只会招致灾殃，缩短寿命。同样的道理，昏庸的君主治理天下，政权就岌岌可危了，千万要警惕再警惕呀！

 心主宰全身，神明出焉，与耳相关

 肝主怒，主筋，谋略出焉，与目相关

 脾主运化、统血，输布水谷精微，与口相关

 肺主一身之气，调节全身活动，与鼻相关

 肾藏先天之精，主水，纳气，技巧出焉，与二阴相关

 大肠能传送食物中的废物

 胃为水谷之海，受纳并腐熟五谷

 膀胱蓄藏津液，通过气化作用而排出尿液

 小肠承受胃中下行的食物而进一步分化清浊

胆贮存并排泄胆汁，并参与饮食消化

【原文】

至道在微，变化无穷，孰知其原①？窘②乎哉！消者瞿瞿③，孰知其要？闵闵④之当，孰者为良？恍惚⑤之数，生于毫厘⑥，毫厘之数，起于度量，千之万之，可以益大，推之大之，其形乃制。

黄帝曰：善哉！余闻精光⑦之道，大圣之业。而宣明⑧大道，非斋戒⑨择吉日，不敢受也。

黄帝乃择吉日良兆，而藏灵兰之室⑩，以传保焉。

【注释】

①原：本源。②窘（jiǒng）：困难。③瞿瞿（jù）：惊疑的样子。④闵闵：忧虑的样子。⑤恍惚：似有若无。⑥毫厘（lí）：形容极微小。厘，同"厘"。⑦精光：精纯明白。⑧宣明：通达光明。⑨斋戒：洗心曰斋，诚意曰戒。即诚心诚意。⑩灵兰之室：灵台兰室，黄帝藏书的地方。

【译文】

至深的道理是精妙难测的，其变化也没有穷尽，谁能了解它的本源？实在是困难得很呀！形体消瘦的人虽然很惊疑，谁能明白其中的原因呢？纵然很担心自己的身体，谁能知道如何才好？事物的发展一般都是从似有似无极其微小者开始的，虽然极其微小，也是可以度量的，千倍万倍地增加，事物就一步步增大。扩大到一定程度，它的形状就明显了。疾病的发展也是这个道理，由极其隐微的征兆逐渐发展而成。

黄帝说：讲得好！我听到了精粹透彻的道理和圣人的事业。如此明白晓畅的宏大理论，必须诚心诚意选择吉祥的日子才敢接受它。

于是，黄帝就挑选有良好预兆的吉日，把这些理论珍藏在灵台兰室，很好地保存起来，以便于流传后世。

◎六节脏象论篇：气候也能致病◎

【导读】

六节，古人以一个甲子之数六十日为一节，一年共分为六节。脏象，即五脏的功能状态在人体外部表现出来的征象。

本篇首先讲述了天度和气数的内容，属于运气学说；其次又论述了脏象和脉象，说明了人体内在脏腑与外界环境的密切关系。

【原文】

黄帝问曰：余闻天以六六①之节，以成一岁，地以九九制会②，计人亦有三百六十五节以为天地③，久矣，不知其所谓也。

岐伯对曰：昭乎哉问也！请遂言之。夫六六之节、九九制会者，所以正天之度④，气之数⑤也。天度者，所以制日月之行也，气数者，所以纪化生之用也。天为阳，地为阴；日为阳，月为阴。行有分纪⑥，周有道理⑦。日行一度，月行十三度而有奇焉⑧。故大小月三百六十五日而成岁，积气余而盈闰矣⑨。立端于始⑩，表正于中⑪，推余于终，而天度毕矣。

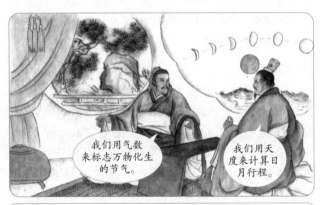

我们用气数来标志万物化生的节气。

我们用天度来计算日月行程。

太阳运行一度，每个月共运行十三度有余。

帝曰：余已闻天度矣，愿闻气数，何以合之？

岐伯曰：天以六六为节，地以九九制会。天有十日⑫，日六竟而周甲⑬，甲六复而终岁，三百六十日法也。夫自古通天者，生之本，本于阴阳。其气九州、九窍，皆通乎天气。故其生五，其气三。三而成天，三而成地，三而成人，三而三之，合则为九，九分为九野⑭，九野为九脏，故形脏四，神脏五⑮，合为九脏以应之也。

【注释】

① 六六：六十日为一甲子，是为一节。"六六"就是六个甲子。② 九九制会：指人的九窍、九脏与地的九州、九野的相配关系。③ 节：指腧穴，是人体气血交会出入的地方。以为天地：即人与天地相应。④ 度：周天三百六十五度。⑤ 数：一年二十四节气的常数。⑥ 行有分纪：日月是按照天体中所划分的区域和度数运行的。⑦ 周有道理：日月环周运行有一定的轨道。⑧ "日行"两句：地球绕太阳公转一周（360度）要365天，平均每天运行近似一度。古人认为地不动而日行，所以说"日行一度"。月亮绕地球运转一周，要27.32天，平均每日运行十三度有余（360度÷27.32=13.18度），所以说"日行一度，月行十三度而有奇"。奇（jī），余数。⑨ 积气余而

盈闰矣：节气以日行十五度来计，一年二十四节气，正合周天 365.25 度，一年十二个月共得 354 日，因此，月份常不足，节气常有余，余气积满二十九日左右，即置一闰月。故三年必有一闰月，约十九年间须置七个闰月，才能使节气与月份归于一致。气，节气。闰，谓置闰，古历月份以朔望计算，每月平均得 29.5 日。⑩立端于始：即冬至节。古历确定冬至节为一年节气的开始。立，确立。端，岁首。⑪表正于中：以圭表测量日影的长短变形，计算日月的运度，来校正时令节气。表，即圭表，古代天文仪器之一，测日影使用。正，校正。⑫天有十日：天，指天干，天干有十，即甲、乙、丙、丁、戊、己、庚、辛、壬、癸。古以天干纪日，所以说"天有十日"。⑬日六竟而周甲：即十个天干与十二地支（子、丑、寅、卯、辰、巳、午、未、申、酉、戌、亥）相合，凡六十日为甲子一周，故称为"周甲"。⑭九野：

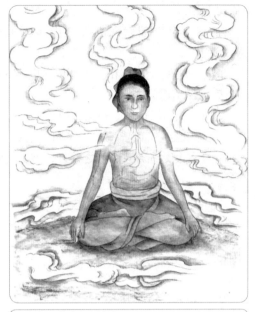

三气合而成为天、地和人。

九州的分野。⑮形脏四，神脏五：人身形脏指胃、大肠、小肠、膀胱，所藏的都是有形之物。神脏指心、肝、脾、肺、肾五脏，所藏的都是无形之物，即心藏神、肝藏魂、脾藏意、肺藏魄、肾藏志。

【译文】

黄帝问道：我听说天体的运行是以六个甲子构成一年，人则以九九极数的变化来配合天道的准度，而人又有三百六十五节，与天地相应，这些说法我很早就听说过，但不知是什么道理。

岐伯回答说：你提的问题很高明啊！请让我就此问题谈谈看法。六六之节和九九之法，是用来确定天度和气数的。天度，是计算日月行程的。气数，是标志万物化生的节气的。天属阳，地属阴，日属阳，月属阴。日月的运行有一定的位置和秩序，其环周也有一定的轨道。每一昼夜，太阳运行一度，每个月共运行十三度有余，所以大月、小月共计三百六十五天为一年，由于月份的不足，节气有余，于是产生了闰月。确定了以冬至作为一年的开始，用圭表的日影以推算正中气的时间，根据日月的运行而推算节气，直到一年的末尾，这样，整个天度的变化就可以完全计算出来了。

黄帝问：我已经明白了天度，还想知道气数是怎样与天度配合的。

岐伯说：天以六六为一节，地以九九之数，配合天道的准度，天有十干，代表十日，十干循环六次而成一个甲子，甲子重复六次，一年就结束了，这是三百六十天的计算方法。自古以来，一切生物都以与天气相通为生命的根本，而这个根本就是天地阴阳的变化。地的九州，人的九窍，都与天气相通，天化生出五行，而阴阳又依据盛衰消长而各分为三阴三阳之气。三气合而成为天，三气合而成为地，三气合而成为人，三三而合成九气，在地划分为九州，在人体分为九脏，即胃、大肠、小肠、膀胱四个"形脏"，以及肝、心、脾、肺、肾五个"神脏"，一共九脏，与天度节气相通。

【原文】

帝曰：余已闻六六九九之会也，夫子言积气盈闰，愿闻何谓气？请夫子发蒙解惑①焉！

岐伯曰：此上帝所秘，先师传之也。

帝曰：请遂闻之。

岐伯曰：五日谓之候②，三候谓之气③；六气谓之时，四时谓之岁。而各从其主治④焉。五运相袭⑤，而皆治之；终期⑥之日，周而复始。时立气布⑦，如环无端，候亦同法。故曰：不知年之所加⑧，气之盛衰，虚实之所起，不可以为工矣。

【注释】

①发蒙解惑：启发蒙昧，解释疑惑。②五日谓之候：五日称为"一候"。候，指气候。③三候谓之气：三候称为一个节气。气，指节气。④各从其主治：治病就应顺从其当旺之气。主治，主管，当令。四时各有当令之主气，如木旺春、火旺夏等。⑤五运相袭：五行运行之气，相互承袭。⑥期（jī）：周年。⑦时立气布：一年之中分立四时，四时之中分布节气。⑧年之所加：指各年主客气加临的情况。

【译文】

黄帝问：我已经明白了六六与九九配合的道理，先生说气的盈余积累成为闰月，我想听您讲一下，什么是气？请您来启发我的蒙昧，解释我的疑惑！

岐伯说：这是上古帝王秘而不宣的理论，先师传授给我的。

黄帝说：就请全部讲给我听。

岐伯说：五日称为候，三候称为气，六气称为时，四时称为岁，一年四时，各随其五行的配合而分别主宰当年的气候。木、火、土、金、水五行随时间的变化而递相承袭，各有其主宰的时令，到一年结束时，再从头开始循环。一年分为四时，四时分布二十四个节气，逐次推移，如同圆环一样循环往复，节气中再分出候，也是这样推移下去的。所以说，不知当年主客气加临的日期、气的盛衰、虚实的起因等情况，就不能成为医术高超的医生。

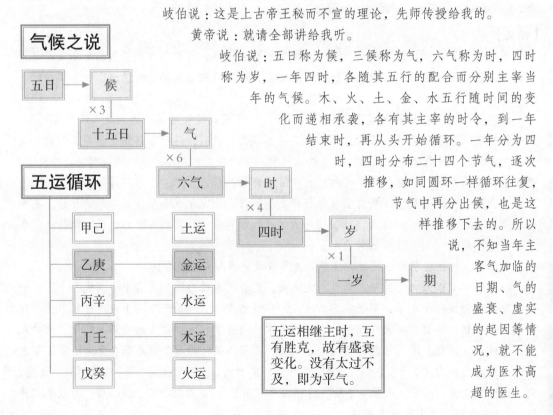

气候之说

五日 → 候
×3
十五日 → 气
×6
六气 → 时
×4
四时 → 岁
×1
一岁 → 期

五运循环

甲己 —— 土运
乙庚 —— 金运
丙辛 —— 水运
丁壬 —— 木运
戊癸 —— 火运

五运相继主时，互有胜克，故有盛衰变化。没有太过不及，即为平气。

【原文】

帝曰：五运终始，如环无端，其太过不及何如？

岐伯曰：五气更立^①，各有所胜，盛虚之变，此其常也。

帝曰：平气何如？

岐伯曰：无过^②者也。

帝曰：太过不及奈何？

岐伯曰：在经^③有也。

帝曰：何谓所胜？

岐伯曰：春胜长夏，长夏胜冬，冬胜夏，夏胜秋，秋胜春。所谓得五行时之胜，各以其气命其脏。

帝曰：何以知其胜？

岐伯曰：求其至也，皆归始春。未至而至^④，此谓太过，则薄^⑤所不胜，而乘^⑥所胜也，命曰气淫^⑦。至而不至，此谓不及，则所胜妄行，而所生受病，所不胜薄之也，命曰气迫。所谓求其至者，气至之时也，谨候其时，气可与期。失时反候，五治不分，邪僻^⑧内生，工不能禁也。

【注释】

①五气更立：木、火、土、金、水五运之气更替主时。②无过：没有太过不及。③经：指古医经。④未至而至：前一"至"指时令，后一"至"指气候。"未至而至"，就是未到其时令而有其气候。⑤薄：通"迫"，侵犯，伤害。⑥乘：过度克胜。欺凌，凌侮。⑦气淫：气太过。⑧邪僻：不正之气。

【译文】

黄帝问：五行的推移，周而复始，像圆环一样无始无终，它的太过与不及是怎样的呢？

岐伯回答说：五行之气相互更迭，主宰时令，互有胜克，从而有盛衰的变化，这是正常的现象。

黄帝问：平气是怎样的呢？

岐伯回答：就是没有太过和不及。

黄帝问：太过和不及的情况怎样呢？

岐伯说：这些情况在经书中已有记载。

黄帝问：什么叫作所胜？

岐伯说：春胜长夏，长夏胜冬，冬胜夏，夏胜秋，秋胜春。这是五行之气以时相生的情况，而人的五脏就是根据这五行之气来命名的。

黄帝问：怎样知道它们之间的相胜情况呢？

岐伯说：首先要推算气候到来的时间，一般从立春开始向下推算。如果时令未到而相应的脏器先到，就称为太过。某种气太过，就会侵侮其所不胜之气。欺凌其所胜之气，就叫作气淫。时令已到而气候未到，称为不及。某种气不及，则其所胜之气就会因缺乏制约而妄行，其所生之气也会因缺乏资助而困弱，其所不胜之气则更会加以侵迫，这就叫作气迫。要想知道气候到来的早晚，就要根据时令的变化进行推算。要严格地遵守时令的变化，气候的到来是可以预期的。如果搞错了时令或违反了时令与气候相对应的关系，以至于分不出五行之气各自主宰的时间，那么当邪气侵入人体，病害危及于人时候，即使是高明的医生也不能控制住疾病了。

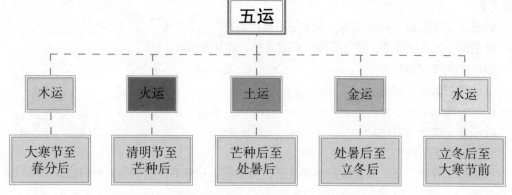

注：① 五运：木运为初运、火运为二运、土运为三运、金运为四运、水运为五运。
② 二十四节气：立春、雨水、惊蛰、春风、清明、谷雨
立夏、小满、芒种、夏至、小暑、大暑
立秋、处暑、白露、秋分、寒露、霜降
立冬、小雪、大雪、冬至、小寒、大寒

【原文】

帝曰：有不袭乎？

岐伯曰：苍天之气，不得无常也。气之不袭，是谓非常，非常则变矣。

帝曰：非常而变，奈何？

岐伯曰：变至则病。所胜则微，所不胜则甚，因而重感于邪则死矣。故非其时则微，当其时则甚也。

【译文】

黄帝问：五行之气有不按次序更替的情况吗？

岐伯说：天的五行之气，在四时中的分布不能没有规律。如果五行之气不按规律依次更替，就是反常的现象，反常就会使人体发生病变。

黄帝问：反常变而为害又怎样？

岐伯说：这会使人发生疾病。如果是当旺之气之所胜者，疾病就会比较轻微；如果是当旺之气之所不胜者，病情就会深重；如果同时感受其他邪气，就会导致患病死亡。所以，反常气候的出现，不在其所克制的某气当旺的时令，病就轻微；如果恰好在其所克制的某气当旺之时令发病，病就深重。

【原文】

帝曰：善！余闻气合而有形，因变以正①名，天地之运，阴阳之化，其于万物，孰少孰多，可得闻乎？

岐伯曰：悉乎哉问也！天至广不可度，地至大不可量，大神灵问②，请陈其方。草生五色，五色之变，不可胜视；草生五味，五味之美，不可胜极。嗜欲不同，各有所通。天食人以五气③，地食人以五味。五气入鼻，藏于心肺，上使五色修明，音声能彰；五味入口，藏于肠胃，味有所藏，以养五气。气和而生④，津液相成，神乃自生。

【注释】

① 变：变化，变异。正：确定，定正。② 大神灵问：所提问题是涉及天地阴阳，变化莫测、微妙难穷的大问题。大神灵，道理广泛深奥。③ 天食（sì）人以五气：天供给人们五气。食，养育。五气，指五脏之气。④ 气和：五脏之气协调正常。生：生化机能。

【译文】

　　黄帝说：讲得好！我听说由于天地之气的和合而有万物的形体，又由于其变化多端而万物形态不同，名称各异。天地的气运，阴阳的变化，对于万物的生成，就其作用而言，哪个多，哪个少，可以听你讲一讲吗？

　　岐伯说：问得真具体呀！天十分广阔，不可测度，地极其博大，也很难计量，您既然问起了这样变幻莫测、微妙难穷的大问题，就请让我陈述一下其中的道理吧。草木显现五色，而五色的变化，是看也看不尽的；草木产生五味，而五味的醇美，是尝也尝不完的。人们对色味的嗜好不同，而各色味是分别与五脏相通的。天供给人们以五气，地供给人们以五味。五气由鼻吸入，贮藏于心肺，其气上升，使面部五色明润，声音洪亮。五味入于口中，贮藏于肠胃，经消化吸收，五味精微内注五脏以养五脏之气。脏气和谐而保有生化机能，津液随之生成，神气也就就会旺盛起来。

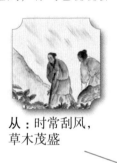 **从**：时常刮风，草木茂盛

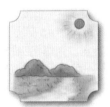 **逆**：天气晴朗，空气干燥，没有风

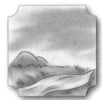 **淫**：尘土漫天，水不结冰

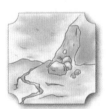 **太过**：地动山摇，常有风沙

八种反常的气候

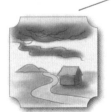 **不足**：乌云遮蔽太阳，犹如黑夜

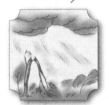 **郁**：风吹树断，乌云密布

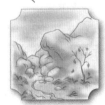 **胜**：泉水干枯，花草衰败

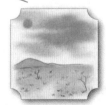 **复**：又干又热，多发蝗灾

【原文】

　　帝曰：脏象①何如？

　　岐伯曰：心者，生之本，神之处也；其华在面，其充在血脉，为阳中之太阳，通于夏气。肺者，气之本，魄②之处也；其华在毛，其充在皮，为阳中之太阴，通于秋气。肾者，主蛰③，封藏之本，精之处也；其华在发，其充在骨，为阴中之太阴，通于冬气。肝者，罢极④之本，魂之居也；其华在爪，其充在筋，以生血气，其味酸，其色苍，此为阳中之少阳，通

于春气。脾者，仓廪之本，营之居也；其华在唇四白，其充在肌，此至阴之类，通于土气。胃、大肠、小肠、三焦、膀胱，名曰器，能化糟粕，转味而出入者也。凡十一脏，取决于胆也。

故人迎一盛[5]，病在少阳，二盛病在太阳，三盛病在阳明，四盛已上为格阳[6]。寸口一盛，病在厥阴，二盛病在少阴，三盛病在太阴，四盛已上为关阴[7]。人迎与寸口俱盛四倍已上为关格[8]，关格之脉赢[9]，不能极[10]于天地之精气，则死矣。

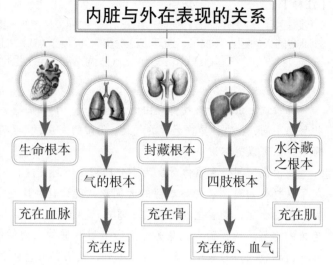

内脏与外在表现的关系

生命根本 → 充在血脉

气的根本 → 充在皮

封藏根本 → 充在骨

四肢根本 → 充在筋、血气

水谷藏之根本 → 充在肌

【注释】

①脏象：人体内脏机能活动表现于外的表象。脏，泛指体内的脏器。象，指内脏活动显现于外的各种生理和病理表象。②魄：人体的精神活动之一，表现为感觉和动作。③蛰：虫类伏藏于土中。这里有闭藏的意思。④罢（pí）极：即四极、四肢。肝华在爪，充在筋，以生血气，所以为四肢（罢极）之本。罢，疲劳，衰弱。这里指四肢过劳则疲软无力。⑤一盛：盛，指脉大，一盛是大一倍，二盛是大两倍。⑥已：通"以"。格阳：气血盛溢于三阳，与三阴格拒而不相交通。⑦关阴：气血盛溢于三阴，与三阳隔绝，不相交通。⑧关格：阴阳之脉俱盛，阴关于内，阳格于外。⑨赢：音义同"盈"，有余、亢盛之意。⑩极：通"汲"。

【译文】

黄帝问：脏象是怎样的呢？

岐伯说：心，是生命的根本，是精神意识存在的地方，其荣华表现于面部，所充养的组织在血脉，为阳中的太阳，与夏气相通。肺是气的根本，是魄所蓄藏的地方，其荣华表现在毫毛，所充养的组织在皮肤，是阳中的太阴，与秋气相通。肾主蛰伏，是封藏经气的根本，是精气存在的地方，其荣华表现在头发，所充养的组织在骨，为阴中之太阴，与冬气相通。肝，是耐受疲劳的根本，是魂的寄居之地，其容华表现在爪甲，所充养的组织在筋，可以生养血气，其味为酸，其色为苍青，为阴中之少阳，与春气相通。脾是水谷所藏的根本，为营气存留之地，其荣华在口唇四旁的白肉，所充养的组织在肌肉，属于至阴一类，与土气相通。胃、大肠、小肠、三焦、膀胱叫作器，能吸收水谷的精微，排出糟粕，管理饮食五味的转化、吸收和排泄。以上十一个脏腑功能的发挥，都取决于胆气的升发。

如果人迎脉比平时大一倍，表明病在少阳；大两倍，表明病在太阳；大三倍，表明病在阳明；大四倍以上，表明是阳气太过，而无法与阴气相通，称为格阳。寸口脉比平时大一倍，表明病在厥阴；大两倍，表明病在少阴；大三倍，表明病在太阴；大四倍以上，表明是阴气太过，而无法与阳气相通，称为关阴。如果人迎脉与寸口脉都比平时大四倍以上，表明是阴阳二气都极盛，不能相通，是为关格。关格之脉太过盈盛，标志着阴阳之气都极为亢盛，不能够达到天地阴阳经气平调的状态，这样很快就会死去。

◎五脏生成篇：详诊五脏之病◎

【导读】

　　五脏，指人体内的心、肺、肝、脾、肾五个脏器。本篇主要讨论了通过诊察色脉以测候五脏之病的问题，因为五色之脉是由五脏的气血所生成的，所以名为"五脏生成"。

　　本篇的内容要点如下：一是指出五脏与其所合的脉、皮、筋、肉、骨以及色、毛、爪、唇、发等方面的关系；二是论述五味、五色、五脉与五脏之间的关系；三是说明色诊、脉诊在临床上的应用以及色脉合参的重要性。

【原文】

　　心之合①脉也，其荣②色也，其主③肾也。肺之合皮也，其荣毛也，其主心也。肝之合筋也，其荣爪也，其主肺也。脾之合肉也，其荣唇也，其主肝也。肾之合骨也，其荣发也，其主脾也。

　　是故多食咸，则脉凝泣④而变色；多食苦，则皮槁而毛拔⑤；多食辛，则筋急⑥而爪枯；多食酸，则肉胝䐢而唇揭⑦；多食甘，则骨痛而发落。此五味之所伤也。故心欲苦，肺

五色关乎五脏

"黑色出于庭，大如拇指，必不病而猝死。"庭即天庭，水色出现在火地，天庭黑如墨烟说明人体内的元气已经严重衰败，病邪极易入侵，故常未见病变的全过程便猝死了。

"阙"指的是双眉中间的区域，即眉心，与肺相对应。肺主皮毛，外界风寒入侵时，双眉之间便会有薄而泽的颜色。

眉心之下，就是鼻根部。鼻根又叫"山根""下极"。心脏的状况便是在这里显现出来的。心脏出现病变时，此处亦会出现病色。

天庭与眉心之间的区域，叫作"阙上"。人体咽喉的状况便是在这里显现出来的。咽喉区域的组织器官出现病变时，此处亦会出现病色。

人的面部两侧颧骨上出现了赤色，我们称之为"东西两岳现赤霞"。"赤色出两颧，大如拇指者，病虽小愈，必猝死。"可见这是十分凶险的病状。

五色的正常色与异常色

赤

正常的赤色，既如细白的薄绢裹着朱砂，又如鸡冠。

异常的赤色，如同赭石，略带紫色，暗淡而无光泽。

正常的青色，既如白绢裹着红青色的东西，又如翠鸟的羽毛。

青

异常的青色，看上去像是蓝色。

黄

正常的黄色，既如白绢裹着栝楼的果实，又如蟹腹。

异常的黄色，像泥土一样，干枯而没有生气。

白

正常的白色，既如细白的薄绢裹着红色的东西，又如猪脂。

异常的白色，犹如海盐，白中带浊，泛着浮光。

正常的黑色，既如白绢裹着紫色的东西，又如乌鸦的羽毛。

黑

异常的黑色，像地衣一样，色泽枯槁。

欲辛，肝欲酸，脾欲甘，肾欲咸。此五味之所合也。

【注释】

①合：配合，外合。心、肝、脾、肺、肾在内，脉、筋、肉、皮、骨在外，外内表里相合，所以叫"心合脉""肺合皮"等。②荣：荣华。五脏精华在体表的反映。③主：制约。④凝泣（sè）：凝结而不畅通。泣，通"涩"。⑤毛拔：毛发脱落。⑥筋急：筋脉拘挛。⑦肉胝䐃（zhòu）而唇揭：肉厚而唇缩。胝，手足老茧。䐃，同"皱"。揭，掀起。

【译文】

心脏与脉络相配合，从面色上就能知道肾的情况，肾脏能制约心脏。肺脏与皮肤相配合，从毛发上就可以推知心脏的情况，心脏能制约肺脏。肝脏与筋脉相配合，从爪甲上就知道肺脏的情况，肺脏能制约肝脏。脾脏与肌肉相配合，从口唇上就能知道肝脏的情况，肝脏能制约脾脏。肾与骨骼相配合，从发毛上就能知道脾脏的情况，脾脏能制约肾脏。

所以，过食咸味，会导致血脉凝涩，面色发生变化；过食苦味，会导致皮肤枯槁，毫毛脱落；过食辛味，会导致筋脉劲急，爪甲枯干；过食酸味，会导致肌肉粗厚皱缩，口唇掀揭；过食甘味，会导致骨骼疼痛，头发脱落。这是偏食五味所造成的损害。所以，心欲得苦味，肺欲得辛味，肝欲得酸味，脾欲得甘味，肾欲得咸味。这是五味与五脏之气的相合关系。

【原文】

五脏之气，故色见青如草兹①者死，黄如枳实②者死，黑如炲③者死，赤如衃血④者死，白如枯骨者死。此五色之见死也。

青如翠⑤羽者生，赤如鸡冠者生，黄如蟹腹者生，白如豕膏⑥者生，黑如乌羽⑦者生。此五色之见生也。生于心，如以缟⑧裹朱；生于肺，如以缟裹红；生于肝，如以缟裹绀⑨；生于脾，如以缟裹栝楼实⑩；生于肾，如以缟裹紫。此五脏所生之外荣也。

色味当五脏⑪。白当肺、辛，赤当心、苦，青当肝、酸，黄当脾、甘，黑当肾、咸。故白当皮，赤当脉，青当筋，黄当肉，黑当骨。

【注释】

① 草兹：死草色，为青中带有枯黑之色。② 枳（zhǐ）实：中药名，色青黄。③ 炲（tái）：黑黄色，色如烟灰。④ 衃（pēi）血：凝血，色黑赤。⑤ 翠：指翡翠，鸟名，羽毛青色。⑥ 豕膏：猪的脂肪，色白而光润。⑦ 乌羽：乌鸦的羽毛，色黑而光泽。⑧ 缟（gǎo）：白绢。⑨ 绀（gàn）：青赤色。⑩ 栝（guā）楼实：药名。为葫芦科植物栝楼的果实，熟时橙黄色。⑪ 色味当五脏：色味与五脏相合。当，合。

【译文】

五脏外荣于面色上的气色，表现出青黑之色，颜色像死草一样，就是死证；出现黄如枳实之色的，就是死证；出现黑如烟灰之色的，就是死证；出现红如凝血之色的，就是死证；出现白如枯骨之色的，就是死证。这是五色中表现为死证的情况。

面色青如翠鸟的羽毛，主生；面色红如鸡冠的，主生；面色黄如蟹腹的，主生；面色白如猪脂的，主生；面色黑如乌鸦毛的，主生。这是从五种面色来判断生气的情况。心有生气，面色就像细白的薄绢裹着朱砂一样；肺有生气，面色就像细白的薄绢裹着红色的东西一样；肝有生气，面色就像白绢裹着红青色的东西一样；脾有生气，面色就像白绢裹着栝楼的果实一样；肾有生气，面色就像白绢裹着紫色的东西一样。这些都是五脏的气血充盈、荣华于外的征象。

五色、五味与五脏的相合关系是这样的：白色和辛味与肺相合，赤色和苦味与心相合，青色和酸味与肝相合，黄色和甘味与脾相合，黑色和咸味与肾相合。因为五脏在外与五体相合，所以白色与皮肤相合，赤色与脉相合，青色与筋相合，黄色与肉相合，黑色与骨相合。

【原文】

诸脉者皆属①于目，诸髓者皆属于脑，诸筋者皆属于节，诸血者皆属于心，诸气者皆属于肺。此四支八谿之朝夕②也。

故人卧血归于肝。目受血而能视，足受血而能步，掌受血而能握，指受血而能摄。卧出而风吹之，血凝于肤者为痹，凝于脉者为泣，凝于足者为厥。此三者，血行而不得反其空③，故为痹厥也。人有大谷十二分④，小谿⑤三百五十四名，少十二俞⑥。此皆卫气之所留止，邪气之所客⑦也，针石缘⑧而去之。

【注释】

① 属：注。② 八谿：指上肢的肘腕，下肢的膝踝，左右共八处，故称"八谿"。朝夕：通"潮汐"。③ 空（kǒng）：孔窍。④ 大谷十二分：大谷，指人体的大关节。在手有肩、肘、腕，在足有髀、膝、髋各三节共计十二处，即"十二分"。⑤ 小谿：肉之小会，也就是人体腧穴。⑥ 少十二俞：即少十二关。⑦ 客：留止。⑧ 缘：因，用。

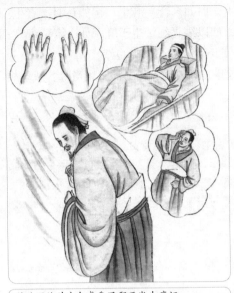

刚睡醒就外出会感受风邪而发生痹证。

【译文】

各条脉络，都属于目，而诸髓都连属于脑，诸筋都连属于骨节，诸血都连属于心，诸气都连属于肺。同时，气血的运行则朝夕来往，不离于四肢八谿的部位。

因此，人睡觉时，血贮藏到肝脏，肝得到血而滋养眼睛，使眼睛能看见东西；脚得到血的充养，就能行走；手掌得到血的充养，就能握住东西；手指得到血的充养，就能拿取物体。假如刚睡醒就外出感受风邪，血液的运行就会滞涩，凝于肌肤的，发生痹证；凝于经脉的，会导致气血运行不畅；凝滞在脚部的，会引发厥冷。造成这三种疾病的原因是气血运行不畅，不能正常返回到组织间隙的孔穴之处。人体全身共有大谷十二处，小谿三百五十四处，这里面不包括十二脏腑各自的腧穴数目。这些大谷和小谿都是卫气留止的地方，也是邪气客居之所。治疗疾病的时候，可循着这些部位施以针石，以祛除邪气。

【原文】

诊病之始，五决为纪①。欲知其始，先建其母②。所谓五决者，五脉也。

是以头痛巅③疾，下虚上实④，过在足少阴、巨阳⑤，甚则入肾。徇蒙招尤⑥，目冥⑦耳聋；下实上虚，过在足少阳、厥阴，甚则入肝。腹满䐜胀⑧，支鬲胠胁⑨，下厥上冒⑩，过在足太阴、阳明。咳嗽上气⑪，厥在胸中，过在手阳明、太阴，甚则入肺。心烦头痛，病在鬲中，过在手巨阳、少阴，甚则入心。

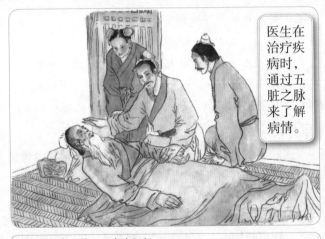

医生在治疗疾病时，通过五脏之脉来了解病情。

诊病的根本，要以五决为纲领。

【注释】

①五决为纪：以五脏之脉为纲纪。②母：指胃气。因胃为水谷之海，是人的生命赖以存在的根本。③巅：巅顶，即头顶。④下虚上实：正气虚于下，邪气实于上。⑤过：即病。巨阳：太阳的别称。⑥徇蒙招尤：眩晕而视物昏暗不清，头颤而摇动不定。⑦目冥：慢性眼病，目暗。⑧腹满：饱闷。䐜胀：内外急迫。⑨支鬲胠（qū）胁：胸膈和胠胁像有东西撑挂一样。支，挂，支撑。鬲，通"膈"，胸膈。胠，指腋下胁上空软部分。⑩冒：神志不清。⑪上气：逆喘。

【译文】

　　诊病的根本，要以五决为纲领。要想知道疾病是怎么发生的，先要考察那一脏脉的胃气怎样。所谓五决，就是五脏之脉。

　　所以，头痛等巅顶部位的疾病，属于下虚上实的，病邪在足少阴和足太阳经，如果病情恶化，可深入转移于肾。头晕眼花，身体摇动，耳聋，属下实上虚的，病邪在足少阳和足厥阴经，病情严重的，可深入转移于肝。腹部胀满，使胸膈阻塞，胁肋疼痛，下体厥冷，上体眩晕，属于下气上逆的，病邪在足太阴和足阳明经。咳嗽气喘，胸中气机逆乱的，病邪在手阳明和手太阴经。病情要是加重，就会传入肺脏。心烦头痛，胸膈不适的，病邪在手太阳和手少阴经，病势如加剧，就会传入心脏。

【原文】

　　夫脉之小大滑涩浮沉，可以指别；五脏之象，可以类推①；五脏相音②，可以意识；五色微诊③，可以目察。能合脉色，可以万全。赤，脉之至也，喘④而坚，诊曰有积气在中，时害于食，名曰心痹，得之外疾，思虑而心虚，故邪从之。白，脉之至也，喘而浮，上虚下实，惊，有积气在胸中，喘而虚，名曰肺痹，寒热，得之醉而使内⑤也。青，脉之至也，长而左右弹，有积气在心下支胠，名曰肝痹，得之寒湿，与疝同法，腰痛足清头痛。黄，脉之至也，大而虚，

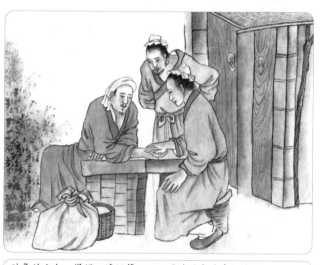
脉象的小大、滑涩、浮沉等，可以通过医生的手指辨认。

有积气在腹中，有厥气，名曰厥疝⑥，女子同法，得之疾使四支，汗出当风。黑，脉之至也，下坚而大，有积气在小腹与阴⑦，名曰肾痹，得之沐浴清水⑧而卧。

　　凡相五色，面黄目青，面黄目赤，面黄目白，面黄目黑者，皆不死也。面青目赤，面赤目白，面青目黑，面黑目白，面赤目青，皆死也。

【注释】

①"五脏"两句：五脏藏于内，五脏的征象可用取类比象的方法来推测。② 相音：察听病人音声之清浊长短疾徐。相，察。③ 微诊：是说色诊极精微。④ 喘：通"湍"，急速。⑤ 使内：指房事。内，房事的避讳语。⑥ 厥疝：病名。多因脾虚，肝气横逆所致。症见腹中逆气上冲，胃脘作痛，呕吐，足冷，少腹痛引睾丸。⑦ 阴：指前阴。⑧ 清水：指凉水。

【译文】

　　脉象的小、大、滑、涩、浮、沉等，可以通过医生的手指辨别；五脏功能显露在外的，可以通过相类事物的比象来推求；五脏各自相应合的声音，可以凭意会鉴别；五色的细微变化，可以用眼睛来观察。诊断疾病时，如能将色、脉两者结合起来，就可以万无一失了。面

五脏的生理病理变化

心痹	肺痹	肝痹	厥疝	肾痹
面色发红	面色发白	面色发青	面色发黄	面色发黑
思虑过度，使心气虚弱，病邪乘虚而入。	偶发寒热，并在醉后行房。	受了寒湿，病理和疝气一样，所以有腰痛、足冷、头痛等症状。	剧烈劳动，出汗后受了风邪的侵袭。	用冷水沐浴后就睡觉引起。
脉搏湍急而坚强，诊断为病气积聚在中腔，经常影响饮食。	脉搏急湍又浮，上虚下实，病气积聚在胸中，气喘而肺虚。	脉搏跳动时间长并且左右弹指，病气积聚在心下，支撑两腋下。	脉搏大而虚，病气积聚腹中，感觉有一股逆气使身体疼痛。	上部脉搏强劲而大，病气积聚在小腹和前阴。

部呈现红色，脉象急促而坚实的，可诊为邪气积聚于腹中，常表现为妨害饮食，此病名为心痹。这种病的发生是由于思虑过度致使心气虚弱，邪气趁机侵入。面部呈现白色，脉象急促而浮大的，上虚下实，所以常出现惊恐的症状，病邪积聚于胸中，迫使肺气喘，但肺气本身是虚弱的，病名叫肺痹。这种病是发寒热，并醉酒后行房事而引发的。面部呈现青色，脉象长并左右弹击手指的，是病邪积聚于心下，支撑两侧胁肋，此病名叫肝痹。这种病通常由寒湿引起，与疝的病理相同，它的症状是腰痛、足冷、头痛等。面部呈现黄色，脉象上大而虚的，是病邪积聚在腹中，有逆气产生，这个病的名字叫作厥疝，女子身上会出现这种情况，多由四肢过劳，出汗后感受风邪所致。面部呈现黑色，脉象下坚实而大，是病邪积聚在小腹与前阴，病名叫作肾痹，多因冷水沐浴后睡觉受凉而发生。

　　大凡诊察五色，面黄目青、面黄目赤、面黄目白、面黄目黑，皆为不死的征象，因为面带黄色，表明土气尚存。面青目赤、面赤目白、面青目黑、面黑目白、面赤目青等现象，则皆为死亡的征象，因为面色没有黄色，表明土气已经败绝。

◎五脏别论篇：五脏分类及诊病方法◎

【导读】

　　本篇主要讨论了人体的五脏六腑和奇恒之腑的分类及其区别，人体内的六个奇恒之腑，与五脏六腑有着不同的功能特点，所以称为"五脏别论"。

　　本篇的主要内容有：一、论述奇恒之腑和五脏六腑功能和特点的区别；二、说明诊脉独取寸口脉象的原理；三、介绍医生诊病时的注意事项，以及"不迷信鬼神"和"不讳疾忌医"两种科学思想。

【原文】

　　黄帝问曰：余闻方士①，或以脑髓为脏，或以肠胃为脏，或以为腑。敢问更相反，皆自谓是，不知其道，愿闻其说。

　　岐伯对曰：脑、髓、骨、脉、胆、女子胞②，此六者，地气之所生也，皆藏于阴而象于地，故藏而不泻，名曰奇恒之腑③。夫胃、大肠、小肠、三焦、膀胱，此五者，天气之所生也，其气象天，故泻而不藏，此受五脏浊气，名曰传化之腑④，此不能久留，输泻者也。魄门⑤亦为六腑，使水谷不得久藏。所谓五脏者，藏精气而不泻也，故满而不能实。六腑者，传化物而不藏，故实而不能满也。水谷入口，则胃实而肠虚；食下，则肠实而胃虚，故曰实而不满。

　　帝曰：气口⑥何以独为五脏之主？

　　岐伯曰：胃者，水谷之海，六腑之大源也。五味入口，藏于胃，以养五脏气。气口亦太阴也，是以五脏六腑之气味，皆出于胃，变见于气口。故五气入鼻，藏于肺，肺有病，而鼻为之不利也。凡治病，必察其下⑦，适⑧其脉，观其志意，与其病也。

　　拘于鬼神者，不可与言至德⑨；恶于针石者，不可与言至巧⑩；病不许治者，病必不治，治之无功矣。

【注释】

　　①方士：这里指医生。王冰："谓明悟方术之士也。"②女子胞：即子宫。③奇恒之腑：异于一般的腑。④传化之腑：指五腑，即胃、大肠、小肠、三焦、膀胱。⑤魄门：即肛门。魄，通"粕"。王冰："魄门谓之肛门也。内通于肺，故曰魄门。"中医认为肺藏魄，肺与大

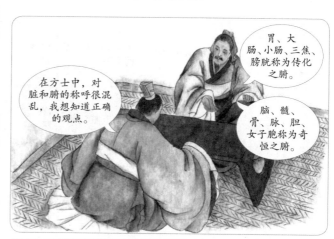

在方士中，对脏和腑的称呼很混乱，我想知道正确的观点。

胃、大肠、小肠、三焦、膀胱称为传化之腑。

脑、髓、骨、脉、胆、女子胞称为奇恒之腑。

黄帝与岐伯谈论关于五腑的话题。

肠相表里。⑥气口：诊脉部位，即掌后动脉部位。中医认为五脏六腑的脉气在此表现最为明显，故称"气口"，也叫"脉口"。又因诊脉部位距掌后横纹一寸，又称"寸口"。⑦下：指大小便。⑧适：诊测，调适。⑨至德：医学道理。⑩至巧：针石技巧。

【译文】

黄帝问道：我听说方士之中，有人把脑髓叫作脏，有人把肠胃叫作脏，也有的把这些都称为腑。他们的意见是相反的，却又都坚持自己的看法是正确的，我不知哪种理论是对的，希望你谈一谈这个问题。

岐伯回答说：脑、髓、骨、脉、胆、子宫，这六者是感受地气而产生的，都能贮藏精血，就像大地包藏万物一样，所以它们的作用是藏而不泻，它们名叫奇恒之腑。胃、大肠、小肠、三焦、膀胱，这五者是秉承天气所生的，它们的作用是像天一样地运行周转，所以是泻而不藏的，它们受纳五脏的浊气，所以称为传化之腑。这是因为浊气不能久留在其中，而必须及时转输和排泄。此外，肛门也为五脏行使疏泻浊气，这样，水谷的糟粕就不会久留于体内了。所谓五脏，它们的功能是贮藏精气而不向外发泄，所以它们是经常保持精气饱满，而不是一时得到充实。六腑，它们的功能是将水谷加以传化，而不是加以贮藏，所以它们有时显得充实，但却不能永远保持盛满。之所以出现这种情况，是因为水谷入口下行，胃充实了，但肠中还是空虚的，食物再下行，肠充实了，而胃中就空虚了，这样依次传递。所以说，六腑是一时的充实，而不是持续的盛满，五脏则是持续盛满而不是一时的充实。

黄帝问：诊察气口之脉，为什么能知道五脏六腑十二经脉之气呢？

岐伯说：胃是水谷之海，为六腑的泉源，饮食五味入口，留在胃中，经过足太阴脾的运化输转，而能充养五脏之气。脾为太阴经，主要负责输布津液，气口为手太阴肺经所过之处，也属于太阴经脉，主朝百脉，所以五脏六腑的水谷精微，都是出自胃而反映于气口的。而五气入鼻，藏留于心肺，所以心肺有了病变，则鼻为之不利。凡是治病必观察其上下的变化，审视其脉候的虚实，察看其情志精神的状态以及病情的表现。

对那些拘守鬼神迷信观念的人，是不能与其谈论至深的医学理论的，对那些讨厌针石治疗的人，也不可能和他们讲什么医疗技巧。有病而忌讳治疗的人，他的病是治不好的，勉强治疗也收不到应有的功效。

奇恒之腑	感受地气而生	贮藏精血，藏而不泻	脑、髓、骨、脉、胆、子宫	两者似腑非腑，似脏非脏，虽是相对密闭的组织器官，却并不直接接触五谷，能贮藏精气，却与五脏不同，除了胆是六腑之一之外，均不与五脏存在表里配属关系
传化之腑	秉承天气而生	受纳五脏浊气，泻而不藏	胃、大肠、小肠、三焦、膀胱、肛门	

◎异法方宜论篇：地域气候影响治病◎

【导读】

　　本篇说明了由于自然环境和生活条件的不同，各地之人的体质各异，因而其发病和治疗也存在差别，所以在治疗时要了解病情，因地、因人制宜，采用不同的治疗方法，所以名为"异法方宜论"。

　　本篇的主要内容是介绍东方、西方、北方、南方和中央地区的居民各自的生活环境、生活习惯、体质特征、发病特点及与其适应的治疗方法。

【原文】

　　黄帝曰：医之治病也，一病而治各不同，皆愈，何也？

　　岐伯对曰：地势^①使然也。故东方之域，天地之所始生^②也，鱼盐之地。海滨傍水，其民食鱼而嗜咸，皆安其处，美其食。鱼者使人热中^③，盐者胜血^④。故其民皆黑色疏理，其病皆为痈疡。其治宜砭石，故砭石者，亦从东方来。

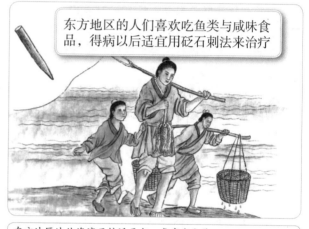

东方地区的人们喜欢吃鱼类与咸味食品，得病以后适宜用砭石刺法来治疗

东方地区地处海滨而接近于水，盛产鱼和盐。

　　西方者，金玉之域，沙石^⑤之处，天地之所收引^⑥也。其民陵居^⑦而多风，水土刚强。其民不衣而褐荐^⑧，华食^⑨而脂肥，故邪不能伤其形体，其病生于内。其治宜毒药^⑩。故毒药者，亦从西方来。

　　北方者，天地所闭藏之域也。其地高陵居，风寒冰冽。其民乐野处而乳食^⑪，脏寒生满病^⑫。其治宜灸焫^⑬，故灸焫者，亦从北方来。

　　南方者，天地之所长养^⑭，阳之所盛处也。其地下^⑮，水土弱^⑯，雾露之所聚也。其民嗜酸而食胕^⑰，故其民皆致理^⑱而赤色，其病挛痹^⑲。其治宜微针^⑳，故九针者，亦从南方来。

　　中央者，其地平以湿，天地所以生万物也众^㉑。其民食杂^㉒而不劳，故其病多痿厥寒热。其治宜导引按跷^㉓。故导引按跷者，亦从中央出也。

　　故圣人杂合以治^㉔，各得其所宜，故治所以异而病皆愈者，得病之情^㉕，知治之大体也。

【注释】

①地势：指高低、燥湿等因素。②始生：开始生发。取法春生之气。③热中：热邪滞留在肠胃里。因鱼性属火，多食使人热积于中，而痈发于外。④盐者胜血：盐味咸，咸能入血，多食则伤血。⑤沙石：即流沙，今称沙漠。⑥收引：收敛引急，秋天的气象。⑦陵居：依山而居。⑧不衣：

不穿丝绸。褐荐：以毛布为衣，细草为席的生活习惯。褐，毛布。荐，草席。⑨ 华食：指吃鲜美酥酪、肉类食物。⑩ 毒药：泛指治病的药物。⑪ 乐野处：喜欢在野外居住，即游牧生活。乳食：以牛羊乳为食品。⑫ 脏寒生满病：内脏受寒，而发生胀满等疾病。⑬ 灸焫（ruò）：一种治疗方法，即用艾灼烧皮肤。⑭ 长养：南方的气候地理，适宜养育生长万物。⑮ 地下：地势低洼。⑯ 水土弱：水土卑湿。⑰ 肘：即"腐"字。经过发酵腐熟的食物。⑱ 致理：肌肤致密。⑲ 挛痹：筋脉拘挛，麻木不仁。⑳ 微针：小针。㉑ "天地"句：自然界用来养育各种生命的物产繁多。㉒ 食杂：食用的东西繁多。㉓ 导引按跷：古代一种保健和治病的方法，按摩皮肉，搓举手足。㉔ 杂合以治：综合各种疗法以治疗疾病。㉕ 得病之情：得以了解病情。

【译文】

黄帝问：为什么医生在治疗疾病时，对于同一种病采取不同的治疗方法，却都能使病人痊愈呢？

岐伯回答说：这是因为地理环境不同，而治疗方法各有所宜。比如东方地区，气候温和，是出产鱼和盐的地方。由于地处海滨而接近于水，该地区的人们大多喜欢吃鱼类和咸味食品，他们习惯居住在这个地方，以鱼盐为美食。但由于经常吃鱼类，鱼性属火，会使人体内的积热过多，因为咸能走血，过多地吃盐，会使血液受到损伤，该地区的人们，大多皮肤黝黑，肌理松疏，容易患痈疡之类的疾病。治疗这类疾病，大都适宜用砭石刺法。因此，砭石的治病方法，也是从东方起源的。

西方地区，多山旷野，盛产金玉，遍地沙石。这里的自然环境像秋令之气，有一种收敛肃杀的特点。该地区的人们，依山陵而住，其地多风，水土的性质又比较刚强，而他们的生活，不大考究衣服，穿毛巾，睡草席，但饮食都是鲜美酥酪骨肉之类，因此他们体态肥壮，外邪不容易侵犯他们的形体，他们发病大多发饮食、情志内伤类的疾病。治疗这类疾病宜用药物。所以，药物的疗法，是从西方起源的。

北方地区，自然气候如同冬天的闭藏气象，地形较高。人们依山陵居住，经常处在风寒冰冽的环境中。该地区的人们，喜好游牧生活，在田野临时住宿，吃的是牛羊乳汁，因此内脏受寒，容易患胀满的疾病。治疗这类疾病，宜用艾火灸灼。所以，艾火灸灼的治疗方法，是从北方起源的。

南方地区，像自然界万物长养的气候，是阳气最盛的地方，地势低下，水土薄弱，因此雾露经常聚集。该地区的人们，喜欢吃酸类和腐熟的食品，皮肤腠理致密而发红，容易发生筋脉拘急、麻木不仁等疾病。治疗这类疾病，宜用微针针刺。所以，九针的治病方法是从南方起源的。

中央地区，地形平坦而气候潮湿，物产丰富，所以人们的食物种类很多，生活比较安逸，这里发生的疾病，多是痿弱、厥逆、寒热等病，这些病的治疗，宜用导引按摩的方法。所以，导引按摩的治疗方法，是从中央地区推广出来的。

从以上情况来看，一个高明的医生，应当能够将这些治病方法综合起来，根据具体情况，随机应变，灵活运用，使患者得到适宜的治疗。所以，尽管治疗方法各有不同，而结果却是疾病都能痊愈。这是由于医生能够了解病情，并掌握了治疗大法。

◎移精变气论：治病方法同时而异◎

【导读】

移精变气，是指通过心理调控治疗，改善病人的精神状态，从而调整其体内的气机运行并治愈疾病。因为本篇开篇讲述的是移精变气方面的内容，所以以此名篇。以开篇内容或开头的文字作为篇名，是《黄帝内经》的篇目命名方式之一。

本篇的主要内容有：一、通过对比，指出"移精变气"的疗法在古时有效而在当世无效的原因；二、说明色诊、脉诊在诊断上的重要意义；三、提出问诊的诊断方法，并指明其重要性。

【原文】

黄帝问曰：余闻古之治病，惟其移精变气①，可祝由②而已。今世治病，毒药治其内，针石治其外，或愈或不愈，何也？

岐伯对曰：往古人居禽兽之间，动作以避寒，阴居以避暑。内无眷慕之累，外无伸宦③之形。此恬淡之世，邪不能深入也。故毒药不能治其内，针石不能治其外，故可移精变气，祝由而已。当今之世不然。忧患缘其内，苦形伤其外，又失四时之从，逆寒暑之宜，贼风数至，

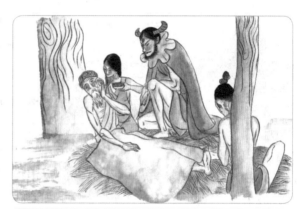

古时，用"祝由"的方法可以将病人治愈。

虚邪朝夕，内至五藏骨髓，外伤空窍肌肤，所以小病必甚，大病必死，故祝由不能已也。

【注释】

①惟其移精变气：通过调控思想意识来改善精气的活动状态。②祝由：古代用心理暗示的方法改变人的精神状态，从而治疗疾病，类似现代的精神疗法。③伸宦：置身官场，求取做官。

【译文】

黄帝问道：我听说古时候治病，只要转移病人的精神，改变病人气机的运行，用一种"祝由"的方法医治，病就可以好了。现在治病，要用药物从内部治疗，用针石从外部治疗，疾病还是有的能治愈，有的不能治愈，这是什么缘故呢？

岐伯回答说：古时候的人们，生活简单，居住在巢穴中，在禽兽之间追逐生存，寒冷的季节到了，就通过活动身体驱除寒冷，暑热来了，就到阴凉的地方躲避暑气，在内没有眷恋羡慕的情志牵挂，在外没有奔走求官的劳累形役，处在一个安静淡薄、不谋名利、精神内守的意境里，邪气是不可能深入侵犯的，所以既不需要用药物治其内，也不需要用针石治其外。即使有疾病的发生，只要转移病人的精神和改变气机的运行，用一种"祝由"的方法就可以

治愈疾病。现在的人就不同了，在内则被忧患所牵累，在外则为劳苦所形役，又不能顺从四时气候的变化，常常遭受到"虚邪贼风"的侵袭，正气衰竭，外邪乘虚而侵犯人体，在内深入五脏骨髓，在外伤害五官肌肤，这样病势轻的就会加重，病势重的就会死亡，所以用祝由的方法就不能治愈疾病了。

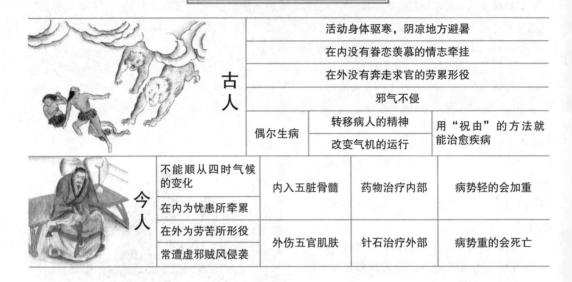

古今疾病及治疗的不同

古人			
	活动身体驱寒，阴凉地方避暑		
	在内没有眷恋羡慕的情志牵挂		
	在外没有奔走求官的劳累形役		
	邪气不侵		
偶尔生病	转移病人的精神	用"祝由"的方法就能治愈疾病	
	改变气机的运行		
今人			
不能顺从四时气候的变化	内入五脏骨髓	药物治疗内部	病势轻的会加重
在内为忧患所牵累			
在外为劳苦所形役	外伤五官肌肤	针石治疗外部	病势重的会死亡
常遭虚邪贼风侵袭			

【原文】

帝曰：善。余欲临病人，观死生，决嫌疑①，欲知其要，如日月光，可得闻乎？

岐伯曰：色脉者，上帝之所贵也，先师之所传也。上古使僦贷季②，理色脉而通神明，合之金木水火土、四时、八风、六合③，不离其常，变化相移，以观其妙，以知其要。欲知其要，则色脉是矣。色以应日，脉以应月，常求其要，则其要也。夫色之变化，以应四时之脉。此上帝之所贵，以合于神明也。所以远死而近生，生道以长，命曰圣王。中古之治病，至而治之。汤液十日，以去八风五痹之病，十日不已，治以草苏草荄之枝④。本末为助⑤，标⑥本已得，邪气乃服。暮世之治病也则不然。治不本四时，不知日月⑦，不审逆从，病形已成，乃欲微针治其外，汤液治其内，粗工兇兇⑧，以为可攻，故病未已，新病复起。

【注释】

①嫌疑：疑似。②僦（jiù）贷季：上古的名医，相传是岐伯的祖师。③六合：指东、南、西、北四方及上、下这六个方位。④草苏草荄（gāi）之枝：即草叶和草根。苏，叶。荄，根。枝，茎。⑤本末为助：本，指病人。末，指医生。⑥标：即末，指医生。⑦不知日月：不懂得色脉的重要。日月，代指色脉。⑧粗工兇兇（xiōng）：技术低劣的医生，大吹大擂。兇兇，即"汹汹"。

【译文】

黄帝说：讲得好！我想在为病人诊治时，能够洞察病人死生，明辨疾病的疑惑，如果掌握其中的要领，心中就如同有日月之光照耀一样明了，这样的诊法可以讲给我听吗？

岐伯说：在诊法上，色和脉的诊察方法是上古帝王所珍重，先师所传授的。上古有位名医叫作僦贷季，他研究望色和切脉的道理，通达神明，能够联系到金木水火土以及四时、八风、六合，从正常的规律和异常的变化来综合分析，观察其中的变化奥妙，从而知道其中的要领。我们如果想懂得这些要领，就必须研究人的气色和脉息。气色就像太阳一样，有阴有晴，脉息就像月亮一样，有盈有亏，从气色和脉息中得其要领，就是诊病的关键。而气色的变化，与四时的脉象是相对应的，这是上古帝王所十分重视的，如果能明白原理，心领神会，就可以运用无穷。所以就能从这些观察中间掌握疾病的情况，知道去回避死亡而达到生命的安全。如果能够做到这样就可以长寿，而人们就将称奉你为"圣王"。中古时期的医生治病，大多是在疾病刚一发生就能及时治疗，先用汤液十天，以祛除"八风""五痹"等病邪。如果十天不能治愈，再用草药治疗。医生能够掌握病情，处理得当，所以邪气会被制服，疾病也就会痊愈。至于后世的医生治病，就不是这样了，治时不能根据四时的变化，不知道阴阳变化与气色、脉息的关系，也不能够辨别病情的顺逆，等到疾病已经形成了，才想用微针从外部治疗，用汤液从内部治疗。这些医术粗浅、草率愚笨的医生，还认为这样就能治愈疾病，却不知道疾病已经形成，已经无法治愈了，以至于原来的疾病没有痊愈，又因为治疗的错误，产生了新的疾病。

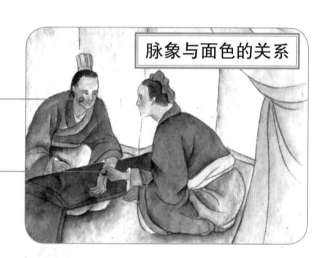

面青之人，脉象弦而急；
面赤之人，脉象浮大而散；
面黄之人，脉象中缓而大；
面白之人，脉象浮涩而短；
面黑之人，脉象沉濡而滑

尺肤数说明脉象数；
尺肤急说明脉象急；
尺肤缓说明脉象缓；
尺肤涩说明脉象涩；
尺肤滑说明脉象滑

脉象与面色的关系

【原文】

帝曰：愿闻要道。

岐伯曰：治之要极，无失色脉。用之不惑，治之大则。逆从倒行，标本不得，亡神失身。去故就新，乃得真人。

帝曰：余闻其要于夫子矣。夫子言不离色脉，此余之所知也。

岐伯曰：治之极于一。

帝曰：何谓一？

岐伯曰：一者因问而得之。

帝曰：奈何？

岐伯曰：闭户塞牖①，系之病者，数问其情，以从其意。得神者昌，失神者亡。

帝曰：善。

【注释】

① 闭户：关闭房门。塞牖（yǒu）：关上窗户。

【译文】

黄帝说：我想听听有关临证诊治的重要道理。

岐伯说：诊治疾病的关键在于不要在色诊脉诊上出错，使用色诊法，不为疾病的假象所迷惑，这是临证诊治的重要原则。如果把病情的顺逆搞颠倒了，而治疗时不能取得病人的配合，就会使病人的神气消亡，身体受到损害。因此，当世的医生要赶快丢掉鄙陋的旧知识，努力学习望色和诊脉的新学问，积极进取，这样才能达到上古真人的地步。

黄帝说：我已听到了你讲的这些重要道理，你说的诊断疾病的关键是注重色脉，这个我已经明白了。

岐伯说：诊治疾病，还有一个关键。

黄帝问：是什么呢？

岐伯说：这个关键就是要从与病人的接触中询问病情。

黄帝问：怎样问呢？

岐伯说：选择一个安静的环境，关好门窗，与病人建立亲近融洽的关系，耐心细致地询问病情，一定要让病人毫无顾虑，能够畅所欲言，从而得知其中的真实情况，并且要观察病人的神色。神色振奋，则预后良好；神色失常，则预后不良。

黄帝说：讲得好。

🐉◦汤液醪醴论：五谷养生法◦🐉

【导读】

　　汤液醪醴，是由五谷制成的酒类，其中清稀淡薄的叫作汤液，稠浊味浓的称为醪醴。本篇开篇讲述的是汤液醪醴方面的内容，所以以此名篇。

　　本篇的主要内容包括：一、论述汤液醪醴的制作方法和应用；二、阐述病人与医生的标本关系；三、介绍水气病的发病和治疗。

【原文】

　　黄帝问曰：为五谷汤液及醪醴①奈何？

　　岐伯对曰：必以稻米，炊之稻薪。稻米者完，稻薪者坚。

　　帝曰：何以然？

　　岐伯曰：此得天地之和，高下之宜，故能至完，伐取得时，故能至坚也。

【注释】

①汤液：米汁。醪（láo）醴（lǐ）：酒类。醪，浊酒。醴，甜酒。

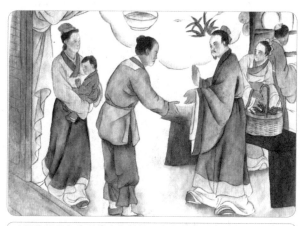

必须要用稻米作原料才能制作汤液和醪醴。

【译文】

　　黄帝问道：怎样用五谷来制作汤液及醪醴呢？

　　岐伯回答说：必须要用稻米作原料，以稻秆作燃料。因为稻米之气完备，稻秆又很坚实。

　　黄帝问：为什么这么说？

　　岐伯说：稻谷秉承天地的和气，生长在高下适宜的地方，所以得气最完备，收割在秋季，是在最适当的季节收割的，所以稻秆最坚实。

【原文】

　　帝曰：上古圣人作汤液醪醴，为而不用①，何也？

　　岐伯曰：自古圣人之作汤液醪醴者，以为备耳，夫上古作汤液，故为而弗服也。中古之世，道德稍衰②，邪气时至，服之万全。

　　帝曰：今之世不必已，何也？

　　岐伯曰：当今之世，必齐③毒药攻其中，镵石④针艾治其外也。

　　帝曰：形弊血尽而功不立者何？

　　岐伯曰：神不使也。

汤液和醪醴

名称	解释	影响
汤液	以五谷作为原料熬煮而成的清液，可以用来滋养五脏	后世方剂学家在其影响之下，发明了汤剂、酒剂；现代方药中的粳米、秫米、薏米、赤小豆等，也是直接从汤液和醪醴中发展而来的
醪醴	将五谷熬煮之后，发酵酿造而成，可以用来治疗五脏之病	

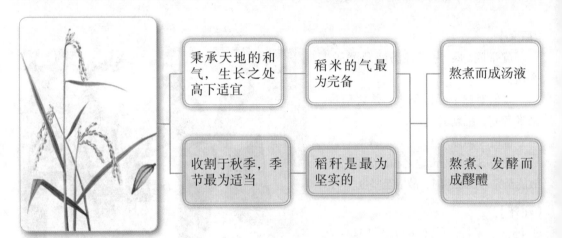

- 秉承天地的和气，生长之处高下适宜
- 稻米的气最为完备
- 熬煮而成汤液
- 收割于秋季，季节最为适当
- 稻秆是最为坚实的
- 熬煮、发酵而成醪醴

帝曰：何谓神不使？

岐伯曰：针石，道⑤也。精神不进，志意不治，故病不可愈。今精坏神去，荣卫不可复收。何者？嗜欲无穷，而忧患不止，精气弛坏，荣泣卫除⑥，故神去之而病不愈也。

【注释】

①为而不用：制备后而不用以煎药。②道德稍衰：讲究养生之道，追求合乎人道的生活方式的人逐渐减少。③必齐（zī）：必须用。齐，通"资"，用。④镵（chán）石：即石针。⑤道：通"导"，引导气血。⑥荣泣（sè）卫除：荣血枯涩，卫气消失。泣，通"涩"。

【译文】

黄帝问：上古时代有医术高明的医

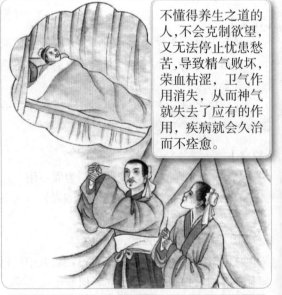

不懂得养生之道的人，不会克制欲望，又无法停止忧患愁苦，导致精气败坏，荣血枯涩，卫气作用消失，从而神气就失去了应有的作用，疾病就会久治而不痊愈。

现在的人和中古时代不同，一有疾病，必须用药物内服，用砭石、针灸外治，病才能痊愈。

生，制成了汤液和醪醴，虽然制作好了，却只是用来供给祭祀和宴请宾客，而不用它煎药，这是什么道理？

岐伯说：自古医术高明的医生，做好汤液和醪醴是以备万一的，因为上古太和之世，人们身心康泰，很少患病，所以虽然制成了汤液，却是放在那里不用的。到了中古时代，养生之道稍稍衰落，人们的身心比较虚弱，因此外界邪气时常能够乘虚伤人，但只要服些汤液醪醴，病也就会好的。

黄帝问：现在的人，虽然服用了汤液醪醴，病却不一定好，这是什么缘故呢？

岐伯说：现在的人和中古时代又不同了，一有疾病，必定要用药物内服，用砭石、针灸外治，病才能痊愈。

黄帝问：病情发展到了形体败坏、气血枯竭的地步，治疗就没有办法见效了，这其中有什么道理？

岐伯说：这是因为病人的神气已经不能发挥应有的作用的关系。

黄帝问：什么叫作神气不能发挥应有的作用？

岐伯说：用针石治病，不过是一种引导血气的方法而已，主要还在于病人自身的精神志意。如果病人的神气已经衰微，志意已经散乱，即使有好的方法，神气也不能发挥应有的作用，病还是不能好。况且，现在病人的情况，是已经到了精神败坏、神气消散、荣卫气血不能再恢复的地步了。为什么病情会发展到这样的地步呢？主要是由于不懂得养生之道，放纵欲望而没有克制，忧患愁苦又不能停止，以致精气败坏，荣血枯涩，卫气作用消失，所以神气也就失去了应有的作用。对治疗措施已经没有任何反应，疾病当然就不会痊愈了。

【原文】

帝曰：夫病之始生也，极微极精①，必先入结于皮肤。今良工皆称曰，病成②名曰逆，则针石不能治，良药不能及也。今良工皆得其法，守其数③，亲戚兄弟远近④，音声日闻于耳，五色日见于目，而病不愈者，亦何暇不早乎？

岐伯曰：病为本，工为标。标本不得，邪气不服，此之谓也。

帝曰：其有不从毫毛而生，五脏阳以竭也。津液充郭⑤，其魄独居，孤精于内，气耗于外⑥，形不可与衣相保，此四极⑦急而动中。是气拒于内，而形施于外。治之奈何？

岐伯曰：平治于权衡⑧。去宛陈莝⑨，微动四极，温衣，缪刺⑩其处，以复其形。开鬼门，洁净府⑪，精以时服。五阳已布，疏涤五脏，故精自生，形自盛，骨肉相保，巨气乃平。

帝曰：善。

【注释】

① 极微极精：十分轻微隐蔽。② 病成：病情严重，病证已成。③ 数：指技术要领。④ 远近：即亲疏。⑤ 津液充郭：津液充满于皮肤。郭，皮肤。⑥ "其魄"三句：精得阳则化气行水，今阳气衰竭，体内阴精过剩，水液停留，"其魄独居"，"孤精于内，气耗于外"。这是病理上的连锁关系。魄，指阴精。⑦ 四极：即四肢。⑧ 权衡：秤砣和秤杆，代指衡量轻重。⑨ 去宛陈莝（cuò）：去除郁积的废物。⑩ 缪（miù）刺：即病在左而刺右，病在右而刺左的针刺方法。⑪ 洁净府：通利小便。净府，膀胱。

【译文】

黄帝问：疾病初起时，病情是极其轻浅隐蔽的，病邪只是潜留在皮肤内。现在，医生一看，都说是疾病已经形成，而且病情的发展和预后很不好，用针石不能治愈，吃汤药也不能达到病灶了。现在的医生都懂得治疗的方法，精通针刺和用药的技术，与病人像亲人兄弟一样亲近，每天都能听到病人声音的变化，每天都能看到病人五色的改变，可是却治不好病，这是不是没有提前治疗的缘故呢？

岐伯说：这是因为疾病的性质和病人自身是"本"，医生的治疗方法和药物为"标"；病人与医生不能很好地配合，病邪就不能驱除。说的就是这种情况啊。

黄帝问：有的病不是从外表皮肤发生的，而是发于五脏的阳气衰竭。水气充满皮肤，阴气旺盛至极，阴气单独留在体内，则阳气在外部耗损严重，身体浮肿，不能穿上原来的衣服，四肢肿急而影响到内脏。这是阴气格拒于内，而水气弛张于外，对这种病应当怎样治疗呢？

岐伯说：要平复水气。要根据病情衡量轻重，驱除体内的瘀血和积水，并让病人的四肢做些轻微运动，使阳气逐渐宣行，穿衣服要注意保暖，以帮助恢复体内的阳气，驱散凝聚的阴气，然后用缪刺的方法，针刺水肿的地方，放出积水以恢复原来的形态。再用发汗和利小便的方法，打开汗孔，泻出膀胱里的水液，使阴精归于平复。通过五脏阳气的输布，疏通五脏的水液郁积，这样精气自然就会生成，形体也会强盛起来，骨骼与肌肉就能相辅相成，正气自然就恢复正常了。

黄帝说：讲得好。

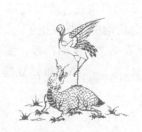

◎脉要精微论篇：望闻问切四诊法◎

【导读】

　　本篇专门阐述了各种诊断方法，特别强调了切脉和望色的重要性，并论述了脉诊的要领，这些内容丰富多彩而又精微神妙，所以名为"脉要精微论"。

　　本篇的主要内容有：一、指出针法要以平旦和持脉为常规原则；二、介绍望诊中察看睛明、五色以及脏腑、形体的方法；三、说明脉诊的方法和作用；四、说明脉象与四时的关系；五、介绍通过病人声音、大小便和梦境诊察疾病的方法；六、论述如何根据切脉部位来了解内脏的病变，并对各种脉象所主疾病进行举例说明。

【原文】

　　黄帝问曰：诊法何如？

　　岐伯对曰：诊法常以平旦，阳气未动，阴气未散，饮食未进，经脉未盛，络脉调匀，气血未乱，故乃可诊有过之脉①。

　　切脉动静而视精明②，察五色③，观五脏有余不足，六腑强弱，形之盛衰，以此参伍④，决死生之分。

　　夫脉者，血之府⑤也。长⑥则气治，短⑦则气病，数则烦心⑧，大则病进⑨。上盛⑩则气高，下盛则气胀，代⑪则气衰，细⑫则气少，涩⑬则心痛。浑浑革至如涌泉⑭，病进而色弊；绵绵其去如弦绝⑮，死。

　　夫精明五色者，气之华也。赤欲如白裹朱，不欲如赭⑯；白欲如鹅羽，不欲如盐；青欲如苍璧之泽⑰，不欲如蓝；黄欲如罗裹雄黄⑱，不欲如黄土；黑欲如重漆色⑲，不欲如地苍⑳。五色精微象见矣，其寿不久也㉑。夫精明者，所以视万物，别白黑，审短长。以长为短，以白为黑，如是则精衰矣。

【注释】

① 有过之脉：有病之脉。② 动静：脉象搏动的变化。精明：即目之精光。精，同"睛"。③ 五色：即面部红、黄、青、白、黑五种色泽。④ 参伍：综合比较，对比异同。⑤ 脉者，血之府：脉是血液汇聚的地方。⑥ 长：指长脉，脉体长而超过本位。⑦ 短：指短脉，脉体短而不及本位。⑧ 数（shuò）：指数脉，即一息五至以上的脉象。烦心：心里烦躁。⑨ 大：指大脉，脉象满指，坚实有力。病进：病势正在发展恶化。⑩ 上盛：上部脉，即寸脉搏动有力。盛，搏动有力。下文"下盛"，即

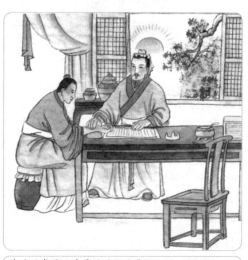
诊脉通常是以清晨的时间为最好。

脉象及其主病

长脉	正常	脉体充满寸、关、尺三部本位，长而和缓		气血流畅和平为气治	
	异常	超过本位，长而洪、大、实		邪气盛实而正气亦不衰，正邪搏击	
短脉		脉体不足寸、关、尺三部本位	气不足为气病	虚，气虚血少	
				实，气滞血瘀	
数脉		脉来急速，一息六至或以上	数而有力为实热	内心烦热	
			数而无力为虚热		
大脉	正常		脉体宽大而和缓	气血充盛	
	异常		大而有力则为邪热实证	病势正在向前发展	
			大而无力则为虚损，气不内守		
上盛		上部脉大而有力		气逆于上，胸满气喘	
下盛		下部脉大而有力		邪滞于下，腹部胀满	
代脉		脉来缓弱而出现有规律的间歇		脏气衰微，其病危重	
细脉		脉细如线，但应指清晰		正气衰少	
涩脉		脉来不流利，往来艰涩		血少气滞	
弦脉		来时若有若无，微细无力，或像弓弦猝然断绝		气血已绝，生机已断	

太过与不及

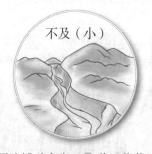
不及（小）

将经脉比作河流，不及（小）即如水位不足，太过（大）即如水位太高

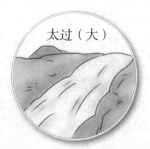
太过（大）

下部脉，尺脉搏动有力。⑪代：指代脉，来数中止，不能自还，是一种有规律的间歇脉。⑫细：指细脉，应指而细小微弱。⑬涩：指涩脉，往来滞涩，如轻刀刮竹。⑭"浑浑"句：王冰："浑浑，言脉气乱也。革至者，谓脉来弦而大，实而长也。如涌泉者，言脉汩汩，但出而不返也。"⑮"绵绵"句：王冰："绵绵，言微微似有，而不甚应手也。如弦绝者，言脉卒断，如弦之绝去也。"⑯赭（zhě）：赤而紫的颜色。⑰苍璧之泽：色泽青而明润。苍，青绿色。璧，玉石。⑱罗裹雄黄：黄中透红之色。罗，丝织物。雄黄，药名。⑲重漆色：色泽黑而有光泽。重，重复。漆之又漆，谓"重漆"。⑳地苍：土地苍黑，枯暗如尘。㉑"五色"两句：吴崑："真元精微之气，化作色相，毕现于外，更无藏蓄，是真气脱也，故寿不久。"

【译文】

黄帝问道：诊脉的方法是怎样的呢？

岐伯回答说：诊脉通常是以清晨的时间为最好，此时人还没有劳作，阳气未被扰动，阴气尚未耗散，饮食也未曾进入身体，经脉之气尚未充盛，络脉之气也平和均匀，气血未受到扰乱，因而容易诊察出有病的脉象。

在诊察脉搏动静变化的同时，还应观察双眼的神色，诊察五色的变化，以观察脏腑的强弱虚实及形体的盛衰，将这几个方面综合考察比较，以判断疾病的吉凶和死生。

脉是血液汇聚所在，而血的循行要依赖气的统率。长脉说明气血流畅和平为气治，短脉说明气不足为气病，数脉说明内心烦热，大脉说明邪气方

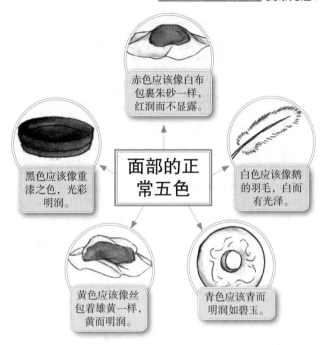

面部的正常五色

赤色应该像白布包裹朱砂一样，红润而不显露。

白色应该像鹅的羽毛，白而有光泽。

黑色应该像重漆之色，光彩明润。

青色应该青而明润如碧玉。

黄色应该像丝包着雄黄一样，黄而明润。

张而病势正在向前发展，上部脉盛说明气逆于上，下部脉盛说明邪滞于下，细脉说明正气衰少，涩脉说明血少气滞。脉来时大而急速如泉水上涌，说明病势正在进展，会有危险；脉来时若有若无，微细无力，或是像弓弦猝然断绝而去，说明气血已绝，生机已断，是死亡的征兆。

两目的精明和面部的五色，都是内脏的精气所表现出来的光华。赤色应该像白布包裹朱砂一样，红润而不显露，不应该像赭石那样，色赤带紫，没有光泽；白色应该像鹅的羽毛，白而有光泽，不应该像盐那样白而带灰暗色；青色应该青而明润如碧玉，不应该像青靛那样青而带沉暗色；黄色应该像丝包着雄黄一样，黄而明润，不应该像黄土那样，枯暗无华；黑色应该像重漆之色，光彩明润，不应该像地苍那样，枯暗如尘。假如五脏真色暴露于外，就是真气外脱了，人的寿命也就不长了。两眼精明是用来观察万物，分别黑白，审察长短的，如果长短不明，黑白不清，就是精气衰竭了。

【原文】

五脏者，中之守①也。中盛藏满，声如从室中言，是中气之湿也。言而微，终日乃复言者，此夺气也。衣被不敛，言语善恶，不避②亲疏者，此神明之乱也。仓廪③不藏者，是门户不要④也。水泉⑤不止者，是膀胱不藏也。得守者生，失守者死。

夫五府者，身之强也。头者，精明之府⑥，头倾视深⑦，精神将夺矣。背者，胸中之府，背曲肩随，府将坏矣。腰者，肾之府，转摇不能，肾将惫矣。膝者，筋之府，屈伸不能，行则偻附⑧，筋将惫矣。骨者，髓之府，不能久立，行则振掉⑨，骨将惫矣。得强则生，失强则死。

【注释】

①五脏者，中之守：五脏的功能是藏精气而守于内。中，内。守，藏。②不避：不分。③仓廪：指脾胃。有皮的谷藏曰"仓"，无皮的米藏曰"廪"。仓廪指储藏米谷的仓库。中医认为脾胃有受

五府是身体强健的基础

五府	主部位	致病结果	症状
头	精神活动的部位	精神将要衰败	头部低垂，目陷无光
背	胸中脏气聚会的部位	胸中脏气将要败坏	背弯曲而肩下垂
腰	肾气聚集的部位	肾气将要衰惫	不能转动
膝	筋汇聚的地方	筋的功能将要衰惫	膝部不能屈伸，走路时屈身附体
骨	精髓藏留的地方	髓虚，骨的功能将要衰惫	不能久立，走路震颤摇摆

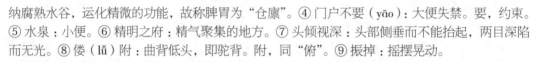

纳腐熟水谷，运化精微的功能，故称脾胃为"仓廪"。④门户不要（yāo）：大便失禁。要，约束。
⑤水泉：小便。⑥精明之府：精气聚集的地方。⑦头倾视深：头部侧垂而不能抬起，两目深陷
而无光。⑧偻（lǔ）附：曲背低头，即驼背。附，同"俯"。⑨振掉：摇摆晃动。

【译文】

　　五脏的作用是藏精气而守于内。如果邪气充盛于腹中，脏气壅满，讲话的声音重浊不清，
像在室中说话一样，就是中焦湿盛的缘故；声气低微，语言不能连续，是正气虚脱的缘故；
不知收拾整理衣服被子，不分亲疏远近，时而亲昵和蔼，时而恶言恶语，是神明错乱的缘故；
脾胃不能藏纳水谷精气而大便失禁，是中气失守、肛门不能约束的缘故；小便失禁，是膀胱
不能闭藏的缘故。如果五脏功能能够内守，人就能生存；如果五脏精气不能固藏，人就会死亡。

　　五府是身体强健的基础。头是精神活动的部位，如果头部低垂，目陷无光，精神就将要
衰败。背是胸中脏气聚会的部位，如果背弯曲而肩下垂，胸中脏气就将要败坏。腰是肾气聚
集的部位，如果不能转动，肾气就将要衰惫。膝是筋汇聚的地方，如果膝部不能屈伸，走路
时屈身附体，筋的功能就将要衰惫。骨是精髓藏留的地方，如果不能久立，走路震颤摇摆，
就是髓虚，骨的功能就将要衰惫。总之，如果五府能够恢复强健，人就可以痊愈；如果五府
不能恢复强健，人就会死亡。

【原文】

　　岐伯曰：反四时者，有余为精，不足为消。应太过，不足为精；应不足，有余为消。阴
阳不相应，病名曰关格。

　　帝曰：脉其四时动奈何？知病之所在奈何？知病之所变奈何？知病乍[①]在内奈何？知病
乍在外奈何？请问此五者，可得闻乎？

　　岐伯曰：请言其与天运转也。万物之外，六合之内。天地之变，阴阳之应，彼春之暖，
为夏之暑；彼秋之忿[②]，为冬之怒[③]；四变之动[④]，脉与之上下[⑤]。以春应中规[⑥]，夏应中
矩[⑦]，秋应中衡[⑧]，冬应中权[⑨]。是故冬至四十五日，阳气微上，阴气微下；夏至四十五日，

阴气微上，阳气微下。

　　阴阳有时，与脉为期。期而相失，知脉所分；分之有期，故知死时。微妙在脉，不可不察；察之有纪，从阴阳始。始之有经，从五行生；生之有度，四时为宜。补泻勿失，与天地如一。得一之情，以知死生。是故声合五音[⑩]，色合五行[⑪]，脉合阴阳。

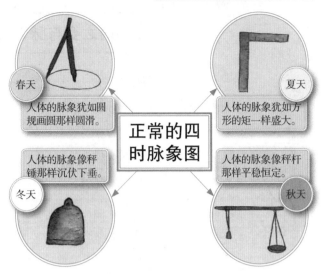

正常的四时脉象图

春天 人体的脉象犹如圆规画圆那样圆滑。

夏天 人体的脉象犹如方形的矩一样盛大。

冬天 人体的脉象像秤锤那样沉伏下垂。

秋天 人体的脉象像秤杆那样平稳恒定。

【注释】

①乍：突然，猛然。②怂：比喻秋气萧索劲急。③怒：比喻严冬的寒烈气势。④四变之动：春夏秋冬四时的往来变迁。⑤上下：往来。即脉象浮沉盛衰的变化。⑥春应中规：春脉应符合圆规的形象，圆滑流畅。中，符合。规，画圆的工具。⑦夏应中矩：夏脉应符合方矩的形象，盛大方正。矩，画方形的工具。⑧秋应中衡：秋脉应符合秤杆的形象，平稳恒定。衡，秤杆。⑨冬应中权：冬脉应符合秤砣的形象，沉伏下垂。权，秤砣。⑩声合五音：人的声音和五音相应合。⑪色合五行：人的气色与五色相应合，即青合木、黄合土、赤合火、白合金、黑合水。

【译文】

　　岐伯说：人的脉气如果与四时之气相反，邪气胜过精气就会表现为有余，血气先已消耗就会表现为不足。按照时令来讲，脏气当旺，脉气应有余，却反见不足的，是邪气胜过了精气；脉气应不足，却反见有余的，是正不胜邪，血气消耗而邪气猖獗。这种阴阳气血不相从，邪正不相应的情况，发生的疾病名叫关格。

　　黄帝问：脉象是怎样顺应四时的变化而变动的呢？怎样从脉诊上知道病变的所在呢？怎样从脉诊上知道疾病的变化呢？怎样从脉诊上知道病忽然发生在内部呢？怎样从脉诊上知道病忽然发生在外部呢？您能详细为我讲解一下这五个问题吗？

　　岐伯说：让我讲一讲人体的阴阳升降与天地的运转循环相适应的情况吧。万物之外，六合之内，天地间的变化，阴阳的相应，如春天的气候温暖，发展为夏天的气候暑热，秋天的劲急之气，发展为冬天的寒杀之气。与这种四时气候的变化类似，人体的脉象也不断变化而升降浮沉。春天人体的脉象犹如圆规画圆那样圆滑，夏天人体的脉象犹如方形的矩一样盛大，秋天的脉象像秤杆那样平稳恒定，冬天的脉象像秤锤那样沉伏下垂。四时阴阳的情况也是这样，冬至到立春的四十五天，阳气微升，阴气微降；夏至到立秋的四十五天，阴气微升，阳气微降。

　　四时阴阳的升降是有一定的时间和规律的，人体脉象的变化也与之相应。如果脉象变化与四时阴阳不相应，就是病态，根据脉象的异常变化就可以知道病发生在哪个脏器，再根据脏气的盛衰和四时衰旺的时期，就可以判断出疾病和死亡的时间。四时阴阳变化之微妙，都在脉上有所反映，因此不可不细心地体察；诊察脉象的纲领，是从辨别阴阳开始。阴阳也有开端，它是借着五行产生的；而它的产生又有一定的法则，就是以四时变化为规律。诊断疾

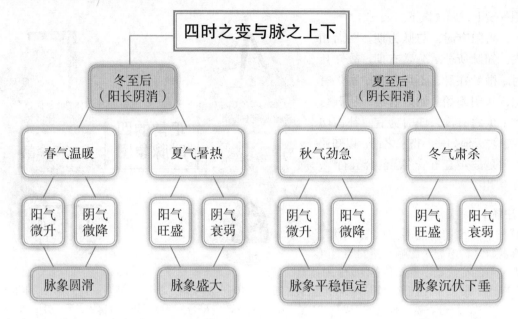

病时要以四时阴阳为准则，遵循四时阴阳的变化规律而没有偏离，人体就能保持相对平衡，并与天地阴阳相统一。如果真正掌握了这种看问题的诀窍，就可以判断疾病的预后和死生。所以，人的声音是和五音相应合的，人的气色是和五行相应合的，人的脉象则是和天地四时的阴阳变化相应合的。

【原文】

是知阴盛则梦涉大水恐惧，阳盛则梦大火燔灼，阴阳俱盛则梦相杀毁伤。上盛则梦飞，下盛则梦堕，甚饱则梦予，甚饥则梦取。肝气盛则梦怒，肺气盛则梦哭。短虫多则梦聚众，长虫多则梦相击毁伤[1]。

是故持脉有道，虚静为保。春日浮，如鱼之游在波[2]；夏日在肤，泛泛乎万物有余；秋日下肤[3]，蛰虫将去；冬日在骨，蛰虫[4]周密，君子居室。故曰：知内者按而纪之，知外者终而始之。此六者[5]，持脉之大法。

心脉搏坚而长，当病舌卷不能言；其耎而散者，当消环自已[6]。肺脉搏坚而长，当病唾血；其耎而散者，当病灌汗[7]，至今不复散发也[8]。肝脉搏坚而长，色不青，当病坠若搏，因血在胁下，令人喘逆；其耎而散，色泽[9]者，当病溢饮[10]，溢饮者，渴暴多饮，而易[11]入肌皮肠胃之外也。胃脉搏坚而长，其色赤，当病折髀[12]；其耎而散者，当病食痹[13]。脾脉搏坚而长，其色黄，当病少气；其耎而散，色不泽者，当病足胻肿[14]，若水状也。肾脉搏坚而长，其色黄而赤者，当病折腰；其耎而散者，当病少血，至今不复也。

【注释】

① 按：本节内容与本篇的主旨不符，其相似内容见于《灵枢·淫邪发梦》，应当是误收于本篇。
② 如鱼之游在波：形容春脉浮而未显。③ 下肤：脉搏由浮而微沉。④ 蛰虫：藏伏于土中过冬的虫。⑤ 六者：指春、夏、秋、冬、内、外。⑥ "心脉搏坚"四句：搏坚而长，脉象搏动坚硬而过于本位。耎而散，虚软而细散。徐春甫："搏、坚，皆为太过。耎而散，皆为不及。五脏各因太过不及而病也。"消环自已，脉象搏动坚硬而过于本位，虚软而细散。张介宾："消，尽也。环，

周也。谓期尽一周，即病自已矣。"⑦ 灌汗：形容自汗或盗汗。《脉经》作"漏汗"，更为合理。肺脉奘而散为肺虚，肺合皮毛，肺虚则皮毛不固，故自汗或盗汗。⑧ 至今不复散发也：张介宾："汗多亡阳，故不可更为发散也。"⑨ 色泽：面色光泽。张志聪："《金匮要略》云：'夫水病人，面目鲜泽。'盖水溢于皮肤，故其色润泽也。"⑩ 溢饮：病名。水气外溢而充满皮肤四肢。⑪ 易：《甲乙经》作"溢"，更为合理。⑫ 折髀（bì）：股部疼痛如折。髀，股部。⑬ 食痹：病名。张介宾："食痹者，食入不化，入则闷痛呕汁，必吐出乃止。"⑭ 足胻（héng）肿：胫骨连及足部浮肿。胻，胫骨，即小腿骨。

【译文】

因此，阴气盛会梦见渡大水而恐惧，阳气盛会梦见大火烧灼，阴阳俱盛则会梦见相互残杀。上部盛会梦见飞腾，下部盛会梦见下坠，吃得过饱的时候，就会梦见赠送东西给别人，饥饿时就会梦见去获取东西。肝气盛，做梦就会好发怒气；肺气盛，做梦就会悲哀啼哭。如果腹内短虫多，就会梦见众人集聚；腹内长虫多，则会梦见打架受伤。

因此，诊脉要有一定的方法和要诀，必须虚心静气，才能保证诊断的正确。脉象随着季节的不同而不同。春天的脉应该上浮在外，好像鱼浮游于水波之中；夏天的脉在皮肤中，洪大而盛，充满指下，就像夏天万物生长的茂盛状态；秋天的脉在皮肤之下，就像蛰虫将要伏藏；冬天的脉沉伏在骨，就像冬眠之虫闭藏不出，人们也都深居简出一样。所以说：要知道内脏的情况，可以从脉象上区别出来；要知道外部经气的情况，可从经脉循行的经络上诊察来推究致病的根源。以上这春、夏、秋、冬、内、外六个方面，就是诊脉的法则。

心脉搏击有力而长，说明心经邪盛，火盛气浮，会出现舌头卷曲而不能言语的症状；如果脉象软而散乱，则是刚脉渐转柔和，等营卫之气循环一周后，疾病就会痊愈。肺脉搏动有力而长，说明火邪犯肺，会出现痰中带血；如果脉象软而散乱，属于肺脉不足，会出现汗出不止的病证，在这种情况下，不能再用发散的方法治疗。肝脉搏动有力而长，面色就会发青，如果不发青，说明病不是从内部产生的，而是跌坠或搏击受伤，因瘀血积于胁下，妨碍了肺气的升降，使人喘逆；如果脉象软而散乱，面目颜色有光泽，就是溢饮病，这是因为口渴暴饮，水不化气，以致水气容易流入肌肉皮肤之间、肠胃之外而引起的。胃脉搏动有力而长，面色发赤，会出现大腿疼痛，像折断了一样；如果脉象软而散乱，则说明胃气不足，这是食痹病。脾脉搏击有力而长，面色发黄，是脾气不运，症状是少气无力；如果脉象软而散乱，面色没有光泽，就是脾虚，不能运化水湿，会出现足胫浮肿，好像水肿病的样子。肾脉搏击坚定有

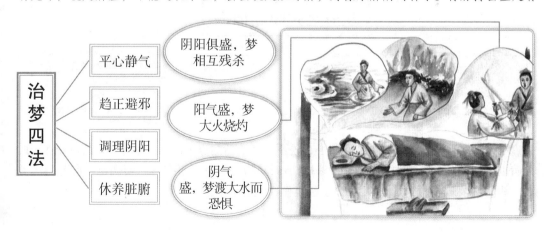

治梦四法

- 平心静气
- 趋正避邪
- 调理阴阳
- 休养脏腑

阴阳俱盛，梦相互残杀

阳气盛，梦大火烧灼

阴气盛，梦渡大水而恐惧

力而长，面部黄里透红，说明心脾之邪盛而侵犯肾，使肾受损，病症是腰疼严重，好像折断了一样；如果脉象软而散乱，则表明精血虚少，身体不能恢复健康。

【原文】

　　帝曰：诊得心脉而急，此为何病？病形何如？

　　岐伯曰：病名心疝①，少腹当有形也。

　　帝曰：何以言之？

　　岐伯曰：心为牡脏②，小肠为之使③，故曰少腹当有形也。

　　帝曰：诊得胃脉，病形何如？

　　岐伯曰：胃脉实则胀，虚则泄④。

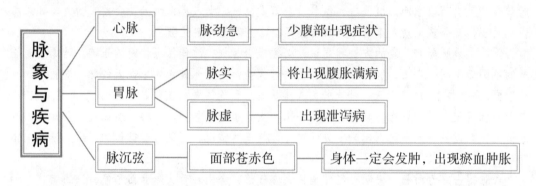

　　帝曰：病成而变⑤，何谓？

　　岐伯曰：风成为寒热⑥，瘅成为消中⑦，厥成为巅疾⑧，久风为飧泄⑨，脉风成为疠⑩。病之变化，不可胜数。

　　帝曰：诸痈肿筋挛骨痛，此皆安生？

　　岐伯曰：此寒气之钟⑪，八风之变也。

　　帝曰：治之奈何？

　　岐伯曰：此四时之病，以其胜治之，愈也⑫。

　　帝曰：有故病，五脏发动，因伤脉色，各何以知其久暴之病乎？

从脉色判断新旧病

脉虽小而面色正常 — 新病 — 旧病 — 脉正常而面色不正常

脉象与面色都正常 — 新病　　旧病 — 脉象与气色都不正常

　　岐伯曰：悉乎哉问也！征⑬其脉小，色不夺者，新病也；征其脉不夺⑭，其色夺者，此久病也；征其脉与五色俱夺者，此久病也；征其脉与五色俱不夺者，新病也。肝与肾脉并至，其色苍赤，当病毁伤⑮，不见血，已见血，湿若中水也。

【注释】

① 心疝：病名。寒邪侵犯心经所致的急性痛证。症见下腹有形块突起，气上冲胸，心暴痛。
② 心为牡脏：心脏为阳脏。张介宾："牡，阳也。心属火，而居于膈上，故曰牡脏。" ③ 小肠为之使：心与小肠相表里，所以称小肠为"心之使"。④ "胃脉实"两句：高世栻："胃脉有余而实，则胀。胀，腹胀，脾实之病也。胃脉不足而虚，则泄。泄，溏泄，脾虚之病也。举胃与脾，则凡腑与脏合之脉，可类推，其因腑病脏矣。"⑤ 病成而变：疾病的成因及其变化。⑥ 风成为寒热：风邪造成的病是恶寒发热。王冰："《生气通天论》曰：'因于露风，乃生寒热。'故风成为寒热也。"⑦ 瘅（dān）成为消中：热邪造成的疾病是多食而易饥的消中。吴崑："瘅，热邪也。积热之久，善食而饥，名曰消中。"⑧ 厥成为巅疾：厥逆之气上行造成的疾病是癫痫。吴崑："巅、癫同，古通用。气逆上而不已，则上实而下虚，故令忽然癫仆，今世所谓五癫也。"⑨ 久风为飧泄：张志聪："风乃木邪，久则内干脾土，而成飧泄矣。故曰：'春伤于风，邪气留连，乃为洞泄。'"飧泄，病名，指泄泻完谷不化。⑩ 疠（lài）：即麻风病。⑪ 钟：聚集。⑫ "以其胜"两句：即五行气味相胜。张志聪："以胜治之者，以五行气味之胜治之而愈也。如寒淫于内，治以甘热，如东方生风，风生木，木生酸，辛胜酸之类。"⑬ 征：验征，查看。⑭ 夺：失去常态。⑮ 当病毁伤：为暴病损毁所伤。

【译文】

黄帝问：诊脉时，如果心脉劲急，是什么病？病的症状是怎样的呢？

岐伯说：这种病名叫心疝，少腹部位一定有症状出现。

黄帝问：这是什么道理呢？

岐伯说：心为阳脏，心与小肠相表里，脏病下移传到腑，小肠受其影响而引起疝痛，所以少腹部会出现症状。

黄帝问：诊察到胃脉有病，会出现什么病变呢？

岐伯说：胃脉实表明邪气有余，将出现腹胀满病；胃脉虚表明胃气不足，将出现泄泻病。

黄帝问：疾病的形成及其发展变化又是怎样的呢？

岐伯说：感受风邪，可变为寒热病；热邪滞留过久，就成为消中病；气逆上而不止，会成为癫痫病；风气通于肝，风邪经久不愈，木邪侮土，会出现飧泄病；风邪侵入血脉，长久停留则成为疠风病。疾病的发展变化多端，不可胜数。

黄帝问：各种痈肿、筋挛、骨痛的病变，是怎样产生的呢？

岐伯说：这都是因为寒气聚集和八风邪气侵犯人体而发生的变化。

黄帝问：怎样进行治疗呢？

岐伯说：这是四时偏胜的邪气所引起的病变，根据五行相胜的规律去治疗就会痊愈。

黄帝问：有旧病从五脏发动，因而影响到脉色而发生变化，怎样区别它是旧病还是新病呢？

岐伯说：你问得很详细啊！只要验看脉色，就可以区别开来。脉虽小而面色正常的，是新病；脉正常而面色不正常的，是旧病；脉象与气色都不在正常状态的，也是旧病；脉象与面色都正常的，是新病。脉见沉弦，是肝脉与肾脉并至，如果面部是苍赤色的，就是有毁伤瘀血导致的。外部不见血或见血，身体一定会发肿，就如同被湿邪侵犯或被水气中伤的现象，是瘀血肿胀。

【原文】

　　尺内①两傍，则季胁②也。尺外以候肾，尺里以候腹。中附上③，左外以候肝，内以候膈；右外以候胃，内以候脾。上附上④，右外以候肺，内以候胸中；左外以候心，内以候膻中。前以候前，后以候后⑤。上竟上者⑥，胸喉中事也，下竟下者⑦，少腹、腰、股、膝、胫、足中事也。

　　粗大⑧者，阴不足阳有余，为热中⑨也。来疾去徐⑩，上实下虚，为厥巅疾。来徐去疾，上虚下实，为恶风⑪也。故中恶风者，阳气受也。有脉俱沉细数者，少阴厥也。沉细数散者，寒热也。浮而散者，为眴仆⑫。

　　诸浮不躁者，皆在阳，则为热，其有躁者在手⑬。诸细而沉者，皆在阴，则为骨痛，其有静者在足。数动一代者，病在阳之脉也，泄及便脓血。诸过者切⑭之，涩者，阳气有余也；滑者，阴气有余也。阳气有余，为身热无汗；阴气有余，为多汗身寒；阴阳有余，则无汗而寒。推而外之⑮，内而不外，有心腹积也。推而内之，外而不内，身有热也。推而上之，上而不下，腰足清也；推而下之，下而不上，头项痛也。按之至骨，脉气少者，腰脊痛而身有痹也。

【注释】

①尺内：指尺脉。②季胁：胸肋的下部。③中附上：指关部脉。④上附上：指寸脉。⑤前以候前，后以候后：切按寸、关、尺三部脉时，手指向掌侧移少许按之，称为"前"，以测候人体的前半边，以手指向臂侧移少许按之，称为"后"，以测候人体的后半边。⑥上竟上者：手指从寸部脉向上（掌侧）移动。竟，到头。⑦下竟下者：手指从尺部脉向下（臂侧）移动。⑧粗大：洪大。⑨热中：内热。张介宾："阳实阴虚，故为内热。"⑩来疾去徐：脉来时急而去时缓。来，脉来搏击应指。去，脉去如波浪落下。⑪恶风：疠风病，即今之麻风病，以其病状险恶，古人以为是感受邪恶之风而致。⑫眴（xuàn）：眩晕。仆：跌倒。⑬其有躁者在手：与下文的"其有静者在足"相应。张介宾："脉浮为阳，而躁则阳中之阳，若浮而兼躁，乃为阳极，故当在手，谓手三阳经也；若沉细而静，乃为阴极，故当在足，谓足三阴经也。"⑭过：有过之脉。切：切脉。⑮推而外之：推脉向外。王冰："脉附臂筋，取之不审，推筋令远，使脉外行。"

【译文】

　　尺脉两旁的内侧可以诊候季胁部。外侧诊候肾脏，中间诊候腹部。关部脉的左手外侧诊候肝脏，内侧诊候膈部，右手的外侧诊候胃腑，内侧诊候脾脏。寸部脉右手外侧诊候肺脏，内侧诊候胸中，左臂外侧诊候心脏，内侧诊候膻中。前可以诊候病人的胸腹部，后可以诊候病人的肩背之后。以按寸部脉的手指向上移动，可以诊候胸部与喉中的疾病；以按尺部脉的

诊察有病脉象

脉象发涩 → 阳气有余 → 身热而无冷汗

无汗而发冷

脉象滑利 → 阴气有余 → 多汗而身冷

手指向下移动，可以诊候少腹、腰、股、膝、胫、足等处的疾病。

脉象洪大，是由于阴精不足而阳有余，是热中之病。脉象来时迅疾而去时徐缓，是由于上部实而下部虚，会出现厥逆、癫仆一类的疾病。脉象来时徐缓而去时急疾，是由于上部虚而下部实，容易产生疬风一类的疾病。患这种病的原因，是阳气虚而失去了捍卫的功能，从而感受邪气而发病。两手脉都沉细而数的，是少

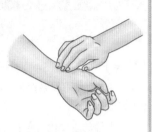

尺肤疹法

对于我国古代特有的诊病方法尺肤诊，《内经》作了较多论述。尺肤诊法诊察病理变化，主要是通过触按、观察尺部即手前臂由腕至肘的肌肤的张力与弹性强度，以及润泽与寒热情况，根据其所显示的缓急、滑涩、冷热、浮沉等方面的表现，对疾病的阴阳、虚实、寒热、表里等病理变化做出推测。

尺肤切诊示意图

阴经经气逆乱的疾病。如果脉象沉细数而散乱，就是阴血亏损，容易出现阴虚阳亢的虚劳寒热病。脉浮而散乱，容易产生眩晕仆倒的疾病。

如果脉象浮而不躁急，表示病邪在阳分，容易出现发热的症状，疾病在足三阳经；如果脉象浮而躁急，则病在手三阳经。如果脉象细而沉，表示病在阴分，症状为骨节疼痛，疾病在手三阴经；如果脉象细沉而静，表示病在足三阴经。如果脉搏跳动几次就出现一次停歇，说明病在阳分，这是阳热郁滞的脉象，会出现泄利或大便带脓血的疾病。诊察到各种有病的脉象而切按时，如果脉象发涩，说明阳气有余；脉象滑利，说明阴气有余。阳气有余就会身热而无汗；阴寒有余就会多汗而身冷；阴气阳气都有余，就会无汗而发冷。如果按脉时轻按不见脉动，重按才见脉象沉而不浮，说明病在内而不在外，是心腹有积聚病。如果按脉时重按不见脉动，轻按才见脉象浮而不沉，说明病在外而不在内，是身体发热之证。如果诊脉时，只有上部有搏动，下部则脉象虚弱，就是上实下虚，会出现腰足清冷的疾病。如果诊脉时，只有下部有搏动，上部则脉象虚弱，就是上虚下实，就会出现头项疼痛的疾病。如果重按到骨头才感觉到虚弱的脉动，表明阳气不足，会出现腰脊疼痛及身体的痹证。

◎玉机真藏论篇：四季脉象与五脏疾病◎

【导读】

玉机，指可以窥探天道的神机，引申为重要之意。真脏，指脉来无胃气的真脏脉，真脏脉出现，为死证。

本篇的主要内容包括：一、论述五脏脉与四时的关系；二、说明疾病的传变顺序，但情志之病或猝发之病除外；三、指出病邪侵入是由浅入深的，要及时治疗，否则会预后不良；四、讲述真脏脉出现预决死期的表现和道理；五、说明要结合气候和环境诊察疾病，并及时治疗；六、介绍五实和五虚的症状和预后。

【原文】

黄帝问曰：春脉如弦，何如而弦？

岐伯对曰：春脉者肝也，东方木也，万物之所以始生也。故其气①来，软弱轻虚而滑，端直以长，故曰弦。反此者病。

帝曰：何如而反？

岐伯曰：其气来实而强，此谓太过②，病在外；其气来不实而微③，此谓不及④，病在中。

帝曰：春脉太过与不及，其病皆何如？

岐伯曰：太过则令人善忘，忽忽眩冒而巅疾⑤；其不及，则令人胸痛引背，下则两胁胠⑥满。

帝曰：善。

【注释】

①气：指脉气。②太过：指脏气过于盛满。③不实：脉不充盈。微：脉来微弱。④不及：脏气不足。⑤巅疾：巅顶的病，如头痛。⑥胠（qū）：腋下胁上空软处。

【译文】

黄帝问道：春季的脉象如弦，怎样才算是弦？

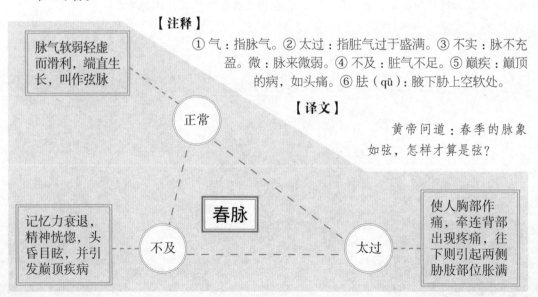

脉气软弱轻虚而滑利，端直生长，叫作弦脉

正常

记忆力衰退，精神恍惚，头昏目眩，并引发巅顶疾病

不及

春脉

太过

使人胸部作痛，牵连背部出现疼痛，往下则引起两侧胁胠部位胀满

岐伯回答说：春脉通于肝脏，属东方之木，在这个季节里，万物开始生长，因此脉气来时，软弱轻虚而滑利，端直而长，所以叫作弦。如果脉象与此相反，就是病脉。

黄帝问：怎样算是相反呢？

岐伯说：脉气来时，应指坚实有力，叫作太过，表明疾病在外部；脉气来时微弱不实，叫作不及，表明疾病在内部。

黄帝问：春脉太过与不及，会发生怎样的病变？

岐伯说：太过会使人记忆力衰退，精神恍惚，头昏目眩，并引发巅顶疾病；不及会使人胸部作痛，牵连背部出现疼痛，往下则引起两侧胁肋部位胀满。

黄帝说：讲得好！

【原文】

帝曰：夏脉如钩，何如而钩？

岐伯曰：夏脉者心也，南方火也，万物之所以盛长也。故其气来盛去衰，故曰钩。反此者病。

帝曰：何如而反？

岐伯曰：其气来盛去亦盛，此谓太过，病在外；其气来不盛去反盛，此谓不及，病在中。

帝曰：夏脉太过与不及，其病皆何如？

岐伯曰：太过则令人身热而骨痛，为浸淫①；其不及则令人烦心，上见咳唾，下为气泄②。

帝曰：善。

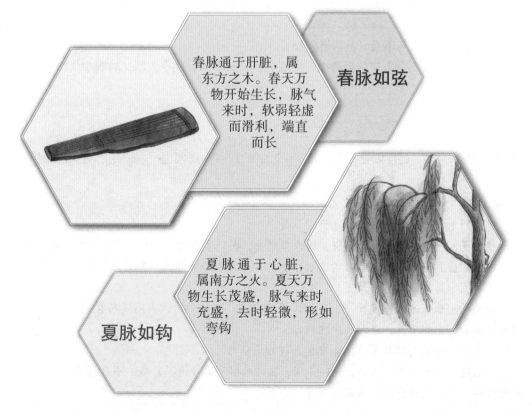

春脉通于肝脏，属东方之木。春天万物开始生长，脉气来时，软弱轻虚而滑利，端直而长

春脉如弦

夏脉通于心脏，属南方之火。夏天万物生长茂盛，脉气来时充盛，去时轻微，形如弯钩

夏脉如钩

【注释】

① 浸淫：浸淫疮，一种疮名。② 气泄：失气，俗称"放屁"。

【译文】

黄帝问：夏季的脉象如钩，怎样才算是钩？

岐伯说：夏季脉象通于心脏，属南方之火，在这个季节里，万物生长茂盛。因此，脉气来时充盛，去时轻微，犹如钩的形状，所以叫作钩脉。如果脉象与此相反，就是病脉。

黄帝问：怎样才算是相反呢？

岐伯说：脉气来时充盛去时也充盛，叫作太过，表明疾病在外部；脉气来时不盛，去时却充盛有余，叫作不及，表明疾病在内部。

黄帝问：夏脉太过与不及，会发生怎样的病变？

岐伯说：太过会使人身体发热，皮肤疼痛，热邪侵淫而成疮；不及会使人心虚烦躁，在上出现咳唾涎沫，在下出现失气。

黄帝说：讲得好！

【原文】

帝曰：秋脉如浮，何如而浮？

岐伯曰：秋脉者肺也，西方金也，万物之所以收成也。故其气来，轻虚以浮，来急去散，故曰浮。反此者病。

帝曰：何如而反？

岐伯曰：其气来，毛而中央坚 ①，两傍虚，此谓太过，病在外；其气来，毛而微，此谓不及，病在中。

帝曰：秋脉太过与不及，其病皆何如？

岐伯曰：太过则令人逆气而背痛，愠愠 ② 然；其不及，则令人喘，呼吸少气而咳，上气见血，下闻病音 ③。

帝曰：善。

【注释】

① 毛：指脉气来时，轻浮如毛。中央坚：中央的部位坚实。② 愠愠（yùn）：郁闷不舒畅的样子。③ 病音：喘息声。

【译文】

黄帝问：秋天的脉象如浮，怎样才算是浮？

岐伯说：秋季的脉象通于肺脏，属西方之金，在这个季节里，有万物收成的气象。因此，脉气来时轻虚且浮，来急去散，所以叫作浮。如果脉象与此相反，就是病脉。

黄帝问：怎样才算是相反呢？

岐伯说：脉气来时浮软而中间坚实，两旁空虚，叫作太过，表明疾病在外部；脉气来时浮软而微弱，叫作不及，表明疾病在内部。

黄帝问：秋脉太过与不及，会发生怎样的病变？

岐伯说：太过会使人气逆，背部作痛，愠愠然郁闷而心情不舒畅；不及会使人呼吸气短，咳嗽气喘，气上逆而出血，胸部有喘息的声音。

黄帝说：讲得好！

【原文】

帝曰：冬脉如营①，何如而营？

岐伯曰：冬脉者肾也。北方水也，万物之所以合藏也。故其气来沉以濡，故曰营。反此者病。

帝曰：何如而反？

岐伯曰：其气来如弹石②者，此谓太过，病在外；其去如数③者，此谓不及，病在中。

帝曰：冬脉太过与不及，其病皆何如？

岐伯曰：太过则令人解㑊，脊脉痛，而少气，不欲言；其不及则令人心悬如病饥，䏚④中清，脊中痛，少腹满，小便变。

帝曰：善。

【注释】

①冬脉如营：指冬季脉气营居于内，即沉脉、石脉。吴崑："营，营垒之营，兵之守者也。冬至闭藏，脉沉石，如营兵之守也。"②弹石：脉来如弹石击手。③如数：脉虚软。④䏚（miǎo）：指季胁下挟脊两旁的空软处。

【译文】

黄帝问：冬季的脉象如营，怎样才算是营？

岐伯说：冬季的脉象通于肾脏，属北方之水，在这个季节里，有万物闭藏的气象。因此，脉气来时沉而有力，所以叫作营。如果脉象与此相反，就是病脉。

黄帝问：怎样才算是相反呢？

岐伯说：脉气来时如弹击石头一样坚硬，叫作太过，表明疾病在外部；如果脉去时虚浮软弱，就叫作不及，表明疾病在内部。

黄帝问：冬脉太过与不及，会发生怎样的病变？

岐伯说：太过会使人精神不振，身体懈怠，脊骨疼痛，气短，懒于说话；不及会使人心中如同饥饿时一样感到空悬，季胁下空软部位清冷，脊骨作痛，小腹胀满，小便颜色出现异常。

黄帝说：讲得好！

【原文】

帝曰：四时之序，逆从之变异也，然脾脉独何主？

岐伯曰：脾脉者土也，孤脏以灌四傍者也①。

帝曰：然则脾善恶，可得见之乎？

岐伯曰：善者不可得见，恶者可见②。

帝曰：恶者何如可见？

岐伯曰：其来如水之流者，此谓太过，病在外；如鸟之喙者，此谓不及，病在中。

帝曰：夫子言脾为孤脏，中央土以灌四傍，其太过与不及，其病皆何如？

岐伯曰：太过则令人四支不举；其不及则令人九窍不通，名曰重强③。

帝瞿然④而起，再拜稽首⑤曰：善。吾得脉之大要，天下至数。五色脉变，揆度奇恒，道在于一⑥。神转不回，回则不转，乃失其机。至数之要，迫近以微，著之玉版，藏之脏

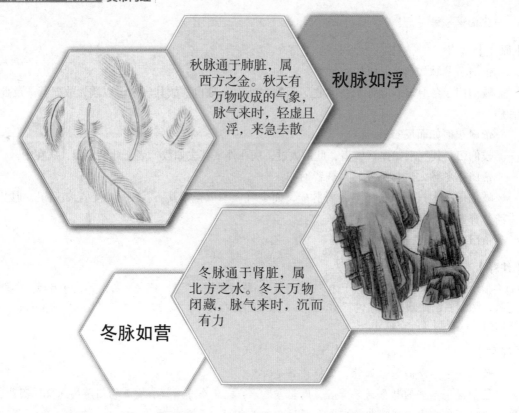

秋脉通于肺脏，属西方之金。秋天有万物收成的气象，脉气来时，轻虚且浮，来急去散

秋脉如浮

冬脉通于肾脏，属北方之水。冬天万物闭藏，脉气来时，沉而有力

冬脉如营

腑，每旦读之，名曰《玉机》。

【注释】

①"孤脏"句：张介宾："脾属土，土为万物之本，故运行水谷，化津液以灌溉于肝心肺肾之四脏者也。土无定位，分王四季，故称孤脏。"②"善者"两句：正常的脾脉体现于四季的脉象中有柔软和缓之象，而不能单独出现，所以说"善者不可得见"。有病的脾脉则可单独出现，所以说"恶者可见"。③重强：脾病则身体皆重，舌本强，所以说四肢不举及九窍不通。④瞿然：惊视貌。⑤稽（qǐ）首：古时一种跪拜礼，即叩头至地。⑥道在于一：为医之道在于气血神机的运转如一。一，指气血神机。

【译文】

黄帝问：春夏秋冬四时的顺序，导致脉象有逆有从，变化各异，但其中没有说到脾脉，究竟脾脉与哪个时令相通呢？

岐伯说：脾脉属土，位居中央为孤脏，具有灌溉滋养四周其他脏腑的功能。

脾脉的脉象

来时如流水一样散乱 —— 太过 —— 使人四肢不能举动

来时如鸟喙一样坚锐 —— 不及 —— 使人九窍不通，身重而不自如

病症名叫重强

黄帝问：脾脉的正常与异常可以看得出来吗？

岐伯说：正常的脾脉看不出来，有病的脾脉是可以看出来的。

黄帝问：有病的脾脉是怎样的？

岐伯说：来时如流水一样散乱，叫作太过，表明疾病在外部；来时如鸟喙一样坚锐，叫作不及，表明疾病在内里。

黄帝问：先生说脾为孤脏，位居中央属土，灌溉滋养四周其他脏腑，那么它的太过和不及都会发生些什么病变呢？

岐伯说：太过会使人四肢不能举动，不及会使人九窍不通，身重而不自如，这种病症名叫重强。

黄帝惊异地肃然起立，恭敬地拜了两拜说：讲得好！我懂得诊脉的要领了，这是天下极其重要的道理。考察五色和四时脉象的变化，诊察脉象的正常与异常，它的精要，归结起来在于一个"神"字。神的功用运转不息，不断向前，就可以保持生机；如果违背顺序，倒退向后，就会失掉生机。这是最高深的道理，极其精微，把它刻录在玉版上面，藏于枢要内府，每天早上诵读，就把它称为《玉机》吧。

【原文】

五脏受气于其所生[1]，传之于其所胜[2]，气舍[3]于其所生，死于其所不胜。病之且死，必先传行[4]至其所不胜，病乃死，此言气之逆行[5]也。肝受气于心，传之于脾，气舍于肾，至肺而死。心受气于脾，传之于肺，气舍于肝，至肾而死。脾受气于肺，传之于肾，气舍于心，至肝而死。肺受气于肾，传之于肝，气舍于脾，至心而死。肾受气于肝，传之于心，气舍于肺，至脾而死。此皆逆死也。一日一夜五分之[6]，此所以占[7]死者之早暮也。

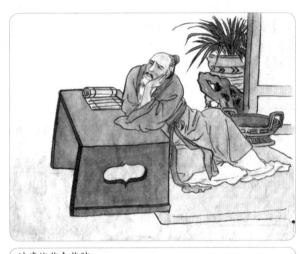

过度忧伤会伤肺。

黄帝曰：五脏相通，移皆有次。五脏有病，则各传其所胜。不治[8]，法三月若六月，若三日若六日[9]，传五脏而当死，是顺传所胜之次。故曰：别于阳者，知病从来；别于阴者，知死生[10]之期，言至其所困而死。

是故风者百病之长也[11]。今风寒客于人，使人毫毛毕直，皮肤闭而为热，当是之时，可汗而发也；或痹不仁肿痛，当是之时，可汤熨及火灸刺而去之。弗治，病入舍于肺，名曰肺痹，发咳上气。弗治，肺传之肝，病名曰肝痹，一名曰厥，胁痛出食，当是之时，可按若刺耳。弗治，肝传之脾，病名曰脾风，发瘅[12]，腹中热，烦心出黄[13]，当此之时，可按可药可浴。弗治，脾传之肾，病名曰疝瘕，少腹冤热[14]而痛，出白，一名曰蛊[15]，当此之时，可按可药。弗治，肾传之心，筋脉相引而急，病名曰瘛[16]，当此之时，可灸可药。弗治，满十日，法当死。肾因传之心，心即复反传而行之肺，发寒热，法当三日死，此病之次也。

然其卒[17]发者，不必治于传。或其传化有不以次[18]，不以次入者，忧恐悲喜怒，令不得以其次，故令人有大病矣。因而喜则肾气乘矣，怒则肺气乘矣，思则肝气乘矣，恐则脾气乘矣，忧则心气乘⑲矣。此其道也。故病有五，五五二十五变，反其传化。传，乘之名也。

【注释】

① "五脏" 句：五脏所受的病气，来源于它所生的脏。气，指病气。② 传：指病气相传。所胜：指所克之脏。③ 舍：留止。④ 传行：指病气的传变。⑤ 气之逆行：指病气的逆传。⑥ 一日一夜五分之：一昼夜分为五个阶段，配合五脏：平旦属肝，日中属心，薄暮属肺，夜半属肾，午后属脾。⑦ 占：推测。⑧ 不治：不及时治疗。⑨ "法三月" 两句：指患病传变过程的快慢。⑩ 死生：偏意复词，指死。⑪ 风者百病之长也：六淫之气始于风，故称风为 "长"。⑫ 发瘅：发黄。吴崑："瘅，热中之名。" ⑬ 出黄：小便色黄。⑭ 冤热：蓄热，热极而烦闷。⑮ 蛊：病名。指病深日久，形体消瘦，精神萎靡，如虫食物。⑯ 瘛（chì）：指筋脉拘急相引一类的病。⑰ 卒：同 "猝"。⑱ 次：次序。⑲ 乘：乘虚侵袭。

【译文】

五脏疾病的传变，是受病气于其所生之脏，传给其所克之脏，病气滞留于生己之脏，死于克己之脏。当疾病严重到接近死亡的时候，一定先传行到克己之脏，病人才会死，这是病气的逆传，所以会致人死亡。例如，肝从心脏接受病气，然后病气传行于脾脏，滞留于肾脏，传到肺脏会致死。心从脾脏接受病气，病气传行于肺脏，滞留于肝脏，传到肾脏会致死。脾从肺脏接受病气，病气传行于肾脏，滞留于心脏，传到肝脏会致死。肺从肾脏接受病气，病气传行于肝脏，滞留于脾脏，传到心脏会致死。肾从肝脏接受病气，病气传行于心脏，滞留于肺脏，传到脾脏会致死。以上都是病气的逆传，所以会致死，如果把一日一夜划分为五个阶段，使各个时辰分别与五脏相对应，就可以推测出死亡的大体时间。

黄帝说：五脏是相互通连的，病气的转移，都有一定的次序。如果五脏有病，病气会各自传行于其所克之脏。如果不能掌握治病的时机，那么长则三个月或六个月，短则三天或六天，病气传遍五脏就会死

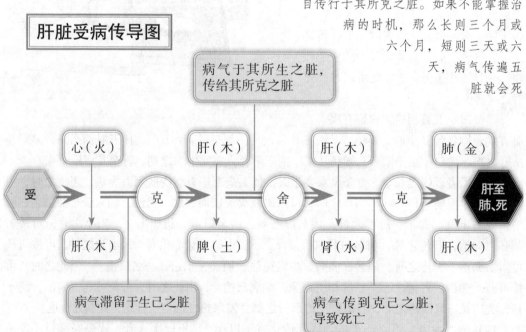

脏腑的相生相克

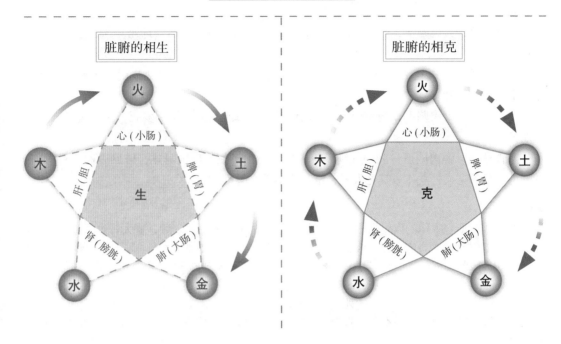

亡。这是病气相克的顺传次序。所以说,能辨别外证的,可以知道病从哪里来;能辨别里证的,可以知道病的死亡时间,也就是说,各脏将病气传到克己之脏当旺时,就会死亡。

风邪是引起各种疾病的罪魁祸首,所以说它是百病之长。风寒邪气侵入人体后,会使人毫毛竖起,皮肤闭而发热,这时可用发汗的方法治疗;如果风寒之邪侵入经络,出现麻痹不仁或肿痛等症状,可用汤熨(热敷)及火罐、艾灸、针刺等方法来祛散。如果不及时治疗,病气内传于肺,叫作肺痹,会出现咳嗽上气的症状。如果还不及时治疗,就会传行于肝,叫作肝痹,又叫作肝厥,会出现胁痛、吐食的症状,这时可用按摩或者针刺等方法治疗。如果仍不及时治疗,就会传行于脾,叫作脾风,会出现黄疸、腹中热、烦心、小便发黄等症状,这时可用按摩、药物或热汤沐浴等方法治疗。如果还不及时医治,就会传行于肾,叫作疝瘕,会出现少腹烦热疼痛,小便色白而混浊的症状,又叫作蛊病,这时可用按摩或用药物治疗。如果还不医治,病就会由肾传到心,发生筋脉牵引拘挛,叫作瘛病,这时可用灸法或用药物治疗。如果仍治不好,十天之后就会死亡。如果病邪由肾传到心,心又将病反传到肺,就会引发寒热证,该病发生后三天就会死亡,这是疾病传变的一般次序。

如果是突然暴发的病,就不必根据这个相传的次序医治。有些病不是完全按照这个次序传变的,比如忧、恐、悲、喜、怒这五种情志之病,病邪就不依照这个次序传变而突然发病。比如因为喜极而伤心,心气虚弱则肾气会乘虚侵袭心;因为大怒而伤肝,则肺气会乘虚侵袭肝;因为思虑过度而伤脾,则肝气会乘虚侵袭脾;因为惊恐而伤肾,肾气内虚则脾气会乘虚侵袭肾;因为过忧而伤肺,肺气内虚则心气会乘虚侵袭肺。这是五种情志过于激动,使病邪不依次序传变的道理。所以,五脏的疾病虽然只有五种,但是通过传变,就有五五二十五种病变,这和正常的传化是相反的。所谓传化,就是乘虚侵犯的意思。

【原文】

　　大骨枯槁①，大肉陷下②，胸中气满，喘息不便，其气动形，期六月死，真脏脉见，乃予之期日。

　　大骨枯槁，大肉陷下，胸中气满，喘息不便，内痛引肩项，期一月死，真脏见，乃予之期日。

　　大骨枯槁，大肉陷下，胸中气满，喘息不便，内痛引肩项，身热，脱肉破䐃③。真脏见，十月④之内死。

　　大骨枯槁，大肉陷下，肩髓内消⑤，动作益衰，真脏来见，期一岁死，见其真脏，乃予之期日。

　　大骨枯槁，大肉陷下，胸中气满，腹内痛，心中不便，肩项身热，破䐃脱肉，目匡陷，真脏见，目不见人，立死；其见人者，至其所不胜之时则死。

【注释】

①大骨枯槁：形容人体的大骨软弱无力。张介宾："如肩、脊、腰、膝，皆大骨也。"②大肉陷下：张介宾："尺肤、臀肉，皆大肉也。"腿、臂、臀等处的肌肉都叫大肉。陷下，即形容消瘦枯削。③脱肉破䐃（jūn）：王冰："䐃者，肉之标。脾主肉，故肉如脱尽，䐃如破败也。"脱肉，形容遍体肌肉消瘦。破䐃，形容䐃部破败。肘、膝、髀、厌高起处肌肉为䐃。④十月：张介宾："五脏俱伤，而真脏又见，当十日内死。十日者，天干尽而旬气易也。月字误，当作日。"⑤肩髓内消：意为骨髓内消，肩膀不振。张志聪："肩髓者，大椎之骨髓，上会于脑，是以项骨倾者，死不治也。"

【译文】

　　全身大的骨骼软弱，臂腿等部位的主要肌肉瘦削，胸中满闷，呼吸困难，呼吸时身体随之振动，六个月内就会死亡，如果出现了肺的真脏脉，就可以预知死亡日期。

　　全身大的骨骼软弱，臂腿等部位的主要肌肉瘦削，胸中满闷，呼吸困难，胸部疼痛，牵引肩项也发生疼痛，一个月内就会死亡，如果出现了脾的真脏脉，就可以预知死亡日期。

　　全身大的骨骼软弱，臂腿等部位的主要肌肉瘦削，胸中满闷，呼吸困难，胸部疼痛，向上牵引肩项疼痛，全身发热，肌肉消瘦破溃，如果出现了肝的真脏脉，十日之内就会死亡。

肌体与真脏脉的关系

全身大的骨骼软弱，臂腿等部位的主要肌肉瘦削	胸中满闷，呼吸困难	出现肺的真脏脉	六个月内死亡
	胸中满闷，呼吸困难	出现脾的真脏脉	一个月内死亡
	胸中满闷，呼吸困难	出现肝的真脏脉	十日之内死亡
	两肩下垂不能抬起，骨髓消损	没有出现真脏脉	一年之内死亡
	胸中满闷，腹中疼痛	出现肝的真脏脉	立即死亡

全身大的骨骼软弱，臂腿等部位的主要肌肉瘦削，两肩下垂不能抬起，骨髓消损，动作衰颓无力，如果真脏脉没有出现，一年内就会死亡，如果出现了肾的真脏脉，就可以预知死亡日期。

全身大的骨骼软弱，臂腿等部位的主要肌肉瘦削，胸中满闷，腹中疼痛，心中气郁不舒，肩项身上都发热，肌肉破溃，眼眶下陷，如果肝的真脏脉出现，精气衰绝，眼睛看不见人，就会立即死亡；如果尚能看见人，是精气尚未枯竭，等到病气传至其所不胜之脏时，就会死亡。

【原文】

急虚身中卒至①，五脏绝闭，脉道不通，气不往来，譬如堕溺②，不可为期。其脉绝不来，若人一息五六至，其形肉不脱，真脏虽不见，犹死也。

真肝脉至，中外急，如循刀刃责责然③，如新张弓弦，色青白不泽④，毛折，乃死。真心脉至，坚而搏，如循薏苡子累累然⑤，色赤黑不泽，毛折，乃死。真肺脉至，大而虚，如以毛羽中人肤，色白赤不泽，毛折，乃死。真肾脉至，搏而绝，如指弹石辟辟然⑥，色黑黄不泽，毛折，乃死。真脾脉至，弱而乍数乍疏，色黄青不泽，毛折，乃死。诸真脏脉见者，皆死不治也。

黄帝曰：见真脏曰死，何也？

岐伯曰：五脏者，皆禀气于胃，胃者五脏之本也。脏气者，不能自致于手太阴，必因于胃气，乃至于手太阴⑦也。故五脏各以其时，自为而至于手太阴也⑧。故邪气胜者，精气衰也。故病甚者，胃气不能与之俱至于手太阴，故真脏之气独见。独见者病胜脏⑨也，故曰死。

帝曰：善。

【注释】

①急虚身中卒至：正气一时暴绝，外邪突然中于身，客邪突然至于内脏而产生的病变。②堕：跌落下坠。溺：落水淹没。③责责然：刀作响的声音，即震震然，形容可畏的样子。④不泽：不光润。⑤薏苡（yìyǐ）子：中药名。即薏苡仁。累累然：形容心之真脏脉象短而坚实。⑥辟辟然：形容肾的真脏脉象沉而坚硬。⑦手太阴：指寸口脉。⑧"故五脏"两句：五脏之气各自在一定的时候，以不同的脉象出现于手太阴寸口。⑨病胜脏：邪气亢盛，正气衰竭。

【译文】

如果正气暴虚，外邪突然侵入人体，仓促得病，五脏气机闭塞，周身脉道不通，大气不能往来，就像从高处坠落，或是落水淹没一样，就无法预测死亡的具体日期。如果脉息断绝而不再来，或是跳动异常急促，一次呼气脉搏就跳动五六次，虽然形体没有衰败，真脏脉也没有出现，仍然是要死亡的。

肝脏的真脏脉来时，内外劲急，就像按在刀口上一样震震作响，又像按在新开的弓弦上一样硬直，面部呈现出青白色而没有光泽，毫毛枯焦，就意味着要死亡了。心脏的真脏脉来时，坚硬而搏手有力，就像触摸到薏苡子那样小而圆实，面部呈现出赤黑色而没有光泽，毫毛枯焦，就意味着要死亡了。肺脏的真脏脉来时，大而空虚，好像用毛羽拂拭人的皮肤一样轻虚，面部呈现出白赤色而没有光泽，毫毛枯焦，就意味着要死亡了。肾脏的真脏脉来时，搏手有力，就像拉断绳索那样有力，又像用手弹击石头一样坚实，面部呈现出黑黄色而没有光泽，毫毛枯焦，就意味着要死亡了。脾脏的真脏脉来时，软弱无力，快慢不匀，面部显现出黄青色而没有光泽，毫毛枯焦，就意味着要死亡了。总之，凡是见到五脏的真脏脉，都是不治之症。

黄帝问：见到真脏脉，就要死亡，这是什么道理呢？

岐伯说：五脏的营养，都依赖于胃腑水谷的精微之气，因此胃是五脏的根本。五脏的脉气，不能自行到达手太阴寸口，而是必须借助于胃气的输注，才能到达手太阴。所以，五脏的脉气能够在各自所主的时间，以各自的脉象出现于手太阴寸口。如果邪气过盛，必定使精气衰绝，所以疾病严重时，胃气就不能与五脏的脉气一齐到达手太阴，使得某一脏的真脏脉单独出现。真脏脉单独出现，就是邪气过盛而脏气受损，所以说是要死亡的。

黄帝说：讲得好！

【原文】

黄帝曰：凡治病，察其形气色泽，脉之盛衰，病之新故，乃治之，无后其时。形气相得，谓之可治；色泽以浮①，谓之易已；脉从四时，谓之可治。脉弱以滑②，是有胃气，命曰易治。取之以时。形气相失，谓之难治；色夭不泽③，谓之难已；脉实以坚，谓之益甚；脉逆四时，为不可治。必察四难④而明告之。

所谓逆四时者，春得肺脉，夏得肾脉，秋得心脉，冬得脾脉，其至皆悬绝⑤沉涩者，命曰逆。四时未有脏形⑥，于春夏而脉沉涩，秋冬而脉浮大，名曰逆四时也。

病热脉静，泄而脉大，脱血而脉实，病在中脉实坚，病在外脉不实坚者，皆难治。

黄帝曰：余闻虚实，以决死生，愿闻其情。

岐伯曰：五实死，五虚死。

帝曰：愿闻五实五虚。

岐伯曰：脉盛、皮热、腹胀、前后不通、闷瞀⑦，此谓五实。脉细、皮寒、气少、泄利前后、饮食不入，此谓五虚。

帝曰：其时有生者，何也？

岐伯曰：浆粥入胃，泄注止，则虚者活；身汗得后利⑧，则实者活。此其候也。

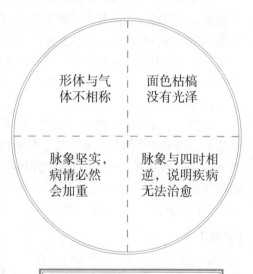

形体与气体不相称　面色枯槁没有光泽

脉象坚实，病情必然会加重　脉象与四时相逆，说明疾病无法治愈

四种不易治愈的疾病

【注释】

①色泽以浮：气色亮泽，颜色明润。②脉弱以滑：指有病之脉虚弱而流利。③色夭不泽：颜色晦暗而无光泽。④四难：指病人出现的"形气相失""色夭不泽""脉实以坚""脉逆四时"四种病危的症状。⑤悬绝：即某一脏之脉独见与其他各部悬殊殊绝。⑥四时未有脏形：五脏脉气未能随四时变化而显现于外。⑦闷瞀（mào）：郁闷烦乱。瞀，目不明。⑧后利：指大便通利。

【译文】

黄帝说：凡是治病，首先要诊察人的形体、气机、色泽，以及脉象的虚实、疾病的新旧等，然后及时进行治疗，这样才不会错过最佳时机。病人的形体和气机相称，是可治之症；面色光润鲜明，疾病就容易治愈；脉搏与四时相适应，说明可以治愈。脉象弱而流利，是有胃气的表现，疾病也容易治疗，但必须抓紧时间进行治疗。形体与气机不相称，说明疾病难以治愈；面色枯槁，没有光泽，说明疾病难以治愈；脉象坚实，病情必然会加重；脉象与四时相逆，说明疾病无法治愈。一定要仔细诊察这四种不易治愈的疾病，清楚地告诉病人。

所谓脉与四时相逆，是指春季见到肺脉，夏季见到肾脉，秋季见到心脉，冬季见到脾脉，而且脉来时悬绝无根，或是沉涩不起，这就叫作逆四时。如果五脏的脉气不能随着时令表现在外部，在春夏的时令反见沉涩的脉象，秋冬的时令反见浮大的脉象，就都叫作逆四时。

热病的脉象应该洪大反而平静，泄泻的脉象应该微小反而洪大，脱血病的脉象应该虚弱反而坚实，疾病在内里脉象却反而实坚，疾病在外部脉象却反而不实坚，都是病证与脉象相反的情况，这样的疾病都很难治愈。

黄帝说：我听说根据病情的虚实可以预测生死，希望听您讲讲这其中的道理。

岐伯说：五实和五虚都是死症。

黄帝问：请问什么叫作五实、五虚？

岐伯说：脉来势盛是心受邪气过盛，皮肤发热是肺受邪气过盛，腹胀是脾受邪气过盛，大小便不通是肾受邪气过盛，心烦意乱是肝受邪气过盛，这叫作五实。脉细是心气不足，皮肤发冷是肺气不足，气短是肝气不足，大便泄泻是肾气不足，不欲饮食是脾气不足，这叫作五虚。

黄帝问：得了五实、五虚之证，有时也有痊愈的，又是什么道理？

岐伯说：如果病人能够吃些粥浆，慢慢地恢复胃气，大便泄泻停止，那么五虚之证也可以痊愈；如果原来身热无汗的，现在能够出汗，原来大小便不通的，现在大小便通利了，那么五实之证也可以痊愈。这就是根据虚实而决断死生的道理。

五实五虚的表现及转机

五实	脉来势盛	心受邪气过盛	五脏皆实	死
	皮肤发热	肺受邪气过盛		
	腹胀	脾受邪气过盛	身热无汗的能够出汗了，大小便不通的通利了	活
	大小便不通	肾受邪气过盛		
	心烦意乱	肝受邪气过盛		
五虚	脉细	心气不足	五脏皆虚	死
	皮肤发冷	肺气不足		
	气短	肝气不足	能吃些粥浆，慢慢恢复胃气，大便泄泻停止	活
	大便泄泻	肾气不足		
	不欲饮食	脾气不足		

◎三部九候论篇：三部九候断疾病◎

【导读】

　　三部，即人体的头、手、足上中下三个诊脉的部位；九候，是指三部之中，每一部又分为天、地、人三候。通过对三部九候的诊察，就可以了解病证，确定刺法并判断预后。

　　本篇的主要内容有：一、论述天地至数和人体三部九候的关系；二、介绍三部九候相应疾病的诊察方法、预后判断和治疗方法。

【原文】

　　黄帝问曰：余闻九针[1]于夫子，众多博大，不可胜数。余愿闻要道，以属[2]子孙，传之后世，著之骨髓，藏之肝肺[3]，歃[4]血而受，不敢妄泄，令合天道，必有终始，上应天光[5]星辰历纪，下副四时五行。贵贱更立，冬阴夏阳，以人应之奈何？愿闻其方。

　　岐伯对曰：妙乎哉问也！此天地之至数。

　　帝曰：愿闻天地之至数，合于人形血气，通决死生，为之奈何？

　　岐伯曰：天地之至数，始于一，终于九[6]焉。一者天，二者地，三者人，因而三之，三三者九，以应九野。故人有三部，部有三候，以决死生，以处百病，以调虚实，而除邪疾。

【注释】

①九针：此指九候。"针"应为"候"。②属：同"嘱"，嘱咐。③著之骨髓，藏之肝肺：形容深刻领会，铭记在心。著，受纳领会。④歃（shà）：古时盟誓的一种仪式。歃，以血涂口旁来盟誓。⑤天光：指日月之光。⑥始于一，终于九：古代的数理哲学认为数始于一，而终止于九。九加一为十，十又是一的开始，所以说始于一而终于九。最基本的数就是一至九，"一"为数之始，"九"为数之终。

【译文】

　　黄帝问道：我听先生讲了九针的道理后，深感它博大精深，不可尽述。我想了解其中的主要道理，以教导子孙，传于后世，深刻领会，铭记于心，并严守誓言绝不会随便泄露，使这些道理与天体运行的规律相应，有始有终，上与日月星辰周历天度的运转相应，下与四时五行阴阳盛衰的变化相合。就五行来说有盛有衰，就四时来说冬阴夏阳，人是怎样适应这些自然规律的呢？希望听您讲讲这方面的道理。

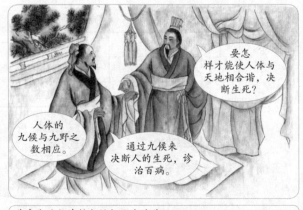

黄帝向岐伯请教九候与天地的道理。

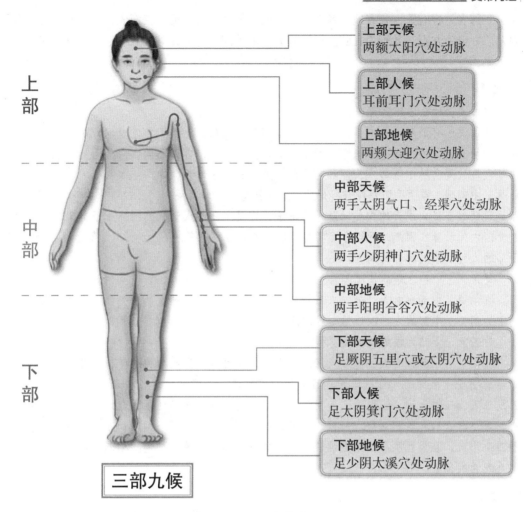

上部

中部

下部

上部天候
两额太阳穴处动脉

上部人候
耳前耳门穴处动脉

上部地候
两颊大迎穴处动脉

中部天候
两手太阴气口、经渠穴处动脉

中部人候
两手少阴神门穴处动脉

中部地候
两手阳明合谷穴处动脉

下部天候
足厥阴五里穴或太阴穴处动脉

下部人候
足太阴箕门穴处动脉

下部地候
足少阴太溪穴处动脉

三部九候

岐伯回答说：问得多好啊！这是天地间最深奥精微的道理。

黄帝问：我希望了解天地间最精微的道理，并使它与人体合谐，疏通气血，决断死生，怎样做才能达到这个目的呢？

岐伯说：天地的至数是从一开始，到九终止。一为阳，代表天，二为阴，代表地，人生天地之间，所以三代表人。天地人合而为三，将天地人分别再分为三份，三三为九，与九野之数相应。所以人有三部脉，每部各有三候，可以用它来决断死生，诊断百病，从而调治虚实，祛除病邪。

【原文】

帝曰：何谓三部？

岐伯曰：有下部，有中部，有上部，部各有三候，三候者，有天有地有人也，必指而导之，乃以为真。故下部之天以候肝，地以候肾，人以候脾胃之气。

帝曰：中部之候奈何？

岐伯曰：亦有天，亦有地，亦有人。天以候肺，地以候胸中之气，人以候心。

帝曰：上部以何候之？

岐伯曰：亦有天，亦有地，亦有人。天以候头角之气，地以候口齿之气，人以候耳目之气。三部者，各有天，各有地，各有人。三而成天，三而成地，三而成人，三而三之，合则为九。九分为九野，九野为九脏。故神脏五，形脏四，合为九脏。五脏已败，其色必夭，夭必死矣。

【译文】

黄帝问：什么叫作三部呢？

岐伯说：有下部，有中部，有上部，每部各有三候。所谓三候，是以天、地、人来代表的，必须有老师的指导，才能懂得其中的真谛。上部天，即两额太阳穴处动脉；上部地，即两颊大迎穴处动脉；上部人，即耳前耳门穴处动脉；中部天，即两手太阴气口、经渠穴处的动脉；中部地，即两手阳明经合谷处的动脉；中部人，即两手少阴经神门处的动脉；下部天，即足厥阴经五里穴或太冲穴处动脉；下部地，即足少阴经太溪穴处动脉；下部人，即足太阴经箕门穴处动脉。因此，下部的天可以用来诊候肝脏的病变，下部的地可以诊候肾脏的病变，下部的人可以诊候脾胃的病变。

黄帝问：中部之候的情况怎样？

岐伯说：中部也有天、地、人三候。中部的天可以诊候肺脏的病变，中部的地可以诊候胸中的病变。中部的人可以诊候心脏的病变。

黄帝问：上部之候的情况又怎样？

岐伯说：上部也有天、地、人三候。上部的天可以诊候头角的病变，上部的地可以诊候口齿的病变，上部的人可以诊候耳目的病变。总之，三部之中，各有天、各有地、各有人。三候为天，三候为地，三候为人，三三相乘，合为九候。脉的九候，与地的九野相对应；地有九野，与人的九脏相对应。所以人有肝、肺、心、脾、肾五个神脏和膀胱、胃、大肠、小肠四个形脏，合为九脏。如果五脏衰败，神色就会出现枯槁，神色枯槁就说明病情危重，这就是死亡的征象。

【原文】

帝曰：以候奈何？

岐伯曰：必先度其形之肥瘦，以调其气之虚实，实则泻之，虚则补之。必先去其血脉[①]，而后调之，无问其病，以平为期。

帝曰：决死生奈何？

岐伯曰：形盛脉细，少气不足以息者危。形瘦脉大，胸中多气者死。形气相得[②]者生，参伍不调[③]者病。三部九候皆失者死。上下左右之脉相应如参舂[④]者病甚。上下左右相失不可数者死。中部之候虽独调，与众脏相失者死，中部之候相减者死。目内陷者死[⑤]。

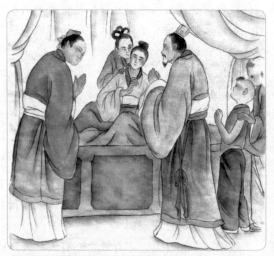

诊察时先要观察测量病人的胖瘦情况和病人身体的正气虚实。

【注释】

①去其血脉：除去脉道中的瘀血。②形气相

得：形体和气息相符合。如形盛脉盛，形瘦脉细。气，指脉息。得，有"合"的意思。③参伍不调：指脉的搏动错乱而不协调。④参春（chōng）：参差不齐。参，即参差。春，用杵捣米，上下不一。⑤目内陷者死：眼眶塌陷是脏腑精气衰竭的现象，主死。

【译文】

黄帝问：诊察的方法是怎样的？

岐伯说：必须先观察测量病人身形的肥瘦，了解其正气虚实。实证要用泻法，虚证要用补法。首先要去除血脉中的凝滞，然后再调补气血的虚实，不论治疗什么病，都以达到气血平调为准则。

黄帝问：怎样决断死生？

岐伯说：形体充盛，脉象反而细弱，气短，呼吸困难，危险。身体瘦弱，脉搏反而洪大，胸中喘满而多气的大多会死亡。一般来说，形体与脉气一致的人能活；脉息时快时慢，错杂不调的人会生病。如果三部九候之脉都失去了正常脉象，人就会死亡。上下左右的脉象如果像春杵捣谷一样参差不齐，说明病情非常严重。上下左右的脉息失去和谐，以至于无法计数，是死亡的征候。中部之脉虽然和谐调匀，但上部和下部的众脏之脉已经失常的，也会死亡；中部的脉较上下两部偏少的人可能会死亡。眼眶内陷，是正气衰竭的现象，也会死亡。

【原文】

帝曰：何以知病之所在？

岐伯曰：察九候独小者病，独大者病，独疾者病，独迟者病，独热者病，独寒者病，独陷下者病。以左手足上，上去踝五寸按之①，庶右手足②当踝而弹之，其应过五寸以上蠕蠕然③者，不病；其应疾，中手浑浑然④者，病；中手徐徐然⑤者，病；其应上不能至五寸，弹之不应者，死。是以脱肉身不去⑥者，死。中部乍疏乍数⑦者，死。其脉代而钩者，病在络脉。九候之相应也，上下若一，不得相失。一候后则病，二候后则病甚，三候后则病危。所谓后者，应不俱⑧也。察其腑脏，以知死生之期。必先知经脉，然后知病脉。真脏脉见者，胜死。足太阳气绝者，其足不可屈伸，死必戴眼。

【注释】

①"以左手"两句：《甲乙经》"手"下有"于左"二字，无一"上"字。故应释为以左手按于左足上。②庶右手足：《甲乙经》"庶"作"以"，无"足"字。③蠕（rú）蠕然：昆虫蠕动貌，软化而匀和。④浑浑然：混乱的样子。王冰："浑浑，乱也。"⑤徐徐然：缓慢的样子。⑥身不去：体弱不能行动。去，行。王冰：

诊踝法	左手按病人左脚距离内踝五寸处，右手指轻弹病人足内踝，左手即有振动感	振动范围超过五寸，软滑而匀和	无病
		振动微弱，应收迟缓	有病
		急剧迅疾，快速而混乱不清	有病
		振动范围不及五寸，弹之无反应	死证
其他脉象	中部之脉或快或慢，五规律		气脉败乱、死证
	出现代脉或钩脉		病在络脉

"谷气外衰，则肉如脱尽。天真内竭，故身不能行。去，犹行去也。"⑦乍疏乍数（cù）：脉律不齐，气脉败乱之兆。数，密。⑧不俱：即不协同一致。

【译文】

黄帝问：怎样知道疾病的部位呢？

岐伯说：诊察九候脉的异常变化，就能知道病变的部位。九候之中，有一部独小，或是独大、独疾、独迟、独热、独寒、独陷下，都是有病的现象。将左手放在病人的左脚上，距离内踝五寸的地方按着，用右手指在病人足内踝上轻弹，这时医生的左手就会有振动的感觉，如果振动的范围超过五寸，软滑而匀和，说明正常无病；如果振动急剧迅疾，应手快速而混乱不清，说明身体有病；如果振动微弱，应手迟缓，说明身体有病；如果振动不能达到五寸，用较大的力量弹仍没有反应，就是死候。身体极度消瘦，体弱不能行动，是死亡之证。中部之脉或快或慢，无规律，是气脉败乱的征兆，也是死证。如果脉象出现代脉或钩脉，说明病在络脉。九候之脉，应相互适应，上下一致，不应该有参差不齐的现象。如果九候之中有一候不一致，就是病态；二候不一致，则说明病重；三候不一致，则说明病已经很危险。所谓不一致，就是九候之间，脉动的节律不同。诊察病邪所在的脏腑，就可以推测死生的时间。临症诊察，一定要先知道正常的脉象，然后才能辨别有病的脉象。如果见到真脏脉象，且病邪胜，就会死亡。足太阳经脉气绝的人，两脚不能屈伸，死亡的时候一定会出现眼睛上视的症状。

【原文】

帝曰：冬阴夏阳，奈何？

岐伯曰：九候之脉，皆沉细悬绝者为阴，主冬，故以夜半死。盛躁喘数者为阳，主夏，故以日中死。是故寒热病者，以平旦死[1]。热中及热病者，以日中死。病风者，以日夕死。病水者，以夜半死。其脉乍疏乍数、乍迟乍疾者，日乘四季死。形肉已脱，九候虽调，犹死。七诊[2]虽见，九候皆从者，不死。所言不死者，风气之病，及经月之病[3]，似七诊之病而非也，故言不死。若有七诊之病，其脉候亦败者死矣。必发哕噫。必审问其所始病，与今之所方病，而后各切循其脉，视其经络浮沉，以上下逆从循之。其脉疾者不病，其脉迟者病，脉不往来者死。皮肤著者死[4]。

帝曰：其可治者奈何？

岐伯曰：经病者，治其经；孙络[5]病者，治其孙络血；血病身有痛者，治其经络。其病者在奇邪[6]，奇邪之脉则缪刺[7]之。留瘦不移[8]，节而刺之。上实下虚，切而从之，索其结络脉，刺出其血，以见通之[9]。瞳子高[10]者，太阳不足；戴眼者，太阳已绝。此决死生之要，不可不察也。手指及手外踝上五指留针[11]。

【注释】

①平旦死：与下文的"日中死""日夕死""夜半死""日乘四季死"，是用昼夜来划分四时，如寒热往来之病，死于平旦，象征春；阳极无阴的热中及热病死于日中，象征夏；肝经病风死于日夕，象征秋；阴极无阳的水病死于夜半，象征冬；脾脏居中，属土，寄旺于四季，日乘四季，指辰、戌、丑、未之时。若脉乍疏乍数、乍疾乍迟，是土气败，其死必以日乘四季死。②七诊：指脉象独小、独大、独疾、独迟、独热、独寒、独陷下。诊，征象。③经月之病：有二说，一指月经病与妊娠。王冰："月经之病，脉小以微。"一指经年累月之病。张介宾："经月者，常期也。"④皮肤著者死：指皮肤附着于骨，干枯肉脱。张介宾："血液已尽，谓皮肤枯槁着骨也。"⑤孙络：经脉别出的细小分支。⑥奇邪：侵入大络的病邪为奇邪。⑦缪刺：针刺时，左病刺右，

右病刺左的方法。⑧ 留瘦不移 : 指病邪久留而不移动。张介宾 :"留,病留滞也。瘦,形消瘦也。不移,不迁动也。"一说为瘦当作"廋",隐藏。⑨ 以见通之 :《甲乙经》作"以通其气"。⑩ 瞳子高 : 两目微有上视。⑪ "手指"句 : 疑为错简。王冰 :"错简文也。"不译。

【译文】

黄帝问 : 冬为阴,夏为阳,是什么意思?

岐伯说 : 九候的脉象,如果都是沉细悬绝的,为阴,好比冬令,冬季死于阴气极盛的半夜时分。脉象盛大躁动而喘数的,为阳,好比夏令,所以死于阳气旺盛的中午。寒热交替发作的病,死于阴阳交会的平旦。热中及热病,死于日中阳极时分。伤于风而患风病的,死于傍晚阳气衰退的时候;伤于水而患水病的,死于夜半阴气正盛的时候。如果脉象忽快忽慢、忽缓忽急,说明是脾气内绝,死于辰戌丑未的时辰,也就是平旦、日中、日夕、夜半、日乘四季的时候。如果形体败坏,肌肉溃烂,即使九候协调,也是死亡的征象。如果七诊的脉象虽然出现,而九候都与四时顺应,就不一定是死证。所谓的不死的病,是指新感风病,或是月经之病,即使出现类似七诊的病脉,实质上是有所区别的,所以说不是死证。如果七诊出现,脉候有败坏现象,则是死证。死的时候,一定会出现呃逆的症状。所以,治病时,必须详细询问病人的发病情形和现在的症状,然后切循病人的脉搏,以观察其经络的浮沉,根据上下逆顺来诊脉。如果脉来流畅,就说明没有病;脉来迟缓,说明有病;脉不往来,说明是死证。长期患病,肌肉瘦削、皮肤干枯及至皮包骨头的,也是死证。

黄帝问 : 那些能够医治的病,应当怎样治疗呢?

岐伯说 : 病在经的,刺其经;病在孙络的,刺其孙络使它出血;血病而有身体疼痛症状的,则治其经与络。如果病邪留在大络,则用右边发病刺左边,左边发病刺右边的缪刺法治之。如果邪气长期滞留,应当在骨节交会的地方针刺。上实下虚的,应当先切脉,然后找到络脉郁结所在的部位,刺出血,以通其气。如果眼睛上视,就是太阳经气不足。眼睛上视而又不能转动,是太阳经气已绝的表现。这是判断死生的要诀,不可不认真研究啊。

◎经脉别论篇：疾病的形成及治疗◎

【导读】

本篇主要讨论了人体各条经脉发病的脉象、症状和疗法，但又不同于专门论述经脉的常论，所以名为"经脉别论"。

本篇首先说明了人体的脉象受到环境、情志和劳逸的影响，必须结合患者自身情况进行诊治；其次阐述了饮食生化输布的过程，并指出通过气口脉象可以判断疾病预后；最后讲述了六经偏盛所发生病变的症状和治疗方法。

【原文】

黄帝问曰：人之居处、动静、勇怯[1]，脉亦为之变乎？

岐伯曰：凡人之惊恐恚劳动静，皆为变也。是以夜行则喘[2]出于肾，淫气[3]病肺。有所堕恐，喘出于肝，淫气害脾。有所惊恐，喘出于肺，淫气伤心。度水跌仆，喘出于肾与骨，当是之时，勇者气行则已，怯者则着而为病也。故曰：诊病之道，观人勇怯骨肉皮肤，能知其情，以为诊法也。

故饮食饱甚，汗出于胃；惊而夺精，汗出于心；持重远行，汗出于肾；疾走恐惧，汗出于肝；摇体劳苦，汗出于脾。故春秋冬夏，四时阴阳，生病起于过用，此为常也。

食气入胃，散精于肝，淫气[4]于筋。食气入胃，浊气[5]归心，淫精于脉。脉气流经，经气归于肺，肺朝百脉[6]，输精于皮毛。脉合精，行气于腑。腑精神明，留于四脏[7]。气归于权衡，权衡[8]以平，气口成寸，以决死生。

饮入于胃，游溢[9]精气，上输于脾；脾气散精，上归于肺，通调水道，下输膀胱。水精四布，五经并行，合于四时五脏阴阳，揆度[10]以为常也。

【注释】

①居处：居住的处所和环境。动静：生活的辛劳或安逸。勇怯：性格的勇敢或怯懦。②喘：这里的"喘"非"气喘"之"喘"，指因惊恐恚劳动静，脉气发生的变化。③淫气：气有余而为害。张介宾："过用曰淫。"④淫气：此处意为滋润，渗透。⑤浊气：谷气。人体营养，一为源于天的空气，古人称为"清气"；一为源于地的五谷之气，古人称为"浊气"。⑥肺朝百脉：百脉会合于肺。朝，会。⑦四脏：指心、肝、脾、肾

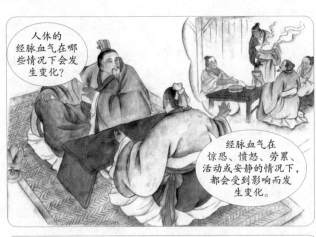

人体的经脉血气在哪些情况下会发生变化？

经脉血气在惊恐、愤怒、劳累、活动或安静的情况下，都会受到影响而发生变化。

人们的居住环境、劳逸和性情会影响经脉血气的变化。

四脏。⑧权衡：指阴阳气血平衡。⑨游溢：敷布分散。⑩揆度：揣测，测度。

【译文】

黄帝问道：人们的居住环境、劳逸和性情的勇敢怯懦有所不同，其经脉血气也随之发生变化吗？

岐伯回答说：人在惊恐、愤怒、劳累、活动或安静的情况下，经脉血气都要受到影响而发生变化。所以，夜间远行劳累，就会扰动肾气，使肾气不能闭藏而外泄，同时气喘从肾脏发出，其偏胜之气，就会侵犯肺脏。如果因坠堕而受到恐吓，就会扰动肝气，同时气喘从肝发出，其偏胜之气就会侵犯脾脏。如果有所惊恐，则神越气乱，扰动肺气，气喘从肺发出，其偏胜之气就会侵犯心脏。如果渡水而跌仆，跌仆伤骨，肾主骨，水湿之气与肾相通，导致肾气和骨气受到扰动，气喘从肾和骨发出，在这种情况下，身体强盛的人，气血畅行，病就会自愈；怯弱的人，气血留滞，就会发生病变。所以说：诊察疾病，必须观察病人的勇怯及骨骼、肌肉、皮肤的变化，从而了解病情，并以此作为诊病的方法。

所以，如果饮食过饱，就会使得食气蒸发而胃部出汗；惊恐就会神气浮越，导致心气受伤而心出汗；负重而远行的时候，骨劳气越，会出现肾气受伤而肾出汗；疾走而恐惧的时候，由于疾走伤筋，恐惧伤魂，则会出现肝气受伤而肝出汗；劳累过度的时候，由于脾主肌肉四肢，会出现脾气受伤而脾出汗。春、夏、秋、冬四季阴阳的变化都有其规律，人在这些变化中发生疾病，就是因为身体的体力、饮食、劳累、精神等过度，这是通常的情况。

食物进入胃中消化，化生的一部分精微之气输散到肝脏，再由肝将精微之气滋养全身的筋脉。饮食进入胃中，所化生的另一部分浓厚的精微之气，进入心，再由心将精气滋养血脉。血气流行在经脉当中，到达肺，肺又将血气输送到全身百脉中去，最后把精气输送到皮毛。皮毛和经脉的精气汇合，又回流到脉中，脉中的精微之气，运行到六腑。六腑的精气化生神明，输入流于四脏。这些正常的生理活动，都要取决于气血阴阳的平衡；气血阴阳平衡，会表现在气口的脉象变化上；气口的脉象变化，可以用来判断疾病的死生。

水液入胃以后，游溢布散其精气，上行输送到脾；经过脾对精华的布散转输，向上输送到肺；肺气运行，通调水道，向下输送到膀胱。这样，水精四布，在外布散于皮毛，向内灌输于五脏的经脉，并能与四时寒暑的更替和五脏阴阳的变化相符合，就是可以测度的经脉的正常生理现象。

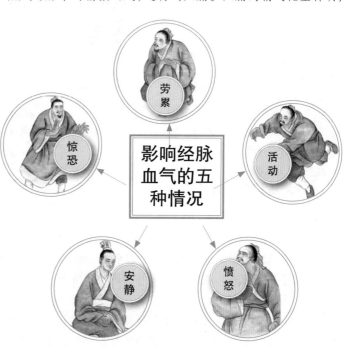

劳累

惊恐

影响经脉血气的五种情况

活动

安静

愤怒

【原文】

太阳脏独至[1]，厥喘虚气逆，是阴不足阳有余也，表里[2]当俱泻，取之下俞[3]。阳明脏独至，是阳气重并[4]也，当泻阳补阴，取之下俞。少阳脏独至，是厥气也，跻前卒大，取之下俞。少阳独至者，一阳[5]之过也。太阴脏搏者，用心省真，五脉气少，胃气不平，三阴也，宜治其下俞，补阳泻阴。一阳独啸[6]，少阳厥也，阳并于上，四脉争张，气归于肾，宜治其经络，泻阳补阴。一阴[7]至，厥阴之治也，真虚痏心[8]，厥气留薄，发为白汗[9]，调食和药，治在下俞。

帝曰：太阳脏何象？

岐伯曰：象三阳而浮也。

帝曰：少阳脏何象？

岐伯曰：象一阳也，一阳脏者，滑而不实也。

帝曰：阳阴脏何象？

岐伯曰：象大浮也。太阳脏搏，言伏鼓也；二阴搏至，肾沉不浮也。

【注释】

①独至：偏盛。张介宾："言脏气不和而有一脏太过者，气必独至。"②表里：经脉的表里。此指太阳和少阴。③下俞：该经的下腧。下腧是足经之腧穴，这里指足太阳经腧穴束骨穴，足少阴经腧穴太溪穴。④重并：同时并聚。张志聪："两阳合于前，故曰阳明。阳明之独至，是太少重并于阳明，阳盛故阴虚矣。"⑤一阳：少阳。⑥"一阳独啸"两句：新校正："详此上明三阳，此言三阴，今此再言少阳而不及少阴者，疑此一阳二阴之误也。"独啸，张介宾："独啸，独炽之谓。"⑦一阴：足厥阴肝经。⑧真虚痏（yuān）心：真气大虚，心中酸痛不适。⑨白汗：出大汗。

太阳经偏盛	脉象	阴不足阳有余
	症状	厥逆、喘息、虚气上逆
	诊法	表里两经都用泻法，取足太阳经的束骨穴和足少阴经的太溪穴
少阳经偏盛	脉象	厥气
	症状	阳跻脉前的少阳脉猝然盛大
	诊法	取少阳经的临泣穴进行治疗
阳明经偏盛	脉象	太阳、少阳之气过盛
	诊法	用泻阳补阴疗法，泻足阳明经的陷谷穴，补足太阴经的太白穴

【译文】

太阳经脉偏盛，就会发生厥逆、喘息、虚气上逆等症状，这是阴不足而阳有余的缘故，表里两经都应当用泻法，取足太阳经的束骨穴和足少阴经的太溪穴。阳明经脉偏盛，是太阳、少阳之气盛实于阳明，应当用泻阳补阴的治疗方法，要泻足阳明经的陷谷穴，补足太阴经的太白穴。少阳经脉偏盛，就要发生厥气上逆，所以阳跻脉前的少阳脉猝然盛大，应当取足少阳经的临泣穴。少阳经脉偏盛而单独到来，说明是少阳太过。太阴经脉鼓搏有力，应当细心审查是否有真脏脉出现，如果五脏的脉气都减少，胃气又不平和，就是足太阴脾经太过，应当用补阳泻阴的治疗方法，补足阳明的陷谷穴，泻足太阴的太白穴。二阴经脉独盛，是少阴厥气上逆，而阳气并越于上部，心、肝、脾、肺四脏受到影响，四脏之脉争张于外，病的根源在于肾，应当治其表里的经络，泻足太阳经的经穴昆仑、络穴飞扬，补足少阴的经穴复溜、络穴大钟。一阴经脉偏盛，是厥阴经脉所主，出现真气虚弱，心中酸痛不适的症状，厥气留于经脉与正气相搏而出现大汗，应该注意饮

审查是否有真脏脉出现	脉象	太阴经脉鼓博有力
五脏的脉气都减少，胃气又不平和	症状	
用补阳泻阴疗法，补足阳明经的陷谷穴，泻足太阴经的太白穴	诊法	
厥气留于经脉，与正气相搏	脉象	厥阴经偏盛
真气虚弱，心中酸痛不适，大汗	症状	
注意饮食调养和药物治疗，取厥阴经下部的太冲穴，泻出邪气	诊法	
阳气过盛	脉象	少阴经单独亢盛
少阴厥气上逆，阳气并越于上部，心、肝、脾、肺四脏之脉争张于外，病根在肾	症状	
治其经络的表里，泻足太阳经穴昆仑穴、络穴飞扬穴，补足少阴经穴复溜穴，络穴大钟穴	诊法	

食调养和药物的治疗，如果用针刺，应取厥阴经下部的太冲穴，以泻除邪气。

　　黄帝问：太阳经的脉象是怎样的呢？

　　岐伯说：其脉象好像三阳之气浮盛于外，所以脉象较为轻浮。

　　黄帝问：少阳经的脉象是怎样的呢？

　　岐伯说：其脉象好像一阳之初生，所以滑利而不坚实。

　　黄帝问：阳明经的脉象是怎样的呢？

　　岐伯说：其脉象洪大而浮。太阴经的脉象搏动，虽然沉伏而指下仍感觉搏击有力；二阴经脉搏动，则是肾脉沉而不浮的现象。

◎脏气法时论篇：五脏的保养◎

【导读】

本篇根据五行生克的规律，论述了五脏之气与四时的关系，提出了五脏之气的生克制化均取法于四时五行的观点，所以命名为"脏气法时论"。

本篇的主要内容有：一、论述依据四时五行的生克制化规律，结合人体五脏之气来治疗疾病的道理；二、阐明五脏病痊愈、加重、稳定、好转的时间，及其禁忌与治疗原则；三、论述五脏虚实的证候及治疗方法；四、论述五色、五味、五谷、五果、五畜、五菜对五脏之所宜。

【原文】

黄帝问曰：合人形以法四时五行而治①，何如而从？何如而逆？得失之意，愿闻其事。

岐伯对曰：五行者，金木水火土也，更贵更贱②，以知死生，以决成败，而定五脏之气，间甚③之时，死生之期也。

帝曰：愿卒闻之。

岐伯曰：肝主春，足厥阴少阳主治，其日甲乙④；肝苦急，急食甘以缓之。心主夏，手少阴太阳主治，其日丙丁；心苦缓，急食酸以收之。脾主长夏，足太阴阳明主治，其日戊己；脾苦⑤湿，急食苦⑥以燥之。肺主秋，手太阴阳明主治，其日庚辛，肺苦气上逆，急食苦以泄之。肾主冬，足少阴太阳主治，其日壬癸，肾苦燥，急食辛以润之。开腠理，致津液，通气也⑦。

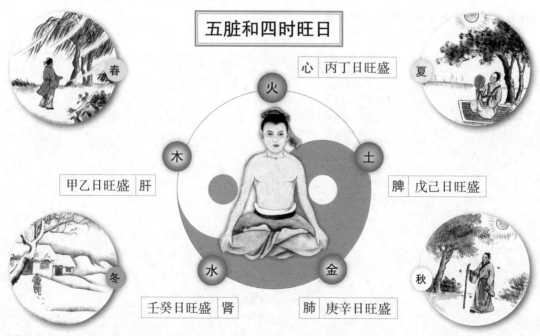

五脏和四时旺日

心 丙丁日旺盛

甲乙日旺盛 肝

脾 戊己日旺盛

壬癸日旺盛 肾

肺 庚辛日旺盛

【注释】

① 法四时五行而治：根据四时五行生克的规律，制定治疗原则。② 更贵更贱：指五行交替地兴旺和衰落。旺时为贵，衰时为贱。高世栻："贵者，木旺于春，火旺于夏。贱者，木败于秋，火灭于冬。更贵更贱者，生化迭乘，寒暑往来也。"③ 间甚：病减轻为间，病加重为甚。④ 其日甲乙：甲乙属木，木分阴阳，甲为阳木，乙为阴木，阳木内应足少阳胆经，阴木内属足厥阴肝经，故胆旺于甲日，肝旺于乙日，故曰"其日甲乙"。余脏类推。⑤ 苦：患、怕，即难以忍受。⑥ 苦：当为"咸"之误。⑦ "开腠理"三句："滑寿：此一句九字，疑原是注文。"

【译文】

黄帝问道：结合人体五脏之气的具体情况，运用四时五行的生克制化规律来治疗疾病，怎样是从，怎样是逆呢？我想了解治疗方法中的从逆和得失的情况。

岐伯回答说：五行就是金、木、水、火、土，配合时令气候，有衰旺胜克的变化，从这些变化中可以预测疾病的生死，分析治疗的成败，确定五脏之气的盛衰、疾病轻重的时间，以及生死的日期。

黄帝说：我想听您详尽地讲一讲。

岐伯说：肝属木，旺于春，肝与胆互为表里，春天是足厥阴肝经和足少阳胆经主治的时间，甲乙属木，足少阳胆经为甲木，足厥阴肝经为乙木，所以肝胆在甲乙日最为旺盛；肝对应五种情志中的怒，怒则气急，而甘味能缓解气急，因此应当进食甘味来缓解它。心属火，旺于夏，心与小肠互为表里，夏天是手少阴心经和手太阳小肠经主治的时间；丙丁属火，手少阴心经为丁火，手太阳小肠经为丙火，所以心与小肠在丙丁日最为旺盛；心对应五种情志中的喜，喜则气缓，心气过缓则心气虚而散，酸味能收敛，所以应当进食酸味来收敛它。脾属土，旺于长夏六月，脾与胃互为表里，长夏是足太阴脾经和足阳明胃经主治的时间；戊己属土，足太阴脾经是己土，足阳明胃经是戊土，所以脾与胃在戊己日最为旺盛；脾性恶湿，湿盛则伤脾，苦味能燥湿，因此应当进食苦味来燥湿健脾。肺属金，旺于秋；肺与大肠互为表里，秋天是手太阴肺经和手阳明大肠经主治的时间；庚辛属金，手太阴肺经是辛金，手阳明大肠经是庚金，所以肺与大肠在庚辛日最为旺盛；肺主气，其性清肃，如果气上逆，就会引发肺病，苦味能泄，所以应当进食苦味来宣泄它。肾属水，旺于冬，肾与膀胱互为表里，冬天是足少阴肾经与足太阳膀胱经主治的时间；壬癸属水，足少阴肾经是癸水，足太阳膀胱经是壬水，所以肾与膀胱在壬癸日最为旺盛；肾为水脏，喜润而恶燥，所以应当进食辛味来润泽它。这样才能开发腠理，输布津液，疏通五脏之气。

【原文】

病在肝，愈于夏；夏不愈，甚于秋；秋不死，持①于冬；起于春，禁当风②。肝病者，愈在丙丁；丙丁不愈，加于庚辛；庚辛不死，持于壬癸，起于甲乙。肝病者，平旦慧③，下晡④甚，夜半⑤静。肝欲散，急食辛以散之，用辛补之，酸泻之⑥。

病在心，愈在长夏；长夏不愈，甚于冬；冬不死，持于春，起于夏；禁温食热衣。心病者，愈在戊己；戊己不愈，加于壬癸；壬癸不死，持于甲乙，起于丙丁。心病者，日中⑦慧，夜半甚，平旦⑧静。心欲耎，急食咸以软之⑨，用咸补之，甘泻之⑩。

病在脾，愈在秋，秋不愈，甚于春；春不死，持于夏，起于长夏；禁温食饱食，湿地濡衣。脾病者，愈在庚辛；庚辛不愈，加于甲乙；甲乙不死，持于丙丁，起于戊己。脾病者，

五脏病	肝病	心病	脾病	肺病	肾病
治愈季	夏	长夏	秋	冬	春
加重季	秋	冬	春	夏	长夏
稳定季	冬	春	夏	长夏	秋
好转季	春	夏	长夏	秋	冬
禁忌	受风邪侵袭	食温热食物，衣服太过温暖	食温热食物，饮食过饱，居湿地，穿湿衣	食寒冷食物，穿得太单薄	食火烤油炸的过热食物，穿经火烘烤过的衣服
治愈日	丙丁日	戊己日	庚辛日	壬癸日	甲乙日
加重日	庚辛日	壬癸日	甲乙日	丙丁日	戊己日
稳定日	壬癸日	甲乙日	丙丁日	戊己日	庚辛日
好转日	甲乙日	丙丁日	戊己日	庚辛日	壬癸日
清爽时	早晨时	中午时	午后时	傍晚时	半夜时
加重时	傍晚时	夜半时	日出时	中午时	辰戌丑未四时
平稳时	夜半时	早晨时	傍晚时	半夜时	傍晚时
调理	肝病须疏泄，应当用辛味药	心病须缓软，应当用咸味药	脾病须缓和，应当用甘味药	肺气须收敛，用酸味药	肾气须坚固，应当用苦味药
补药	辛味药	咸味药	甘味药	酸味药	苦味药
泻药	酸味药	甘味药	苦味药	辛味药	咸味药

日昳[11]慧，日出[12]甚，下晡静。脾欲缓，急食甘以缓之，用苦泻之，甘补之[13]。

　　病在肺，愈于冬；冬不愈，甚于夏；夏不死，持于长夏，起于秋；禁寒饮食、寒衣。肺病者，愈在壬癸；壬癸不愈，加于丙丁；丙丁不死，持于戊己，起于庚辛。肺病者，下晡慧，日中甚，夜半静[14]。肺欲收，急食酸以收之，用酸补之，辛泻之[15]。

　　病在肾，愈在春；春不愈，甚于长夏；长夏不死，持于秋，起于冬；禁犯焠㶼热食[16]，温炙衣。肾病者，愈在甲乙；甲乙不愈，甚于戊己；戊己不死，持于庚辛，起于壬癸。肾病者，夜半慧，四季甚[17]，下晡静。肾欲坚，急食苦以坚之，用苦补之，咸泻之[18]。

　　夫邪气之客于身也，以胜相加[19]，至其所生而愈[20]，至其所不胜而甚[21]，至于所生而持[22]，自得其位而起[23]。必先定五脏之脉[24]，乃可言间甚之时，死生之期也。

【注释】

①持：相持而稳定。病情无大变化，相对稳定。②禁当风：禁止吹风。③慧：清爽舒适。④下晡（bū）：午后申、酉两个时辰为晡，下晡为这两个时辰末，将要进入戌时的时候。⑤夜半：指水旺于子的时候。⑥"用辛"两句：吴崑："顺其性为补，反其性为泻。肝木喜辛散，而恶酸收，

故辛为补，而酸为泻也。"⑦ 日中：午时，为火旺之时。⑧ 平旦：平旦属卯，为木旺之时。⑨ "心欲耎"两句：张介宾："心火太过则为燥越，故宜食咸以耎之，盖咸从水化，能相济也。"耎，同"软"。⑩ "用咸"两句：吴崑："心火喜软而恶缓，故咸为补，甘为泻也。"⑪ 日昳（dié）：午后未时，为脾旺之时。⑫ 日出：按《甲乙经》"日出"作"平旦"，"虽日出与平旦时等……盖日出于冬夏之期有早晚，不若平旦之为得也"。⑬ "用苦"两句：脾喜燥恶湿，苦性燥，故脾以苦为泻，脾欲缓，甘则顺其性而缓之，故补脾用甘。⑭ 夜半静：夜半，应为"日昳"。丹波元简："据前后文例，当是云'日昳静'。"⑮ "用酸"两句：金性收敛，辛反其性而发散，故为泻。金欲收，酸则顺其性而收，故补肺用酸。⑯ 焠（cuì）焫（āi）热食：烧爆的食物。焠，烧也。焫，热甚也。下文温炙衣指经火烘烤过的衣服。⑰ 四季甚：王冰："土旺则甚。"指辰、戌、丑、未四个时辰，相当于一日中的四季。⑱ "用苦"两句：王冰："苦补取其坚也，咸泻取其软也。水性凝滞，咸则反其性而软，故为泻。水欲坚，苦则顺其性而坚，故补肾用苦。"⑲ 以胜相加：以强凌弱。加，侵侮。如风胜则脾病，为木克土。余脏类推。⑳ 至其所生而愈：至其所生的时日而愈，如肝病愈于夏，愈于丙丁，为木生火。余脏类推。㉑ 至其所不胜而甚：至被克的时日而病加重，如肝病甚于秋，加于庚辛，为金克木。余脏类推。㉒ 至于所生而持：至生己的时日而病情相对稳定，如肝病持于冬，持于壬癸，为水能生木。余脏类推。㉓ 自得其位而起：到本脏当旺的时日，如肝病起于春，起于甲乙，甲乙与春均为木旺之时。余脏类推。㉔ 五脏之脉：五脏的正常脉象，如肝脉弦、心脉钩、脾脉缓、肺脉毛、肾脉石。

【译文】

肝脏有病，在夏季最容易治愈；如果在夏季不愈，到秋季病情就会加重；如果在秋季没有死亡，到冬季病情就会维持稳定不变的状态；到来年春季病就会好转，因为风气容易侵犯肝，所以肝病病人要避免受到风邪侵袭。有肝病的人，在丙丁日最容易治愈；如果丙丁日不愈，到庚辛日病情就会加重；如果庚辛日没有死亡，到壬癸日病情就会维持稳定不变的状态，到了甲乙日病就会好转。患肝病的人，在早晨的时候精神清爽，傍晚的时候病情会加重，到半夜时病情会平稳下来。肝病需要疏泄调达，因此治疗肝病应用辛味药来疏散它，需要补的要以辛味药来补，需要泻的要以酸味药来泻。

心脏有病，在长夏最容易治愈；如果在长夏不愈，到了冬季病情就会加重；如果在冬季没有死亡，到了来年的春季病情就会维持稳定不变的状态，到了夏季病就会好转；心有病的人应忌食温热食物，衣服也不能穿得太暖。有心病的人，在戊己日最容易治愈；如果戊己日不愈，到壬癸日病情就会加重；如果在壬癸日没有死亡，到甲乙日病情就会维持稳定不变的状态，到丙丁日病就会好转。心脏有病的人，在中午的时候神清气爽，半夜时病情加重，早晨时病情会平稳下来。心病需缓软，因此治疗时应当用咸味药来柔软它，需要补的要以咸味药来补，需要泻的要以甘味药来泻。

脾脏有病，在秋季最容易治愈；如果在秋季不愈，到春季病情就会加重；如果在春季没有死亡，到夏季病情就会维持稳定不变的状态，到长夏病情就会好转。脾病应禁食温热性食物并避免饮食过饱、居湿地、穿湿衣等。脾有病的人，在庚辛日最容易治愈；如果在庚辛日不愈，到甲乙日就会加重；如果甲乙日没有死亡，到丙丁日病情就会维持稳定不变的状态，到了戊己日病情就会好转。脾有病的人，在午后的时间精神清爽，日出时病情加重，傍晚时病情会平稳下来。脾脏病需要缓和，甘能缓中，所以应当服用甘味药来缓和它，需要泻的要用苦味药来泻，需要补的要以甘味药来补。

肺脏有病，在冬季最容易治愈；如果在冬季不愈，到夏季病情就会加重；如果在夏季没有死亡，至长夏时病情就会维持稳定不变的状态，到了秋季病情就会好转。肺有病应禁忌寒冷饮食及穿得太单薄。肺有病的人，在壬癸日最容易治愈；如果在壬癸日不愈，到丙丁日病情就会加重；如果在丙丁日不死，到戊己日病情就会维持稳定不变的状态，到了庚辛日就会好转。肺有病的人，傍晚的时候精神舒爽，到中午时病情加重，到半夜时病情会平稳下来。肺气需要收敛，所以应当进食酸味药来收敛它，需要补的要用酸味药来补，需要泻的要用辛味药来泻。

肾脏有病，在春季最容易治愈；如果在春季不愈，到长夏时病情就会加重；如果在长夏没有死亡，到秋季病情就会维持稳定不变的状态，到冬季病情就会好转。肾病禁食火烤油炸的过热食物和穿经火烘烤过的衣服。肾有病的人，在甲乙日最容易治愈；如果在甲乙日不愈，到戊己日病情就会加重；如果在戊己日没有死亡，到庚辛日病情就会维持稳定不变的状态，到壬癸日病情就会好转。肾有病的人，在半夜的时候精神舒爽，在一日当中辰、戌、丑、未四个时辰病情加重，在傍晚时病情会平稳下来。肾主闭藏，治疗肾病需要坚固肾气，因此应当服用苦味药来坚固它，需要补的要用苦味药来补，需要泻的要用咸味药来泻。

凡是邪气侵袭人体，都是以强凌弱，遇到与所生之脏相应的时间，疾病就能痊愈；遇到与该脏相克的时间，病情就会加重；遇到与生己之脏相对应的时间，疾病就会呈现稳定状态；遇到该脏应当旺盛的时间，疾病就会好转。但必须先明确五脏的平脉脉象，然后才能推测疾病的轻重时间及死生的日期。

【原文】

肝病者，两胁下痛引少腹，令人善怒；虚则目䀮䀮无所见[1]，耳无所闻，善恐，如人将捕之。取其经，厥阴与少阳。气逆，则头痛，耳聋不聪，颊肿，取血者[2]。

心病者，胸中痛，胁支满，胁下痛，膺背肩甲[3]间痛，两臂内痛；虚则胸腹大，胁下与腰相引而痛。取其经，少阴太阳，舌下血者。其变病，刺郄[4]中血者。

脾病者，身重善肌[5]，肉痿，足不收，行善瘛[6]，脚下痛；虚则腹满肠鸣，飧泄食不化。取其经，太阴阳明，少阴血者。

肺病者，喘咳逆气，肩背痛，汗出，尻、阴股、膝、髀、腨、胻、足皆痛。虚则少气，不能报息[7]，耳聋嗌干。取其经，太阴足太阳之外，厥阴内，血者。

肾病者，腹大胫肿，喘咳身重，寝汗[8]出，憎风[9]；虚则胸中痛，大腹小腹痛，清厥[10]，意不乐。取其经，少阴太阳血者。

肝色青，宜食甘，粳米、牛肉、枣、葵，皆甘。心色赤，宜食酸，小豆、犬肉、李、韭，皆酸。肺色白，宜食苦，麦、羊肉、杏、薤，皆苦。脾色黄，宜食咸，大豆、豕肉、栗、藿，皆咸。肾色黑，宜食辛，黄黍、鸡肉、桃、葱，皆辛。辛散，酸收，甘缓，苦坚，咸软。

毒药[11]攻邪。五谷[12]为养，五果[13]为助，五畜[14]为益，五菜为充[15]，气味合而服之，以补精益气。此五者，有辛酸甘苦咸，各有所利，或散或收，或缓或急，或坚或软，四时五脏病，随五味所宜也。

【注释】

①目䀮（huāng）䀮无所见：眼睛昏花，视物不清。②取血者：在经血盛处放血。③甲：同"胛"。④郄（xì）：阴郄穴。马元台："手少阴之郄，曰阴郄穴者，在掌后脉中去腕半寸。"⑤肌：

当作"饥"。⑥瘛(chì)：抽掣。张介宾："手足掉掣也。"⑦不能报息：呼吸短促，难以接续。张介宾："报，复也。不能报息，谓呼吸气短，难于接续也。"⑧寝汗：盗汗。⑨憎风：恶风。⑩清厥：厥冷。⑪毒药：药物之统称。与今之毒药概念不同，药物性味各有所偏，这种药性之偏，古人称之为"毒性"。⑫五谷：粳米、小豆、麦、大豆、黄黍。⑬五果：桃、李、杏、栗、枣。⑭五畜：牛、羊、猪、鸡、犬。⑮五菜：葵、藿（豆叶）、薤、葱、韭。充：充实于脏腑。

【译文】

肝脏有病，会出现两胁下疼痛牵引少腹的症状，使人容易发怒，这是肝气实的症状；如果肝气虚，则出现两眼昏花而视物不明，两耳也听不见声音，容易恐惧，好像有人要逮捕他一样的症状。治疗时，取用厥阴肝经和少阳胆经的经穴。如果肝气上逆，则会引发头痛、耳聋而听觉失灵、面颊肿胀，应取厥阴、少阳经脉，进行针刺放血治疗。

心脏有病，会出现胸中疼痛，胁部支撑胀满，胁下疼痛，胸膺部、背部及肩胛间疼痛，两臂内侧疼痛的症状，这是心实的症状。心虚，则出现胸腹部胀大，胁下和腰部牵引作痛的症状。治疗时，取用少阴心经和太阳小肠经的经穴，并刺舌下的廉泉穴进行放血治疗。如果病情有变化，与刚发病时有所不同，应当针刺阴郄穴放血治疗。

脾脏有病，会出现身体沉重，容易饥饿，肌肉痿软无力，两脚弛缓不收，行走时容易抽搐，脚下疼痛，这是脾实的症状；脾虚则腹部胀满，肠鸣，泄下而食物不化。治疗时，取用太阴脾经、阳明胃经和少阴肾经的经穴，进行放血治疗。

肺脏有病，会出现喘咳气逆，肩背部疼痛，出汗，尻、阴股、膝、髋、小腿肚、小腿下半部、脚等部都发生疼痛，这是肺实的症状；如果肺虚，就出现少气、呼吸困难而难于接续、耳聋、咽干等症状。治疗时，取用太阴肺经的经穴，以及足太阳经的外侧，足厥阴内侧 ，即足少阴肾经的经穴，进行放血治疗。

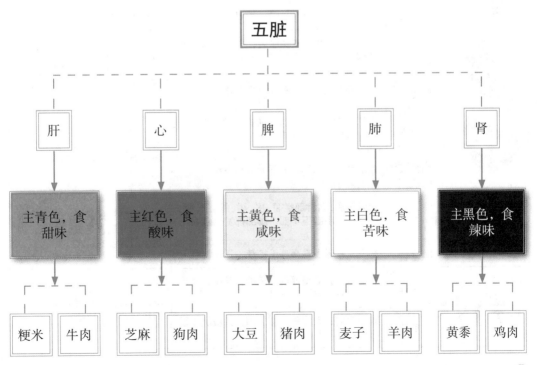

　　肾脏有病，会出现腹部胀大，胫部浮肿，气喘，咳嗽，身体沉重，睡后出汗，恶风，这是肾实的症状；如果肾虚，就出现胸中疼痛，大腹和小腹疼痛，四肢厥冷，心中闷闷不乐的症状。治疗时，取用足少阴肾经和足太阳膀胱经的经穴，进行放血治疗。

　　肝与青色相应，肝病宜食甘味，粳米、牛肉、枣、葵菜都是属于味甘的。心与赤色相应，心病宜食酸味，小豆、犬肉、李子、韭菜都是属于酸味的。肺与白色相应，肺病宜食苦味，小麦、羊肉、杏、薤都是属于苦味的。脾与黄色相应，脾病宜食咸味，大豆、猪肉、栗子、藿都是属于咸味的。肾与黑色相应，肾病宜食辛味，黄黍、鸡肉、桃、葱都是属于辛味的。辛味能发散，酸味能收敛，甘味能缓急，苦味能坚燥，咸味能软坚。

　　药物可以用来攻逐病邪，五谷可以滋养五脏之气，五果能帮助五谷充养人体，五畜用以补益五脏，五菜用以充养脏腑，将药物与谷果肉菜依照气味调配服用，可以补精益气。上述五类食物，各有辛、酸、甘、苦、咸等不同气味，各有其不同的作用，或散，或收，或缓，或急，或坚，或软，在运用的时候，要根据春、夏、秋、冬四时和五脏之气的盛衰情况，合理地利用五味来治疗疾病。

五脏之病症及疗法

五脏	症状		治疗
肝	实证	两胁下疼痛牵引少腹，容易发怒	取厥阴肝经和少阳胆经的经穴
	虚证	两眼昏花，视物不清，两耳听不见声音，容易恐惧	
	气逆	头痛，耳聋而听觉失灵，面颊肿胀	取厥阴、少阳的经脉，针刺放血
心	实证	胸中疼痛，胁部支撑胀满，胁下、胸膺部、背部、肩胛间、两臂内侧疼痛	取少阴心经和太阳小肠经的经穴，并刺舌下的廉泉穴放血，病情有变化，则刺阴郄穴放血
	虚证	胸腹部胀大，胁下和腰部牵引作痛	
脾	实证	身体沉重，容易饥饿，肌肉萎软无力，行走时容易抽搐，脚下疼痛	取太阴脾经、阳明胃经和少阴神经的经穴，针刺放血
	虚证	腹部胀满，肠鸣，泄下而食物不化	
肺	实证	喘咳气逆，肩背部疼痛，尻、阴、股、膝、髋、小腿肚、小腿下半部、脚部都发生疼痛	取太阴肺经的经穴，以及足太阳经的外侧，足厥阴内侧，即足少阴肾经的经穴
	虚证	少气，呼吸困难而难于接续，耳聋，咽干	
肾	实证	腹部胀大，胫部浮肿，气喘，咳嗽，身体沉重，睡后出汗，恶风	取足少阴肾经和足太阳膀胱经的经穴，针刺放血
	虚证	胸中疼痛，大腹和小腹疼痛，四肢厥冷，心中闷闷不乐	

◎宣明五气篇：五味与五脏的关系◎

【导读】

宣明，即宣扬阐明之意。五气，即五脏之气。本篇上接《脏气法时论篇》的内容，对于人体五脏之气的功能变化规律进行了更加深入细致的宣扬和阐明，所以名为"宣明五气"。

本篇主要讲述了与五脏之气相关的五味所宜、发病情况、饮食禁忌、药食性味、病情变化、脏腑功能、脉象表现等内容，以作为诊断治疗时的指导原则。

【原文】

五味所入：酸入肝，辛入肺，苦入心，咸入肾，甘入脾，是谓五入。

五气所病①：心为噫②，肺为咳③，肝为语④，脾为吞⑤，肾为欠、为嚏⑥。胃为气逆、为哕、为恐⑦，大肠、小肠为泄⑧，下焦溢为水⑨，膀胱不利为癃，不约为遗溺⑩，胆为怒⑪。是谓五病。

五精所并⑫：精气并于心则喜，并于肺则悲，并于肝则忧，并于脾则畏，并于肾则恐。是谓五并，虚而相并者也。

五脏所恶：心恶热，肺恶寒，肝恶风，脾恶湿，肾恶燥。是谓五恶。

五脏化液：心主汗⑬，肺主涕，肝主泪，脾主涎⑭，肾主唾⑮。是谓五液。

【注释】

① 五气所病：五脏之气的病变。杨上善："五脏从口中所出之气，皆是人常气之变也。"② 心为噫：噫，噫气。王冰："象火炎上，烟随焰出，心不受秽，故噫出之。"③ 肺为咳：王冰："象金坚劲，扣之有声，邪击于肺，故为咳也。"④ 肝为语：语，以事告人，告诉。王冰："象木枝条，而形支别，语宣委曲，故出于肝。"⑤ 脾为吞：王冰："象土包容，物归于内，翕如皆受，故为吞也。"⑥ 肾为欠、为嚏：王冰："泉水下流，上生云雾，气郁于胃，故欠生焉。"⑦ 胃为气逆、为哕、为恐：哕，呃逆，打嗝。王冰："水谷之海，肾与为关，关闭不利，则气逆而上行，以包容水谷，性喜受寒，寒谷相薄，故为哕也。寒盛则哕起，热盛则恐生。何者？胃热则肾气微弱，故为恐也。"⑧ 大肠、小肠为泄：王冰："大肠为传导之腑，小肠为受盛之腑，受盛之气既虚，传导之司不禁，故为泄利也。"⑨ 下焦溢为水：王冰："下焦为分注之所，气窒不泻，则溢而为水。"⑩ "膀胱"两句：王冰："膀胱为津液之府，水注由之。然三焦脉实，约下焦而不通，则不得小便；足三焦脉虚，不约下焦，则遗溺也。"⑪ 胆为怒：王冰："中

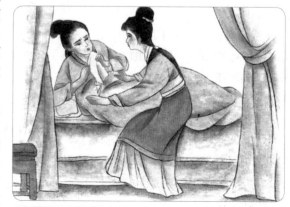

肺气失调使人咳嗽。

正决断，无私无偏，其性刚决，故为怒也。"⑫五精所并：并，合并，会聚一处。五脏精气相乘并于一脏，化生实邪为病。⑬心主汗：津液渗入脉中，转化为血液，归属于心，而血中津液，又可渗出于脉外，其中随卫气外泄的部分，就是汗。⑭脾主涎：涎，口液。杨上善："脾足太阴脉，通于五谷之液，上出廉泉，故名为涎。"⑮肾主唾：张介宾："唾生于舌下，足少阴肾脉，循喉咙，挟舌本也。"

【译文】

饮食五味进入胃中后，各自进入与其相应的脏腑：酸味入肝，辛味入肺，苦味入心，咸味入肾，甘味入脾，这就是五入。

五脏之气失调后所发生的病变：心气失调会嗳气，肺气失调会咳嗽，肝气失调会多言，脾气失调会吞酸，肾气失调则会呵欠，打喷嚏。胃气失调则气逆为哕，会有恐惧感；大肠、小肠病则不能泌别清浊，传送糟粕，而为泄泻；下焦不能通调水道，则水液泛溢于皮肤而为水肿；膀胱之气化不利，则为癃闭，不能约制，则为遗尿；胆气失调则易发怒。这是五脏之气失调而发生的病变。

五脏之精气相并所发生的疾病：精气并于心则喜，精气并于肺则悲，精气并于肝则忧，精气并于脾则畏，精气并于肾则恐。这就是所说的五并，都是五脏乘虚相并所致。

五脏各有所厌恶：心厌恶热，肺厌恶寒，肝厌恶风，脾厌恶湿，肾厌恶燥。这是五脏所恶。

五脏化生的液体：心之液化为汗，肺之液化为涕，肝之液化为泪，脾之液化为涎，肾之液化为唾。这是五脏化生的五液。

【原文】

五味所禁：辛走气，气病，无多食辛；咸走血，血病，无多食咸；苦走骨，骨病，无多食苦；甘走肉，肉病，无多食甘；酸走筋，筋病，无多食酸。是谓五禁，无令多食。

五病所发：阴病发于骨，阳病发于血，阴病发于肉，阳病发于冬，阴病发于夏①。是谓五发。

五邪所乱：邪入于阳则狂②，邪入于阴则痹③，搏阳则为巅疾④，搏阴则为瘖⑤，阳入之阴则静，阴出之阳则怒。是谓五乱。

五邪所见：春得秋脉，夏得冬脉，长夏得春脉，秋得夏脉，冬得长夏脉，名曰阴出之阳，病善怒，不治⑥。是谓五邪，皆同命，死不治。

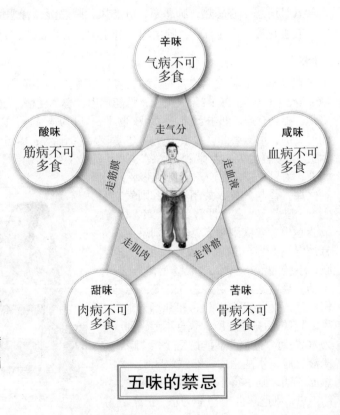

五味的禁忌

【注释】

①"阳病发"两句：肝为阳脏，其病发源于冬；肺为阴脏，其病发源于夏。② 邪入于阳则狂：狂，精神狂乱，相当于今躁狂型精神病。杨上善："热气入于阳脉，重阳故为狂病。" ③ 邪入于阴则痹：杨上善："寒邪入于阴脉，重阴故为血痹。" ④ 巅疾：头部的疾患，如头痛、眩晕，以至昏仆等病证。⑤ 搏阴则为瘖（yīn）：瘖，嘶哑。张介宾："邪搏于阴，则阴气受伤，故声为音哑。阴者，五脏之阴也。盖心主舌，而手少阴心脉上走喉咙，系舌本；手太阴肺脉，循喉咙；足太阴脾脉，上行结于咽，连舌本，散舌下；足厥阴肝脉，循喉咙之后，上入颃颡，而筋脉络于舌本；足少阴肾脉，循喉咙，系舌本。故皆主病瘖也。" ⑥ "名曰"及以下九字：为错简衍文。

【译文】

疾病所禁食的五味：辛味走气分，气病不可多食辛味；咸味走血液，血病不可多食咸味；苦味走骨骼，骨病不可多食苦味；甜味走肌肉，肉病不可多食甜味；酸味走筋膜，筋病不可多食酸味。这就是五味的禁忌，要自我节制，不能多食。

五脏发病的部位和季节各不相同：肾为阴脏而主骨，阴病多发生于骨骼；心为阳脏而主血脉，阳病多发生于血液；饮食五味伤脾，发病多为肌肉痿弱无力；阳虚而病，阳病多发生于冬季；阴虚而病，阴病多发生于夏季。这就是五病所发。

五脏为邪所扰的病变：病邪侵入阳分，则阳偏盛，会出现狂病；病邪侵入阴分，则阴偏盛，会出现痹病；病邪侵入阳分，与阳气相争则阳气受伤，会出现头部疾患；病邪侵入阴分，与阴气相争则阴气受伤，会出现音哑之疾；病邪从阳分入于阴，则从阴而表现得安静；病邪由阴分出于阳分，则从阳而容易发怒。这就是所谓五乱。

五脏克贼之邪所表现的脉象：春天见到秋天的毛脉，是金克木；夏天见到冬天的石脉，是水克火；长夏见到春天的弦脉，是木克土；秋天见到夏天的钩脉，是火克金；冬天见到长夏的濡脉，是土克水。这就是所谓的五邪脉，其预后相同，都属于不治的死证。

【原文】

五脏所藏：心藏神，肺藏魄，肝藏魂，脾藏意，肾藏志。是谓五脏所藏。

五脏所主：心主脉，肺主皮，肝主筋，脾主肉，肾主骨。是谓五主。

五劳①所伤：久视伤血，久卧伤气，久坐伤肉，久立伤骨，久行伤筋。是谓五劳所伤。

五脉应象：肝脉弦，心脉钩，脾脉代，肺脉毛，肾脉石。是谓五脏之脉。

【注释】

① 五劳：指长期劳逸过度而形成的五种劳伤。

【译文】

五脏所藏的精神活动：心脏藏神，肺脏藏魄，肝脏藏魂，脾脏藏意，肾脏藏精。这就是五脏所藏。

五脏各有所主：心主宰血脉，肺主宰皮毛，肝主宰筋膜，脾主宰肌肉，肾主宰骨骼。这就是五主。

五种过度的疲劳可以伤耗五脏的精气：久视则劳于精气而伤血，久卧则阳气不伸而伤气，久坐则血脉灌输不畅而伤肉，久立则劳于肾及腰、膝、胫等而伤骨，久行则劳于筋脉而伤筋。这就是五劳所伤。

五脏的五行归类

五行	火	金	木	土	水
五脏	心	肺	肝	脾	肾
五味所入	苦入心	辛入肺	酸入肝	甘入脾	咸入肾
五气所病	心为噫气	肺为咳嗽	肝为多言	脾为吞酸	肾为呵欠、喷嚏
五精所并	并于心则喜	并于肺则悲	并于肝则忧	并于脾则畏	并于肾则恐
五恶	热	寒	风	湿	燥
五脏化液	汗	涕	泪	涎	唾
五禁	咸	辛	酸	甜	苦
五脏病发	发于血液	发于夏季	发于冬季	发于肌肉	发于骨骼
五邪所见	夏见石脉	秋见钩脉	春见毛脉	长夏见弦脉	冬见濡脉
五藏	神	魄	魂	意	志
五主	血脉	皮毛	筋膜	肌肉	骨骼
五伤	久视伤血	久卧伤气	久行伤筋	久坐伤肉	久立伤骨

　　五脏与四时相应的脉象：肝脉应春，其脉象端直而长，为弦；心脉应夏，其脉象来盛去衰，为钩；脾旺于长夏，其脉象虚弱，为代；肺脉应秋，其脉象轻虚而浮，为毛；肾脉应冬，其脉象沉坚，为石。这就是所谓的应于四时的五脏平脉。

◎宝命全形论篇：顺应四时规律是养生的根本原则◎

【导读】

宝命，即以命为宝，珍重生命的意思。全形，即保全形体。人为万物之灵，天地之间，人的生命最为宝贵，所以必须懂得宝命全形之道。

本篇的主要内容有：一、指出医生诊察疾病时要细心观察疾病的证候，并且提醒我们要注意人体与天地阴阳的变化关系；二、介绍针刺的五种针法、针刺正法以及虚实补泻、得气勿失的道理。

【原文】

黄帝问曰：天覆地载，万物悉备，莫贵于人。人以天地之气生，四时之法成。君王众庶①，尽欲全形，形之疾病，莫知其情，留淫②日深，著③于骨髓。心私虑之，余欲针除其疾病，为之奈何？

岐伯对曰：夫盐之味咸者，其气令器津泄；弦绝者，其音嘶④败；木敷者，其叶发⑤；病深者，其声哕。人有此三者，是为坏腑⑥，毒药无治，短针无取，此皆绝皮伤肉，血气争黑。

帝曰：余念其痛，心为之乱惑⑦，反甚其病，不可更代⑧。百姓闻之，以为残贼⑨，为之奈何？

岐伯曰：夫人生于地，悬命于天⑩，天地合气，命之曰人。人能应四时者，天地为之父母；知万物者，谓之天子。天有阴阳，人有十二节⑪；天有寒暑，人有虚实。能经天地阴阳之化者⑫，不失四时；知十二节之理者，圣智不能欺⑬也；能存八动⑭之变，五胜更立⑮；能达虚实之数者，独出独入，呿吟⑯至微，秋毫在目⑰。

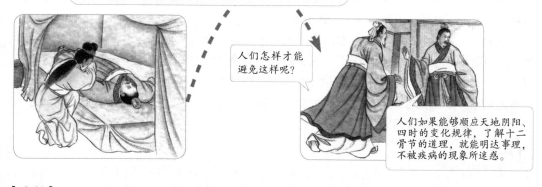

无论是君主还是平民，所有人都希望求得形体的健康，但在身体有病但病情轻浅时，很多人都不能察知，因而病邪滞留并发展，最终深入骨髓而无法祛除。

人们怎样才能避免这样呢？

人们如果能够顺应天地阴阳、四时的变化规律，了解十二骨节的道理，就能明达事理，不被疾病的现象所迷惑。

【注释】

① 众庶：众生百姓。② 留淫：积累并逐渐发展。③ 著：潜藏。④ 嘶：声音破裂为嘶。⑤ 木敷者，其叶发：发，通"废"，萎落。张介宾："敷，内溃也。"意思是虽枝叶繁茂，毕竟是外盛中虚，

不可长久。⑥ 坏腑：脏腑损伤。⑦ 乱惑：惶惑，迷乱。⑧ 不可更代：指自己不能替代别人生病。⑨ 残贼：残忍不仁。⑩ 悬命于天：与天相关联。⑪ 十二节：指上肢的肩、肘、腕和下肢的股、膝、踝关节。⑫ "能经天地"句：能效法天地阴阳的变化。经，效法。⑬ 欺：加，超过。⑭ 能存八动：能够观察八风的变动。存，察。⑮ 五胜更立：指五行交替衰旺。⑯ 呿(qū)吟：指呼吸。呿，张口。吟，呻吟。⑰ 秋毫在目：比喻事物极其微细。

【译文】

　　黄帝问道：天地之间，万物具备，但没有什么比人更宝贵了。人依靠天地之气和水谷精气生存，并随着四时生长收藏的规律而生活着。上至君主，下至平民，任何人都愿意保全形体的健康，但往往是身体有了病，却因病情轻浅而不能察知，造成病邪滞留并逐渐发展，日益深重，乃至深入骨髓而无法祛除。我对此感到非常忧虑，我想用针刺解除他们的痛苦，应该怎样办呢？

　　岐伯回答说：诊断疾病，应该注意观察它所表现的症候。比如盐味是咸的，贮藏在器具中的时候，看到渗出水来，这就是盐气的外泄；比如琴弦将要断的时候，就会发出嘶败的声音；内部已经溃败的树木，枝叶好像很繁茂，实际上外盛中空，非常容易萎谢；人在疾病深重的时候，就会产生呃逆。人要是有了这样的现象，说明内脏已有严重破坏，药物和针灸都将失去治疗作用，因为皮肤肌肉受损败坏，血气各不相得，疾病已经很难挽回了。

　　黄帝问：我很同情病人的痛苦，心中有些慌乱疑惑，如果治疗不当反而会使病势加重，我又不能替代他们。百姓听我这样说，会认为我残忍粗暴，究竟怎么办才好呢？

　　岐伯说：人生活在地上，又和天密切关联，天地之气相合，才产生了人。人能适应四时变迁，那么自然界的一切都会成为他生命的泉源；能够知道万物生长收藏道理的人，就能够承受和运用万物。人和自然是相应的，天有阴阳，人有十二骨节；天有寒暑，人有虚实盛衰。所以，能够顺应天地阴阳的变化，就不会违背四时的规律；能够了解十二骨节的道理，就能明达事理，就不会被疾病的现象所迷惑；能够掌握八风的演变规律和五行的盛衰，又能够通达虚实的变化，就一定能够洞晓病情，哪怕是病人的呼吸那样极其微小而不易察觉的变化，也能够明察秋毫，洞察分明。

【原文】

　　帝曰：人生有形，不离阴阳；天地合气，别为九野，分为四时。月有大小，日有短长，万物并至，不可胜量，虚实呿吟①，敢问其方？

　　岐伯曰：木得金而伐，火得水而灭，土得木而达，金得火而缺，水得土而绝。万物尽然，不可胜竭。故针有悬布②天下者五，黔首③共余食，莫知之也。一曰治神，二曰知养身，三曰知毒药为真④，四曰制砭石小大，五曰知腑脏血气之诊。五法俱立，各有所先。今末世之刺也，虚者实之，满者泄之，此皆众工所共知也。若夫法天则地，随应而动，和之者若响，随之者若影。道无鬼神，独来独往⑤。

【注释】

　　① 虚实呿吟：上文"能达虚实之数者，独出独入，呿吟至微，秋毫在目"的简缩语，引申指病人的痛苦。② 悬布：张贴公布。③ 黔首：对百姓的称呼。④ 知毒药为真：指了解药物性能。为，通"伪"，假。⑤ "道无"两句：医道并非有鬼神在暗中相助，只要对医道有深刻把握，在治疗实践中就会如独来独往般的自由。

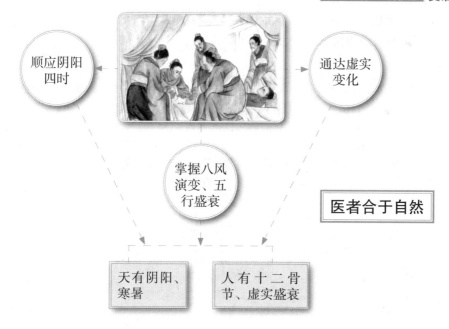

顺应阴阳
四时

通达虚实
变化

掌握八风
演变、五
行盛衰

医者合于自然

天有阴阳、
寒暑

人有十二骨
节、虚实盛衰

【译文】

黄帝说：人从出生就有了形体，离不开阴阳的变化；天地二气相合，生成了世界上的万物，从地理上来讲，可以分为九野；从气候上来讲，可以分为四时。月份有大小，日夜有长短，这都是阴阳消长变化的体现，天地间万物的生长变化更是不可胜数，我只希望解除病人的痛苦，请问应当运用什么方法呢？

岐伯说：治疗的方法，可以根据五行变化的道理来分析。木遇到金，就会被折伐；火碰到水，就会熄灭；土被木殖，就会疏松；金遇到火，就会熔化；水遇到土，就会被遏止。这些变化，万物都是一样，不胜枚举。所以，用针刺来治疗疾病，能够使天下百姓受益的，有五大要领，都已经向天下公布了，但人们都弃之不顾，不懂得这些道理。所谓五大要领：一是要精神专一，二是要了解养身之道，三是要熟悉药物的真正性能，四是要注意制取砭石的大小，五是要懂得脏腑血气的诊断方法。治疗疾病时，能够懂得这五项要领，就可以掌握缓急先后。现在的医生运用针刺，一般都用补法治虚，泻法治实，这是大家所共知的。如果能按照天地阴阳的道理，随其变化而施针法，就能取得如响应声、如影随形的疗效。医学的道理并没有什么神秘，只要对这些道理深刻领会，就能运用自如了。

【原文】

帝曰：愿闻其道。

岐伯曰：凡刺之真[1]，必先治神，五脏已定，九候已备，后乃存针。众脉[2]不见，众凶[3]弗闻。外内[4]相得，无以形先，可玩往来，乃施于人。人有虚实，五虚[5]勿近，五实[6]勿远，至其当发，间不容瞚[7]。手动若务[8]，针耀而匀。静意视息，观适之变，是谓冥冥[9]，莫知其形，见其乌乌，见其稷稷[10]，徒见其飞，不知其谁，伏如横弩，起如发机[11]。

帝曰：何如而虚？何如而实？

岐伯曰：刺虚者须其实，刺实者须其虚。经气已至，慎守勿失。深浅在志，远近若一⑫。如临深渊，手如握虎，神无营于众物。

【注释】

① 刺之真：针刺的正法。真，正。② 众脉（mò）：众目睽睽之下。脉，通"眽"，视。③ 众凶：众人喧闹的声音。凶，喧嚣之声。④ 外内：指察色诊脉。色以应日，属外；脉以应月，属内。⑤ 五虚：指脉细、皮寒、气少、泄利前后、饮食不入。⑥ 五实：指脉盛、皮热、腹胀、二便不通、闷瞀。⑦ 瞚（shùn）：眨眼，眼珠转动。⑧ 手动若务：手捻针时，心无他事。⑨ 冥冥：幽深难见，无形无象貌。⑩ 稯稯（jì）：形容气盛像稯一样丛生繁茂。稯，谷物名。⑪ 机：弩上的机栝。⑫ 远近若一：取穴无论远近，得气的道理是一样的。

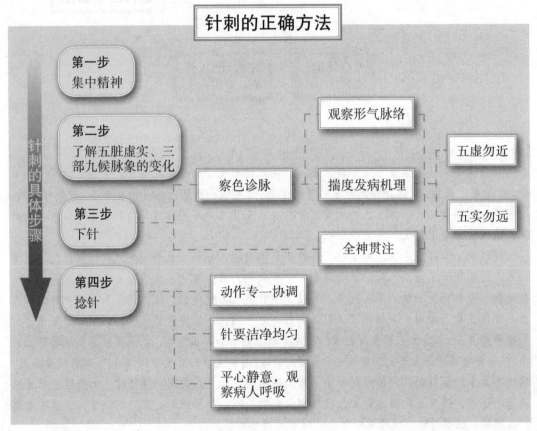

针刺的正确方法

针刺的具体步骤

- 第一步 集中精神
- 第二步 了解五脏虚实、三部九候脉象的变化
- 第三步 下针
- 第四步 捻针

察色诊脉

- 观察形气脉络
- 揣度发病机理
- 全神贯注

- 五虚勿近
- 五实勿远

- 动作专一协调
- 针要洁净均匀
- 平心静意，观察病人呼吸

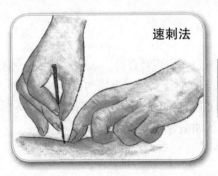

速刺法

现代临床常用进针法

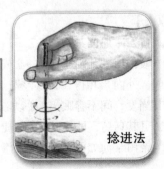

捻进法

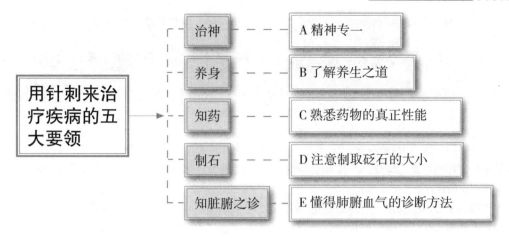

【译文】

黄帝说：希望听您讲一讲其中的道理。

岐伯说：用针的正法，在于首先要集中精神，了解五脏的虚实，三部九候脉象的变化，然后下针。在针刺时，必须全神贯注，即使有人旁观，也要像看不见人一样，有人喧哗，也要像听不见一样。同时还要察色诊脉，不能仅看外形，必须将发病的机理揣摩清楚，才能进行治疗。病人有虚实之分，见到五虚的症状，不可草率下针去泻；见到五实的症状，不可轻易放弃而不去泻，要掌握针刺的时机，在应该进针时，就是一瞬间也不耽搁。针刺时手的动作要专一协调，针要洁净而均匀。要平心静意，观察病人的呼吸，选准适当的时间。血气的变化无形无相，气至之时，好像群鸟一样集合，气盛之时，好像庄稼一样繁茂。气之往来，就好像看见鸟在飞翔，而无从捉摸它形迹的起落。所以用针的方法在于，当气未至的时候，应该留针候气，就像满张弓弦安静等待；气应的时候，则应当迅速起针，就像弩箭迅速发射而出。

黄帝问：怎样用针刺治疗虚证？又怎样治疗实证？

岐伯说：刺虚证，要用补法；刺实证，要用泻法。当针下感到经气已到时，应当慎重掌握，不失时机地运用补泻方法。针刺无论深浅，都在于灵活掌握，取穴无论远近，候针取气的道理是相同的。针刺时都必须精神专一，好像面临万丈深渊一样小心谨慎，又好像手中捉着猛虎那样坚定有力，全神贯注，不为其他事物分神。

◎八正神明论篇：针刺也要有规律◎

【导读】

　　八正，即一年当中春分、秋分、夏至、冬至、立春、立夏、立秋、立冬八个节气的正气，在本篇中代指四时八正、日月星辰的变化。神明，即心领神会，明白透彻的意思，在本篇中喻指上工神医高超的诊疗水平。

　　本篇的主要内容包括：一、说明用针刺治疗，必须结合四时八正、日月星辰的变化，准确把握这些变化对人体气血虚实的影响；二、介绍针刺补泻中"方"和"圆"的关键要领；三、提出诊疗水平上"形"与"神"两种不同的境界。

【原文】

　　黄帝问曰：用针之服①，必有法则焉，今何法何则？

　　岐伯对曰：法天则地，合以天光。

　　帝曰：愿卒闻之。

　　岐伯曰：凡刺之法，必候日月星辰，四时八正②之气，气定乃刺之。是故天温日明，则人血淖③液而卫气浮；天寒日阴，则人血凝泣而卫气沉。月始生，则血气始精，卫气始行；月郭④满，则血气实，肌肉坚；月郭空，则肌肉减，经络虚，卫气去，形独居。是以因天时而调血气也。是以天寒无刺，天温无疑；月生无泻，月满无补；月郭空无治。是谓得时而调之。因天之序，盛虚之时，移光定位⑤，正立而待之。故曰月生而泻，是谓重虚；月满而补，血气盈溢，络有留血，命曰重实；月郭空而治，是谓乱经。阴阳相错，真邪不别，沉以留止，外虚内⑥乱，淫邪乃起。

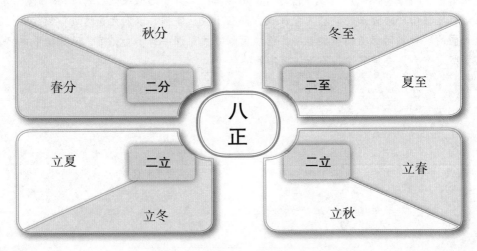

【注释】

①服：事。此处指针刺技术。②八正：八节的正气。即二分（春分、秋分）、二至（夏至、冬

至）、四立（立春、立夏、立秋、立冬）。③淖：润泽。④月郭：月亮的轮廓。⑤移光定位：用针应当随着日的长短，而定气之所在。光，日光。位，气之所在。⑥外：指络脉。内：指经脉。

【译文】

黄帝问道：用针的技术，必然有一定的方法准则，究竟有什么方法，什么准则呢？

岐伯回答说：要取法于天地阴阳，并结合日月星辰之光来研究。

黄帝说：希望详尽地了解一下。

岐伯说：大凡针刺之法，均在于必须观察日月星辰盈亏消长及四时八正的气候变化，这样才可以运用针刺的方法。如果气候温和，日色晴朗，人的血液就流行滑润而卫气上浮于表，血容易泻，气容易行；气候寒冷，天气阴霾，那么人的血行也会滞涩不畅而卫气沉伏于里。月亮初生的时候，人体的血气开始流利，卫气开始畅行；月亮正圆的时候，人体的血气充实，肌肉坚实；月黑无光的时候，人体的肌肉消瘦，经络空虚，卫气衰减，形体独居。所以，要顺着天时而调节血气。因此，天气寒冷，不要进行针刺；天气温和，不要犹疑迟缓；月亮初生的时候，不可以用泻法；月亮正圆的时候，不可以用补法；月黑无光的时候，不要进行针刺。这就是所谓顺应天时而调治气血的法则。要按照天时推移的次序，结合人身血气的盛衰，来确定气的所在，并聚精会神地等待治疗的最好时机。所以说，月牙初生时用泻法，就会使内脏虚弱，叫作重虚；月亮正圆时用补法，就会使血气充溢于皮表，以致络脉中血液滞留，这叫作重实；月黑无光的时候用针刺，就会扰乱经气，叫作乱经。这样的治法必然引起阴阳相错，真气与邪气不分，使病变反而得以深入，致使络脉外虚，经脉内乱，所以病邪就会乘之而起。

月亮变化时的不当疗法及结果

月亮变化	月初生	月正圆	月黑无光
不当的疗法	用泻法	用补法	用针刺
治疗效果	会使内脏虚弱	会使血气充溢于皮表，以致络脉中血液滞留	会扰乱经气
病症名称	叫重虚	叫重实	叫乱经

【原文】

帝曰：星辰八正何候？

岐伯曰：星辰者，所以制日月之行也。八正者，所以候八风之虚邪，以时至者也；四时者，所以分春秋冬夏之气所在，以时调之也。八正之虚邪，而遇之勿犯也。以身之虚，而逢天之虚，两虚相感，其气至骨，入则伤五脏。工候救之，弗能伤也。故曰：天忌①不可不知也。

帝曰：善。其法星辰者，余闻之矣，愿闻法往古者。

岐伯曰：法往古者，先知《针经》也。验于来今者，先知日之寒温，月之虚盛，以候气之浮沉，而调之于身，观其立有验也。观于冥冥者，言形气荣卫之不形于外，而工独知之。

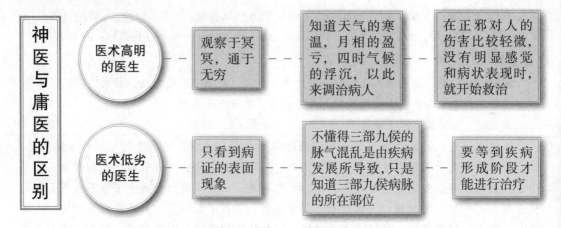

神医与庸医的区别

医术高明的医生 — 观察于冥冥，通于无穷 — 知道天气的寒温，月相的盈亏，四时气候的浮沉，以此来调治病人 — 在正邪对人的伤害比较轻微，没有明显感觉和病状表现时，就开始救治

医术低劣的医生 — 只看到病证的表面现象 — 不懂得三部九候的脉气混乱是由疾病发展所导致，只是知道三部九候病脉的所在部位 — 要等到疾病形成阶段才能进行治疗

以日之寒温，月之虚盛，四时气之浮沉，参伍相合而调之。工常先见之，然而不形于外，故曰观于冥冥焉。通于无穷者，可以传于后世也，是故工之所以异也。然而不形见于外，故俱不能见也。视之无形，尝之无味，故谓冥冥，若神仿佛[2]。虚邪者，八正之虚邪气也。正邪[3]者，身形若用力，汗出，腠理开，逢虚风，其中人也微，故莫知其情，莫见其形。上工救其萌芽[4]，必先见三部九候之气，尽调不败而救之，故曰上工。下工救其已成，救其已败。救其已成者，言不知三部九候之相失，因病而败之也。知其所在者，知诊三部九候之病脉处而治之。故曰守其门户焉，莫知其情而见邪形也。

【注释】

① 天忌：天时的宜忌。② 仿佛：模糊不清。③ 正邪：与能致人生病的虚邪相对，为自然界正常之风。当人体虚弱汗出腠理开张时也能伤人，故曰"正邪"。④ 萌芽：指疾病刚刚发生时的状态。

【译文】

黄帝问：观察星辰、八正、四时可以候察什么呢？

岐伯说：观察星辰的方位，可以确定日月循行的规律。观察八节常气的交替，可以预测出异常的八方之风是什么时候来的，是怎样对人造成危害的；观察四时，可以区分春夏秋冬正常气候的所在，以便根据时序来进行调养气血，避免八方不正之风的侵犯。假如体质虚弱，再遭受自然界虚邪贼风的侵袭，两虚相感，邪气就可以侵犯筋骨，再深入一步，就可以伤害五脏。懂得气候变化的医生，就能及时挽救病人，使其不至于受到严重的伤害。所以说，天时的宜忌，不可以不了解。

黄帝说：讲得好。关于取法星辰运行规律来调理治病的道理，我已经知道了，希望再听您讲讲有关怎样效法往古的道理。

岐伯说：要取法和运用前人的学术，先要懂得《针经》。要想把古人的针术运用在现在的治疗中，一定要先知道天气的寒温，月相的盈亏，四时气候的浮沉，以此来调治病人，就可以看到这种方法确实是有效的。所谓"观察于冥冥"，就是说荣卫气血的变化虽不显露于外，而医生却能懂得。这就是把天气的寒温，月相的盈亏，四时气候的浮沉等情况，进行综合分析，做出判断，然后进行调治。因此，医生对于疾病，经常会有先见之明，然而疾病并未显露于外，所以说这是"观察于冥冥"。所谓"通于无穷"，是说医生能够运用这种方法，通达各种事理，他的高超医术就可以流传于后世，这是学识经验丰富的医生不同于一般人的地方。

然而，病情不会显露在表面，所以一般人都不容易发现，看不到形迹，尝不出味道，所以叫作冥冥，好像神灵一样似有若无、难以捉摸。虚邪，就是四时八节的虚邪贼风。正邪，就是人在劳累时出汗和腠理张开，偶尔遭受虚风侵袭。正邪对人的伤害比较轻微，没有明显的感觉，也没有明显的病状表现，所以一般医生观察不出病情，也看不到它的病象。医术高明的医生，在疾病初起时就开始救治，先去诊候三部九候的脉气，并进行早期救治，不使脉气衰败，这样疾病就容易治愈，所以称为医术高明的"上工"。医术低劣的"下工"临证，是要等到疾病已经形成，甚至是到了恶化阶段，才进行治疗。之所以要等到疾病形成阶段才能进行治疗，是因为不懂得三部九候的脉气混乱是由疾病发展所导致的，因而会致使疾病发展而恶化。医术低劣的医生之所谓知道疾病的所在，只不过是知道三部九候病脉的所在部位而已。所以，这就像把守门户一样，已经陷入了被动的地位。其原因就是不了解病理，而只看到了病症的表面现象。

【原文】

帝曰：余闻补泻，未得其意。

岐伯曰：泻必用方。方者，以气方盛[①]也，以月方满也，以日方温也，以身方定也。以息方吸而内针[②]，乃复候其方吸而转针[③]，乃复候其方呼而徐引针[④]。故曰泻必用方，其气乃行焉。补必用员[⑤]。员者行也，行者移也，刺必中其荣[⑥]，复以吸排针[⑦]也。故员与方，排针也。故养神者，必知形之肥瘦，荣卫血气之盛衰。血气者，人之神，不可不谨养。

帝曰：妙乎哉论也！合人形于阴阳四时，虚实之应，冥冥之期，其非夫子孰能通之？然夫子数言形与神，何谓形？何谓神？愿卒闻之。

岐伯曰：请言形，形乎形，目冥冥。问其所病，索之于经，慧然在前。按之不得，不知其情，故曰形。

第一步

大指退后，食指前进，捻针

病人吸气时进针

病人再次吸气时转针

病人呼气时拔出针

第二步

大指前进，食指退后，捻针

针刺时必须要达到荣分

病人吸气时推移其针

针刺的具体步骤

针刺补泻的疗法

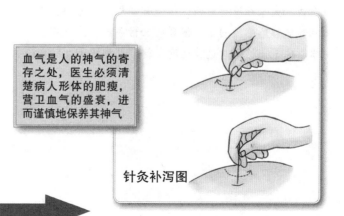

血气是人的神气的寄存之处，医生必须清楚病人形体的肥瘦，营卫血气的盛衰，进而谨慎地保养其神气

针灸补泻图

帝曰：何谓神？

岐伯曰：请言神。神乎神，耳不闻，目明心开而志先，慧然独悟，口弗能言[8]。俱视独见[9]，适[10]若昏，昭然独[11]明，若风吹云，故曰神。三部九候为之原，九针之论不必存也。

【注释】

①方盛：正盛。②内（nà）针：进针。内，同"纳"。③转针：捻转针。④引针：拔出针。⑤员：同"圆"。⑥荣：指荣分、血脉，重要的经穴。⑦排针：推移其针。⑧口弗能言：不能用言语形容。⑨俱视独见：众人共同察看，但唯独他能看见。⑩适：至，到来。⑪昭然：明白显著的样子。独：又。

【译文】

黄帝说：我听说针刺有补法和泻法两种，却不懂得它的内在含义。

岐伯说：泻法必须掌握一个"方"字。所谓"方"，就是邪气正盛，月亮正满，天气正温和，身心尚稳定的时候。并且，要在病人吸气的时候进针，再等到他吸气的时候转针，还要等他呼气的时候慢慢地拔出针来。所以说泻必用"方"，才能发挥泻的作用，使邪气泻去而正气运行，病就会痊愈。补法必须掌握一个"圆"字。所谓"圆"，就是行气，行气就是导移其气以到达病所，针刺时必须达到荣分，还要在病人吸气时推移其气。所以说，"圆"与"方"，都要用排针之法。一个医术高超而善用针术的医生，必须清楚病人形体的肥瘦，营卫血气的盛衰。因为血气是人的神气的寄存之处，必须谨慎地保养。

黄帝说：多么精妙的讲述啊！把人体的变化和阴阳四时的虚实联系起来，虚实的感应，无形的病况，要不是先生，谁能够明白呢！然而先生屡次说到形和神，究竟什么叫形？什么叫神？请您详尽地讲一讲。

岐伯说：请让我先讲形。所谓形，就是说还没有对疾病看得很清楚。要问明发病的原因，再仔细诊察经脉变化，病情才能清楚地摆在面前。要是按寻后仍然不能明白实情，那么就不容易知道他的病情了。因为靠诊察形体，才能了解病情，所以叫作形。

黄帝问：什么叫神？

岐伯说：请让我再讲神。所谓神，就是耳朵不闻杂声，眼睛不见异物，心志开朗明澈，非常清醒地领悟其中的道理，这种心领神会的领悟，不能用言语来形容。这就好比观察一个东西，大家都没有看到，但他却能够独自看得清楚；好像在黑暗之中，大家都感到昏黑，但他却能够昭然独明；好像风吹云散一样。这就叫作神。对神的领会，是以三部九候脉法作为本原的，能够到达这种程度，就不必拘泥于九针之论了。

◎热论篇：热性疾病的传变与治疗◎

【导读】

热病，指一切由外感发热引起的疾病。本篇是我国现存的最早的研究热病的专篇，所以篇名"热论"，篇中对热病的含义、病因、症状、传变、治疗、禁忌和预后等进行了详细而系统的论述。

【原文】

黄帝问曰：今夫热病①者，皆伤寒②之类也。或愈或死，其死皆以六七日之间，其愈皆以十日以上者，何也？不知其解，愿闻其故。

岐伯对曰：巨阳③者，诸阳之属也。其脉连于风府④，故为诸阳主气也。人之伤于寒也，则为病热，热虽甚不死。其⑤两感于寒而病者，必不免于死。

帝曰：愿闻其状。

岐伯曰：伤寒一日，巨阳受之，故头项痛，腰脊强。二日，阳明受之，阳明主肉，其脉侠鼻络于目，故身热，目疼而鼻干，不得卧也。三日，少阳受之，少阳主胆，其脉循胁络于耳，故胸胁痛而耳聋。三阳经络皆受其病，而未入于脏者，故可汗而已。四日，太阴受之，太阴脉布胃中，络于嗌，故腹满而嗌干。五日，少阴受之，少阴脉贯肾络于肺，系舌本，故口燥舌干而渴。六日，厥阴受之，厥阴脉循阴器而络于肝，故烦满而囊缩⑥。三阴三阳，五脏六腑皆受病，荣卫⑦不行，五脏不通，则死矣。

其不两感于寒者，七日，巨阳病衰，头痛少愈。八日，阳明病衰，身热少愈。九日，少阳病衰，耳聋微闻。十日，太阴病衰，腹减如故，则思饮食。十一日，少阴病衰，渴止不满，舌干已而嚏。十二日，厥阴病衰，囊纵⑧，少腹微下，大气皆去⑨，病日已矣。

【注释】

① 热病：指一切外感发热性质的疾病，如温病、暑病、风病等。② 伤寒：此处指广义的伤寒，即多种外感病的总称。③ 巨阳：即太阳。巨、太，都是"大"的意思，所以太阳，也称为"巨阳"。④ 风府：穴名。在项后入发际一寸，属督脉。⑤ 其：如果。两感于寒而病者：表里俱受寒邪，也就是阴阳俱病。⑥ 烦满：烦闷。囊缩：阴囊挛缩。⑦ 荣卫：营气、卫气。荣，通"营"。⑧ 囊

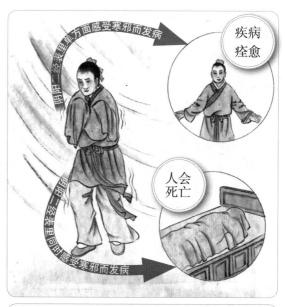

外感发热的疾病，都属于伤寒一类。其中有的会痊愈，有的则会死亡。

伤寒的症状

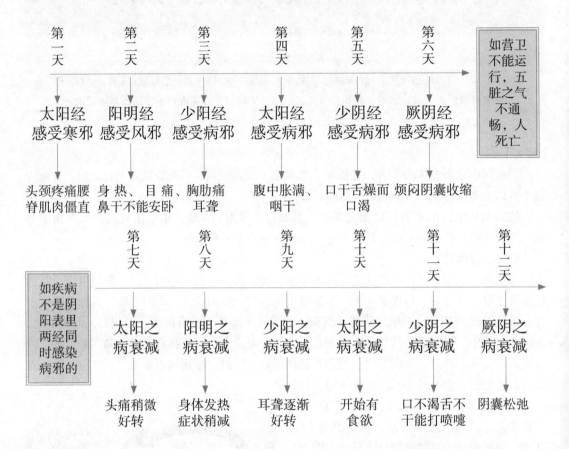

第一天｜太阳经感受寒邪｜头颈疼痛腰脊肌肉僵直

第二天｜阳明经感受风邪｜身热、目痛、鼻干不能安卧

第三天｜少阳经感受病邪｜胸肋痛耳聋

第四天｜太阳经感受病邪｜腹中胀满、咽干

第五天｜少阴经感受病邪｜口干舌燥而口渴

第六天｜厥阴经感受病邪｜烦闷阴囊收缩

如营卫不能运行，五脏之气不通畅，人死亡

如疾病不是阴阳表里两经同时感染病邪的

第七天｜太阳之病衰减｜头痛稍微好转

第八天｜阳明之病衰减｜身体发热症状稍减

第九天｜少阳之病衰减｜耳聋逐渐好转

第十天｜太阳之病衰减｜开始有食欲

第十一天｜少阴之病衰减｜口不渴舌不干能打喷嚏

第十二天｜厥阴之病衰减｜阴囊松弛

纵：阴囊松缓。⑨大气：即邪气。

【译文】

黄帝问道：现在所说的外感发热的疾病，都属于伤寒一类。其中有的会痊愈，有的则会死亡，死亡的往往在六七天之间，痊愈的都在十天以上，这是什么道理呢？我不知道缘故，想听听其中的道理。

岐伯回答说：足太阳经为六经之长，统摄阳分，所以人体的所有阳经都隶属于太阳经。太阳的经脉连于风府，与督脉、阳维相交会，因为督脉对全身阳经脉气有统率作用，所以太阳为诸阳主气，主一身之表。人感受寒邪以后，就要发热，如果单是发热，即便发热严重，一般也不会死亡。如果阴阳二经表里同时感受寒邪而发病，就不能避免死亡了。

黄帝说：我想听您讲讲伤寒的症状。

岐伯说：患伤寒病的第一天，太阳经先感受寒邪，因为太阳主一身之表，所以会出现头颈部疼痛，腰脊部肌肉僵直的症状。第二天，阳明经感受风邪，阳明主管肌肉，足阳明经脉挟鼻上行络于目，下行至腹部，所以会出现身热、目痛、鼻干和不能安卧等症状。第三天，少阳经感受病邪，少阳主管胆，足少阳经脉循胁肋而上络于耳，所以会出现胸胁痛而耳聋的症状。如果三阳经络都感受病邪，但病邪尚未深入脏腑，可以用发汗的方法治愈。第四天，太阴经感受病邪，足太阴经脉散布于胃中，上络于咽，所以会出现腹中胀满和咽干等症状。第五天，少阴经感受病邪，足少阴经脉贯通于肾，络于肺，连于舌根，所以会出现口干舌燥而口渴的症状。第六天，厥阴经感受病邪，足厥阴经脉环绕阴器而络于肝，所以会出现烦闷和阴囊收缩等症状。如果三阴三阳经脉和五脏六腑都感受了病邪，以致营卫不能运行，五脏之气不通畅，人就要死亡了。

如果疾病不是阴阳表里两经同时感染寒邪的，到第七天，太阳之病就会衰减，头痛也会稍有好转。到第八天，阳明之病就会衰减，身体发热的症状稍微减退。到第九天，少阳之病就会衰减，耳聋将逐渐好转而能听到一些声音。到第十天，太阴之病就会衰减，腹部胀满的情况消除，恢复正常，开始有了食欲。到第十一天，少阴之病就会衰减，口不渴，不胀满，舌不干，能打喷嚏。到第十二天，厥阴之病就会衰减，阴囊松弛下来，逐渐从少腹部下垂，少腹部也觉得舒服，至此，大邪之气已经消除，病也会逐渐痊愈。

【原文】

帝曰：治之奈何？

岐伯曰：治之各通其脏脉，病日衰已矣。其未满三日者，可汗而已；其满三日者，可泄而已。

帝曰：热病可愈，时有所遗①者，何也？

岐伯曰：诸遗者，热甚而强食之，故有所遗也。若此者，皆病已衰而热有所藏②，因其谷气相薄，两热③相合，故有所遗也。

帝曰：善。治遗奈何？

岐伯曰：视其虚实，调其逆从，可使必已矣。

帝曰：病热当何治之？

岐伯曰：病热少愈，食肉则复，多食则遗，此其禁也。

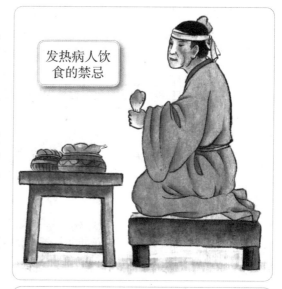

发热病人饮食的禁忌

当热病还有余热遗留时，勉强病人进食，就必定会因为饮食不消化而生热，与残存的余热相互迫近，两热相合，又重新发热。

【注释】

①遗：遗留余热。②热有所藏：残余之热未尽。藏，残留。③两热：指病的余热和新食谷气的热。

【译文】

黄帝问：怎样治疗呢？

岐伯说：治疗时，应根据病在哪一脏、哪一经，分别予以治疗，疾病就会日渐衰退而痊愈。对这类病的一般治疗原则是，病发不超过三天，病邪仍在阳表的，可以用发汗的方法治愈；病发超过三天，病邪已经深入阴里的，用泻法泻除病邪，疾病就可以痊愈。

黄帝问：热病已经痊愈，常常会有余邪不尽，是什么原因呢？

岐伯说：各种余邪不尽的情况的出现，都是因为在发热较重的时候强行进食，所以有余热遗留。像这样的病，都是病势虽然已经衰退，但仍有余热蕴藏在身体内部，如果勉强病人进食，就必定会因为饮食不消化而生热，与残存的余热相互迫近，两热相合，又重新发热，所以有余热不尽的情况出现。

黄帝说：讲得好。那么怎样治疗余热不尽呢？

岐伯说：应当先诊察疾病的虚实，或者采用补法，或者采用泄法，进行适当的治疗，就可以使其痊愈。

黄帝问：发热的病人在护理上有什么禁忌呢？

岐伯说：当病人热势稍微衰减的时候，如果吃了肉类食物，病就会复发；如果饮食过多，则会出现余热不尽，这都是热病所应当禁忌的。

【原文】

帝曰：其病两感于寒者，其脉应与其病形何如？

岐伯曰：两感于寒者，病一日，则巨阳与少阴俱病，则头痛，口干而烦满；二日，则阳明与太阴俱病，则腹满，身热，不欲食，谵言[①]；三日，则少阳与厥阴俱病，则耳聋，囊缩而厥。水浆不入，不知人，六日死。

帝曰：五脏已伤，六腑不通，荣卫不行，如是之后，三日乃死，何也？

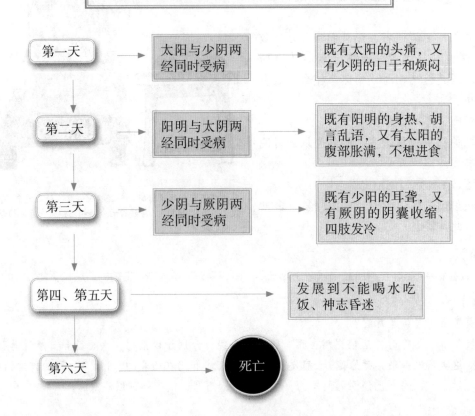

阴阳两经表里同时感受寒邪的两感症

第一天	→	太阳与少阴两经同时受病	→	既有太阳的头痛，又有少阴的口干和烦闷
第二天	→	阳明与太阴两经同时受病	→	既有阳明的身热、胡言乱语，又有太阳的腹部胀满，不想进食
第三天	→	少阴与厥阴两经同时受病	→	既有少阳的耳聋，又有厥阴的阴囊收缩、四肢发冷
第四、第五天	→			发展到不能喝水吃饭、神志昏迷
第六天	→	死亡		

岐伯曰：阳明者，十二经脉之长也。其血气盛，故不知人，三日其气乃尽，故死矣。

凡病伤寒而成温②者，先夏至日者为病温，后夏至日者为病暑。暑当与汗皆出，勿止。

【注释】

①谵（zhān）言：神志不清而说胡话。②温：即温热病。

【译文】

黄帝问：表里两经同时感染寒邪的两感症，脉象和症状是怎样的呢？

岐伯说：阴阳两经表里同时感受寒邪的两感症，第一天，太阳与少阴两经同时受病，症状既有太阳的头痛，又有少阴的口干和烦闷；第二天，阳明与太阴两经同时受病，症状既有阳明的身热、胡言乱语，又有太阴的腹部胀满、不想进食；第三天，少阳与厥阴两经同时受病，症状既有少阳的耳聋，又有厥阴的阴囊收缩和四肢发冷。如果病势发展到水浆不入，昏迷不醒，不省人事的程度，到第六天就会死亡。

黄帝问：病情已发展到五脏已伤，六腑不通，营卫不行的地步，像这样的病人，三天以后死亡，是什么道理呢？

岐伯说：阳明是十二经之长。其经脉的气血最旺盛，所以病人容易神志昏迷，三天以后，阳明的气血已经竭尽，所以会死亡。

凡是伤于寒邪而成为温热病的，病发于夏至以前的就称为温病，病发于夏至以后的就称为暑病。暑病应当有汗出，可使暑热通过汗液疏散泄出，所以得了暑病出汗时，不要遏止。

◎逆调论篇：注意调理保养不生病◎

【导读】

　　逆调，即调逆，人体的气机运行以顺为常，逆则为病，所以要调整逆行的状况，使其恢复顺行。本篇论述了寒热、骨痹、肉苛、气逆等病证，从而阐明了阴阳偏盛、荣卫不调会导致病变的道理，因为这些病证都是因为气逆不调而致病，所以篇名"逆调论"。

【原文】

　　黄帝问曰：人身非常[①]温也，非常热也，为之热而烦满者，何也？

　　岐伯曰：阴气少而阳气胜[②]，故热而烦满也。

　　帝曰：人身非衣寒[③]也，中非有寒气也，寒从中生[④]者，何？

　　岐伯曰：是人多痹气[⑤]也，阳气少，阴气多，故身寒如从水中出。

【注释】

①常：通"裳"，指衣服。②"阴气少"句：阴气虚而阳气盛。③衣寒：衣服单薄而外感风寒。④寒从中生：寒冷从体内发生。⑤痹气：阳虚气少，气机闭阻，血液凝涩不行。

【译文】

　　黄帝问道：有的病人，并没有穿衣穿得太暖或太热，却会出现发热、烦闷的症状，这是什么原因呢？

　　岐伯回答说：阴气少而阳气胜，所以发热而烦闷。

　　黄帝问：有的人穿的衣服并不单薄，也没有感受寒邪，却总觉得寒冷从体内生出，这是什么原因呢？

　　岐伯说：这种人多痹气，阳气少而阴气多，所以经常感觉身体发冷，像从冷水中出来一样。

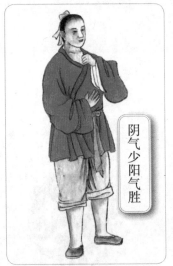

阴气少阳气胜

有的病人，并没有穿衣穿得太暖或太热，却会出现发热、烦闷的症状。

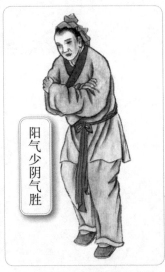

阳气少阴气胜

有的人多痹气，阳气少而阴气多，所以经常感觉身体发冷，像从冷水中出来一样。

【原文】

　　帝曰：人有四支热，逢风寒如炙如[①]火者，何也？

　　岐伯曰：是人者，阴气虚，阳气盛。四支者阳也。两阳相得[②]而阴气虚少，少水不能灭盛火③，而阳独治④。独治者，不能生长也，独胜而止耳。逢风而如炙如火者，是人当肉烁⑤也。

【注释】

①如：于。新校正："《太素》云：'如炙于火。'"②两阳相得：马元台："四支属阳，风亦属阳，一逢风寒，两阳相得。"两阳，四肢与风邪。③少水：阴气虚衰。盛火：阳气亢盛。④阳独治：阴虚至极，而阳气独旺。治，主宰，旺盛。⑤肉烁：肌肉干枯瘦削。

【译文】

　　黄帝问：有的人四肢发热，一遇到风寒，就热得更厉害，觉得身上像热火熏炙一样，这是什么原因呢？

　　岐伯说：这种人大多身体阴虚而阳气偏胜。四肢属阳，风邪也属阳，属阳的四肢感受属阳的风邪，是两阳相并，所以阳气更加亢盛，阳气益盛则阴气日益虚少，导致衰少的阴气不能熄灭旺盛的阳火，形成了阳气独旺的局面。阳气独旺，便不能生化成长；阳气独胜，就会导致生机停止。所以，这种四肢遇到风邪就感觉体热，像火烤一样的人，肌肉必定会逐渐消瘦。

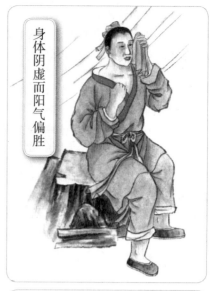

身体阴虚而阳气偏胜

有的人四肢发热，一遇到风寒，就热得更厉害，觉得身上像热火熏炙一样。

【原文】

　　帝曰：人有身寒，汤火不能热，厚衣不能温，然不冻栗①，是为何病？

　　岐伯曰：是人者，素肾气胜，以水为事②，太阳气衰，肾脂枯不长，一水不能胜两火③。肾者水也，而生于骨，肾不生则髓不能满，故寒甚至骨也。所以不能冻栗者，肝一阳也，心二阳也④，肾孤脏⑤也，一水不能胜二火，故不能冻栗，病名曰骨痹，是人当挛节⑥也。

【注释】

①冻栗：寒冷战栗。②以水为事：指经常接触水湿。③一水不能胜两火：高世栻："七字在下，误重于此，衍文也。"④"肝一阳"两句：阳，即火之意，所以下文云"一水不能胜二火"。高世栻："肾水生肝木，肝为阴中之阳，故肝一阳也。少阴合心火，心为阳中之阳，故心二阳也。"⑤肾孤脏：肾为单独一水脏。⑥挛节：骨节拘挛。挛：拘挛。节：骨节。

【译文】

　　黄帝问：有的人身体寒凉，即使用热水温熨或烤火也不能使他感到热，多穿衣服也不能使他温暖，但却不恶寒战栗，这是什么病呢？

　　岐伯说：这种人平时就肾水气盛，又经常接近水湿，导致水寒之气偏盛，而太阳之阳气偏衰，太阳之

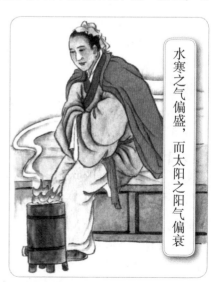

水寒之气偏盛，而太阳之阳气偏衰

有的人身体寒凉，即使穿很多衣服，并且用火烤也感觉不到温暖，总感觉恶寒战栗。

阳气偏衰，肾脂就会枯竭不长。肾是水脏，主生长骨髓，肾脂不生则骨髓不能充满，所以寒冷至骨。之所以不会战栗，是因为肝是一阳，心是二阳，肾是孤脏，一个独阴的肾水，胜不过心肝二阳之火，所以虽然寒冷，但不会战栗，这种病叫"骨痹"，病人必定会出现骨节拘挛的症状。

【原文】

帝曰：人之肉苛①者，虽近衣絮，犹尚苛也，是谓何疾？

岐伯曰：荣气虚，卫气实也②，荣气虚则不仁，卫气虚则不用③，荣卫俱虚，则不仁且不用，肉如故④也。人身与志不相有⑤，曰死。

【注释】

①肉苛：肌肉麻木不仁。②"荣气虚"两句：丹波元简："下文云：'荣气虚则不仁，卫气虚则不用，荣卫俱虚，则不仁且不用。'则此七字不相冒，恐是衍文。"③不仁、不用：张介宾："不仁，不知痛痒寒热也。不用，不能举动也。"④肉如故：《黄帝内经太素》卷二十八《痹论》作"肉如苛也"。"故"当作"苛"。⑤人身与志不相有：人的形体与神志活动不协调。

【译文】

黄帝问：有的人皮肉麻木沉重，即使穿上棉衣，仍然毫无感觉，这是什么病呢？

岐伯说：这是营气虚而卫气实的缘故。营气虚弱会使皮肉麻木不仁，卫气虚弱会使肢体不能举动，营气与卫气都虚弱，就会既麻木不仁，又不能举动，所以皮肉就会更加麻木沉重。如果人的形体与内脏的神志不能协调适应，就要死亡。

【原文】

帝曰：人有逆气不得卧而息①有音者；有不得卧而息无音者；有起居如故而息有音者；有得卧，行而喘者；有不得卧，不能行而喘者；有不得卧，卧而喘者。皆何脏使然？愿闻其故。

岐伯曰：不得卧而息有音者，是阳明之逆也。足三阳者下行，今逆而上行，故息有音也。阳明者胃脉也，胃者六腑之海，其气亦下行。阳明逆，不得从其道，故不得卧也。《下经》曰："胃不和则卧不安。"此之谓也。夫起居如故而息有音者，此肺之络脉逆也，络脉不得随经上下，故留经而不行。络脉之病人也微，故起居如故而息有音也。夫不得卧，卧则喘者，是水气之客也。夫水者，循津液而流也，肾者水脏，主津液，主卧与喘②也。

帝曰：善。

【注释】

①息：一呼一吸，谓之一息。②主卧与喘：水气为病，其本在肾，其标在肺，射肺，标本俱病，故喘息不得卧。

【译文】

黄帝说：人出现气逆而不顺的病证时，有的不能安卧而且呼吸有声；有的不能安卧但呼吸无声；有的起居如常然而呼吸有声；有的能够安卧，行动则气喘；有的不能安卧，也不能行动，却会气喘；有的不能安卧，躺卧则气喘。是哪些脏腑发病而出现这样的症状呢？我想知道是什么缘故。

胃不和则卧不安

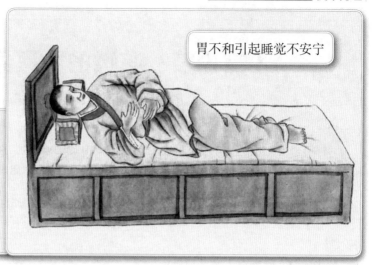

胃不和引起睡觉不安宁

阳明经是胃脉，胃气路线下行。如果阳明气逆，则胃气不能下行，也就不能平躺了。另外，如果水气侵犯肺脏，也会引起不能平躺。

岐伯说：不能安卧而呼吸有声的，是阳明经脉之气上逆。足三阳的经脉，从头到足，都是下行的，现在足阳明经脉之气上逆而行，所以呼吸不畅而喘息有声。阳明是胃脉，胃是六腑之海，胃气也是以下行为顺。如果阳明经脉之气上逆，胃气就不能循常道而下行，所以不能平卧。《下经》中所记载的"胃不和则卧不安"，就是这个意思。如果起居如常而呼吸有声，则是由于肺的脉络不顺，络脉不能随着经脉之气上下循行，所以其气滞留于经脉而不能循行于络脉。但络脉生病是比较轻微的，所以虽然呼吸不畅而喘息有声，但起居如常。如果不能安卧，躺卧则气喘，则是水气侵犯肺所致。水气是循着津液流行的道路而流动的。肾是水脏，主管津液，如果肾病不能主水，水气上逆而侵犯肺，人就不能平躺而且气喘。

黄帝说：讲得好。

◎咳论篇：咳嗽的中医原理◎

【导读】

本篇是关于咳嗽的专篇，所以名为"咳论"，篇中系统地论述了各种咳嗽的病因、病机、症状、传变及治疗。其中特别指出，咳嗽的病变虽然属于肺，但五脏六腑的病变，又都能影响肺，使之功能失常而发为咳嗽。

【原文】

黄帝问曰：肺之令人咳，何也？

岐伯对曰：五脏六腑皆令人咳，非独肺也。

帝曰：愿闻其状。

岐伯曰：皮毛者，肺之合也。皮毛先受邪气，邪气以从其合也[①]。其寒饮食入胃，从肺脉上至于肺则肺寒，肺寒则外内合邪[②]，因而客之，则为肺咳。五脏各以其时受病[③]，非其时，各传以与之。人与天地相参[④]，故五脏各以治时[⑤]感于寒则受病。微则为咳，甚者为泄为痛。乘秋则肺先受邪，乘春则肝先受之，乘夏则心先受之，乘至阴[⑥]则脾先受之，乘冬则肾先受之。

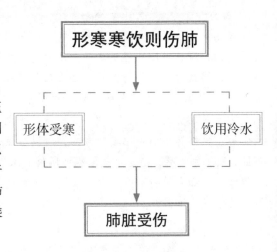

【注释】

① 邪气以从其合也：风寒等邪气侵袭于皮毛，再深入肺。② 外内合邪：外，皮毛感受风寒邪气。内，胃有寒饮食在内。二者相结合而伤肺，就是"外内合邪"。③ 五脏各以其时受病：五脏各有所主的时令，如肝主春，心主夏，脾主长夏，肺主秋，肾主冬，各在其所主时容易受病。④ 相参：相合，相应。⑤ 治时：指五脏所主的时令，也叫"旺时"。⑥ 至阴：农历六月为至阴，也称"季夏"。

【译文】

黄帝问道：肺脏有病，都能使人咳嗽，这是为什么呢？

岐伯回答说：五脏六腑有病都能使人咳嗽，不只是肺病如此。

黄帝说：希望听您讲讲各种咳嗽的症状。

岐伯回答：皮毛与肺是相应合的。皮毛感受了邪气，邪气就会影响到肺脏。如果喝了冷水或吃了寒冷的食物，胃里的寒气也会沿着肺脉上升至肺，也会引起肺寒，这样就使内外寒邪互相结合，停留于肺脏，这是肺咳的情况。五脏在它们各自所主的时令受病，并不是肺在它所主的时令受病，而是各脏之病传给它的。人和自然界是相应和的，所以五脏在其所主的时令受了寒邪，人就会得病。如果是轻微的，就会发生咳嗽；严重的，寒气侵入体内就产生腹泻、腹痛等症状。一般情况是，在秋天的时候，肺先受寒；在春天的时候，肝先受寒；在夏天的时候，心先受寒；在长夏太阴所主的时令，脾先受邪；在冬天的时候，肾先受寒。

【原文】

帝曰：何以异之？

岐伯曰：肺咳之状，咳而喘，息有音，甚则唾血①。心咳之状，咳则心痛，喉中介介②如梗状，甚则咽肿喉痹。肝咳之状，咳则两胁下痛，甚则不可以转，转则两胠下满。脾咳之状，咳则右胁下痛，阴阴③引肩背，甚则不可以动，动则咳剧。肾咳之状，咳则腰背相引而痛，甚则咳涎④。

【注释】

①唾血：血随着咳唾一起出来。②介介：形容喉中好像有物的梗塞状。③阴阴：隐隐。④咳涎：咳出黏液。

【译文】

黄帝问：这些咳嗽怎样鉴别呢？

岐伯说：肺咳的症状是，咳嗽时喘息而有声音，严重的会唾血。心咳的症状是，咳嗽时感到心痛，喉中好像有东西堵塞一样，严重的会导致咽喉肿痛闭塞。肝咳的症状是，咳嗽时两侧胁下疼痛，严重的会痛得不能行走，如果行走，两脚就会浮肿。脾咳的症状是，咳嗽时右胁下疼痛，并隐隐然牵引肩背疼痛，严重的会不能够活动，一动就会使咳嗽加剧。肾咳的症状是，咳嗽时腰背互相牵引作痛，严重的会咳吐痰涎。

【原文】

帝曰：六腑之咳奈何？安所受病？

岐伯曰：五脏之久咳，乃移于六腑。脾咳不已，则胃受之；胃咳之状，咳而呕，呕甚则长虫出。肝咳不已，则胆受之；胆咳之状，咳呕胆汁。肺咳不已，则大肠受之；大肠咳状，咳而遗矢①。心咳不已，则小肠受之；小肠咳状，咳而失气②，气与咳俱失。肾咳不已，则膀胱受之；膀胱咳状，咳而遗溺。久咳不已，则三焦受之，三焦咳状，咳而腹满，不欲食饮。此皆聚于胃，关于肺，使人多涕唾③而面浮肿气逆也。

【注释】

①遗矢：即大便失禁。矢，通"屎"。②失气：当作"矢气"，即放屁。③涕唾：稠痰。

【译文】

黄帝问：六腑咳嗽的症状是怎样的？又是如何得病的呢？

岐伯说：五脏咳嗽日久不愈，就会转移到六腑。如果脾咳日久不见好，胃就会受病；胃咳的症状是咳而呕吐，严重的时候甚至会呕出蛔虫。肝咳日久不见好，胆就会受病；胆咳的症状是咳嗽起来会呕吐出胆汁。肺咳日久不见好，大肠就会受病；大肠咳的症状是咳嗽的时候会大便失禁。心咳日久不见好，小肠就会受病；小肠咳的症状是咳嗽的时候会放屁，咳嗽与放屁往往会同时出现。肾咳日久不见好，膀胱就会受病；膀胱咳的症状是咳嗽的时候会小便失禁。以上各种咳嗽，如果经久不愈，就会使三焦受病；三焦咳的症状是，咳嗽的时候腹内胀满，不想饮食。这些咳嗽，无论是哪一脏腑的病变，其寒邪一定是在胃中聚合，而后沿着肺的经脉影响到肺，才能使人多吐稠痰而流鼻涕，面部浮肿，咳嗽气逆。

五脏久咳，转移到六腑

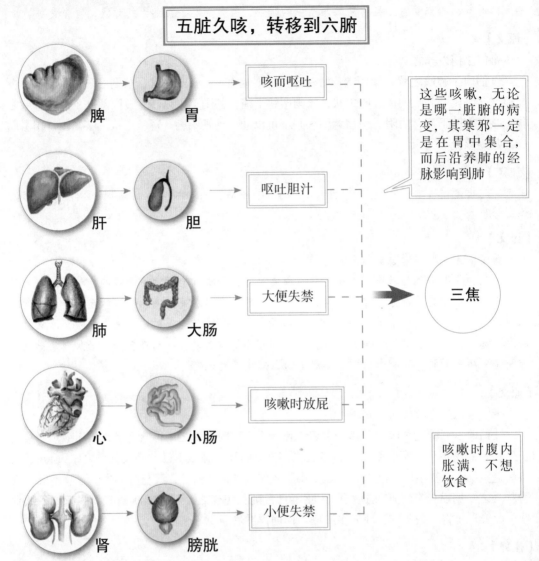

脾 → 胃 → 咳而呕吐

肝 → 胆 → 呕吐胆汁

这些咳嗽，无论是哪一脏腑的病变，其寒邪一定是在胃中集合，而后沿养肺的经脉影响到肺

肺 → 大肠 → 大便失禁

三焦

心 → 小肠 → 咳嗽时放屁

咳嗽时腹内胀满，不想饮食

肾 → 膀胱 → 小便失禁

【原文】

帝曰：治之奈何？

岐伯曰：治脏者，治其俞①；治腑者，治其合②；浮肿者，治其经③。

帝曰：善。

【注释】

①俞：腧穴。②合：合穴。③经：经穴。腧、合、经穴之义，详见本书《九针十二原》篇注。

【译文】

黄帝问：治疗的方法是什么？

岐伯说：治疗五脏的咳嗽，要取其腧穴；治疗六腑的咳嗽，要取其合穴；凡是咳嗽并引起浮肿的，要取有关脏腑的经穴而分别加以治疗。

黄帝说：讲得好！

举痛论篇：各种疼痛的病因

【导读】

本篇列举了许多疼痛的病证，并对其病因进行了分析，所以篇名"举痛论"。

本篇的主要内容包括：一、说明各种疼痛的病因都是因为寒邪侵入经脉；二、说明疼痛的病变，主要与气血相关；三、讲述"九气"致病的症状和病机。

【原文】

黄帝问曰：余闻善言天者，必有验于人；善言古者，必有合于今；善言人者，必有厌①于己。如此，则道不惑而要数②极，所谓明也。今余问于夫子，令言而可知③，视而可见④，扪而可得⑤，令验于己，而发蒙解惑，可得而闻乎？

岐伯再拜稽首对曰：何道之问也？

帝曰：愿闻人之五脏卒痛⑥，何气使然？

岐伯对曰：经脉流行不止，环周不休。寒气入经而稽迟⑦，泣而不行。客于脉外则血少，客于脉中则气不通，故卒然而痛。

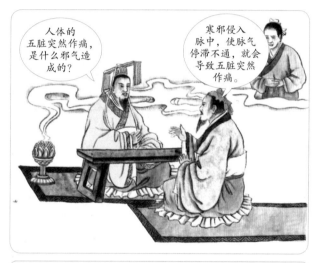

黄帝向岐伯请教人体的五脏突然作痛的病因。

【注释】

①厌：合，指达到标准，言行一致。②要数：要理，最重要的道理。数，理。③言而可知：即问诊，通过询问病人而知晓病情。④视而可见：即望诊，通过望色而知晓病情。⑤扪而可得：即切诊，通过触按而知晓病情。⑥卒痛：突然疼痛。卒，同"猝"。⑦稽（jī）迟：滞留缓慢。

【译文】

黄帝问道：我听说善于谈论天道的，必定能从人事上验证天道；善于谈论往古的，并定能将过去与现在结合起来；善于谈论他人的，必定能结合自己的情况。这样，才能掌握事物的规律而不迷惑，十分透彻地了解事物最重要的道理，这就是所谓的明达事理。现在我想请您将问诊所知、望诊所见、切诊所得的情况告诉我，使我有所体验，启发蒙昧，解除疑惑，可以听您讲吗？

岐伯再次跪拜回答说：您要问的是哪些道理呢？

黄帝问：我想听听，人体的五脏突然作痛，是什么邪气造成的呢？

岐伯回答说：人体经脉中的气血周流全身，运行不止，循环不息。如果寒邪侵入经脉，经脉气血循行就会迟滞，凝涩而不畅通。寒邪假如侵袭于经脉之外，就会使经脉凝涩而血液减少；如果侵入脉中，脉气就会停滞不通，所以会突然作痛。

【原文】

帝曰：其痛或卒然而止者，或痛甚不休者，或痛甚不可按者，或按之而痛止者，或按之无益者，或喘动应手者，或心与背相引而痛者，或胁肋与少腹相引而痛者，或腹痛引阴股①者，或痛宿昔而成积②者 ，或卒然痛死不知人，有少间复生者，或痛而呕者，或腹痛而后泄者，或痛而闭不通者。凡此诸痛，各不同形，别之奈何？

岐伯曰：寒气客于脉外则脉寒，脉寒则缩踡③，缩踡则脉绌急④，绌急则外引小络，故卒然而痛。得炅⑤则痛立止；因重中于寒，则痛久矣。

寒气客于经脉之中，与炅气相薄⑥则脉满，满则痛而不可按也。寒气稽留⑦，炅气从上，则脉充大而血气乱，故痛甚不可按也。

寒气客于肠胃之间，膜原⑧之下，血不得散，小络急引故痛，按之则血气散，故按之痛止。

各种疼痛及产生原因

寒邪入侵	症机	症痛
寒气客于脉外	经脉收缩，屈曲拘急	得热痛止，重寒痛不休
寒气客于经脉之中	与热相搏，经脉满盛	痛不能按压
	热气上搏，脉充大而血气乱	剧痛不能触按
寒气客于肠胃之间，膜原之下	血气凝涩小络拘急牵引	按之痛止
寒气客于督脉	按之不能及	按之无用
寒气客于冲脉	血气不通	按腹部应手而痛
寒气客于背俞之脉	血脉滞涩，血虚，心背痛	按之痛止
寒气客于厥阴之脉	血脉凝涩，脉道紧急	胁肋、少腹牵引作痛
寒气客于小肠膜原间，络血中	络血凝滞	日久而积为小肠气，痛
寒气客于五脏	气逆上泻，阴气衰竭，阳气不入	疼痛昏死，阳气恢复则醒
寒气客于肠胃	气逆上行	疼痛，呕吐
寒气客于小肠	阳气不化，水谷不聚	泄泻而腹痛
热气留于小肠	内热伤津	肠中疼痛，口渴，大便不通

寒气客于侠脊之脉⑨则深，按之不能及，故按之无益也。

寒气客于冲脉：冲脉起于关元，随腹直上，寒气客则脉不通，脉不通则气因之，故喘动应手矣。

寒气客于背俞之脉则脉泣⑩，脉泣则血虚，血虚则痛。其俞注于心，故相引而痛，按之则热气至，热气至则痛止矣。

寒气客于厥阴之脉：厥阴之脉者，络阴器系于肝，寒气客于脉中，则血泣脉急，故胁肋与少腹相引痛矣。

厥气客于阴股，寒气上及少腹，血泣在下相引，故腹痛引阴股。

寒气客于小肠膜原之间，络血之中，血泣不得注于大经，血气稽留不得行，故宿昔而成积矣。

寒气客于五脏，厥逆上泄⑪，阴气竭，阳气未入，故卒然痛死不知人，气复反⑫则生矣。

寒气客于肠胃，厥逆上出⑬，故痛而呕也。

寒气客于小肠，小肠不得成聚⑭，故后泄⑮腹痛矣。

热气留于小肠，肠中痛，瘅热⑯焦渴，则坚干不得出，故痛而闭不通矣。

【注释】

①阴股：大腿的内侧。②宿昔：经久。成积：指小肠气。③缩踡：收缩不伸。④绌（chù）急：短促拘急。⑤炅（jiǒng）：热。⑥相薄：相互搏结、交迫。⑦稽留：停留。⑧膜原：指胸膜与膈肌之间的部分。一说为肠胃的脂膜。⑨侠脊之脉：指督脉。侠，通"挟"。⑩背俞之脉：足太阳脉。脉泣：血脉凝涩。泣，通"涩"。⑪厥逆上泄：脏气厥逆而上壅。⑫气复反：阳气恢复。⑬厥逆上出：肠胃之气上逆。⑭成聚：指小肠受盛容留水谷的作用。⑮后泄：大便泄泻。⑯瘅热：大热。

【译文】

黄帝说：有的疼痛会突然停止，有的疼痛很剧烈而不停止；有的痛得很剧烈而不能按压，有的疼痛因按压而停止；有的疼痛按压揉搓也不见缓解；有的疼痛痛处跳动应手；有的疼痛同时牵动心和背作痛；有的疼痛是胁肋和小腹相互牵引而疼痛；有的疼痛是腹痛牵引大腿内侧的阴股；有的疼痛日久而积聚成小肠气；有的疼痛病人突然疼痛昏死过去不省人事，稍过一会儿又会苏醒过来；有的疼痛病人疼痛而且呕吐；有的疼痛病人腹痛而且泄泻；有的疼痛病人疼痛而且胸闷不适。以上这些疼痛的情况，表现各不相同，怎样区别呢？

岐伯说：寒气侵袭经脉的外部，经脉就会受寒，经脉受寒就会收缩，经脉收缩就会屈曲拘急，因而牵引在外的细小脉络，人体就会突然发生疼痛。如果得到了热气，疼痛就会立刻停止。如果再次感受寒邪，卫阳受损，疼痛就会很久不好了。

寒邪侵袭到经脉之中，和人体本身的热气相互搏争，经脉就会满盛，满盛就会实，所以疼痛而且不能按压。寒邪停留在脉中，人体本身的热气则随之而上，与寒邪相搏，使经脉充满，气血运行紊乱，所以疼痛剧烈而且不能触按。

寒气侵袭到肠胃之间，膜原之下，就会导致血气凝涩而不能散开，细小的脉络拘急牵引，所以疼痛，如果以手按揉，血气就会散行，所以按压痛处，疼痛就停止。

寒邪侵袭到了督脉，即使按揉也难以达到病所，所以按揉也没有用。

寒邪侵袭到冲脉之中：冲脉是从小腹关员穴开始，沿着腹部往上循行的，寒气侵入则冲脉的血气不能流通，邪气就聚集在此处而不通畅，所以触压腹部就会应手而痛。

寒气侵袭到背腧足太阳之脉，就会导致血脉流行滞涩，血脉滞涩就会血虚，血虚就会疼痛。因为足太阳脉背腧与心相连，所以心与背相互牵引作痛，通过按揉能使热气积聚，热气积聚寒邪就会消散，所以疼痛就可以停止。

寒邪侵袭到足厥阴之脉：足厥阴之脉沿着大腿内侧阴股进入毛中，连络阴器而抵达小腹，从胁肋部与肝相连，寒邪侵入脉中，则血脉凝涩而脉道紧急，所以胁肋与少腹牵引作痛。

寒厥之气侵袭到阴股，气血不和而累及少腹，就会导致阴股的血脉凝滞，在下相引，所以腹痛连于阴股。

寒邪侵袭到小肠膜原之间、络血之中，就会使络血凝涩不能流注于大经脉，因为血气滞留不能畅行，所以时间长了就会成为小肠气。

寒邪侵袭到五脏，压迫五脏之气逆而上行，就会使脏气上越外泄，阴气在内衰竭，阳气不能进入，阴阳阻隔不通，所以会突然疼痛昏死，不省人事；如果阳气恢复，阴阳能够相接，则可以苏醒。

寒邪侵袭到肠胃，就会压迫肠胃之气逆而上行，所以会出现疼痛并且呕吐。

寒邪侵袭到小肠，小肠是受盛之腑，一旦失去其受盛作用，因为受寒而使阳气不化，水谷不得停留，就会泄泻而腹痛。

如果是热邪蓄留在小肠，就会发生肠中疼痛，由于内热伤津而感到发热口渴，粪便坚硬难以排出，就会腹痛而且大便不通。

【原文】

帝曰：所谓言而可知者也，视而可见奈何？

岐伯曰：五脏六腑，固尽有部[1]，视其五色，黄赤为热，白为寒，青黑为痛，此所谓视而可见者也。

帝曰：扪而可得，奈何？

岐伯曰：视其主病之脉，坚而血及陷下者，皆可扪而得也。

帝曰：善。余知百病生于气也。怒则气上[2]，喜则气缓[3]，悲则气消[4]，恐则气下[5]，寒则气收[6]，炅则气泄[7]，惊则气乱[8]，劳则气耗[9]，思则气结[10]。九气不同，何病之生？

岐伯曰：怒则气逆，甚则呕血及飧泄，故气上矣。喜则气和志达，荣卫通利，故气缓矣。悲则心系急，肺布叶举而上焦不通，荣卫不散，热气在中，故气消矣。恐则精却[11]，却则上焦闭，闭则气还，还则下焦胀，故气不行矣。寒则腠理闭，气不行，故气收矣。炅则腠理开，荣卫通，汗大泄，故气泄。惊则心无所依，神无所归，虑无所定，故气乱矣。劳则喘息汗出，外内皆越[12]，故气耗矣。思则心有所存，神有所归，正气留而不行，故气结矣。

【注释】

①固尽有部：面部各有五脏六腑对应的部位。②气上：气上逆。③气缓：气涣散不收。④气消：气消沉。⑤气下：气下陷。⑥气收：气收聚。⑦气泄：气外泄。⑧气乱：气混乱。⑨气耗：气耗散。⑩气结：气郁结。⑪精却：精气衰退。⑫越：散发，耗散。

【译文】

黄帝问：以上所说，都是从问诊中可以了解的。那么通过望诊可以了解哪些病情呢？

"九气"导致的疾病类型

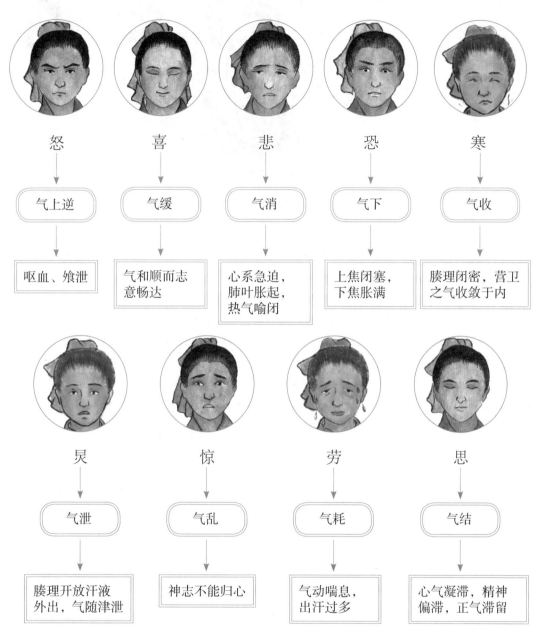

怒	喜	悲	恐	寒
↓	↓	↓	↓	↓
气上逆	气缓	气消	气下	气收
↓	↓	↓	↓	↓
呕血、飧泄	气和顺而志意畅达	心系急迫，肺叶胀起，热气喻闭	上焦闭塞，下焦胀满	腠理闭密，营卫之气收敛于内

炅	惊	劳	思
↓	↓	↓	↓
气泄	气乱	气耗	气结
↓	↓	↓	↓
腠理开放汗液外出，气随津泄	神志不能归心	气动喘息，出汗过多	心气凝滞，精神偏滞，正气滞留

　　岐伯说：五脏六腑在面部各有所对应的部位，观察面部五色的变化就可以诊断疾病，黄色和赤色主热，白色主寒，青色和黑色主痛，这就是通过望诊可以了解的情况。

　　黄帝问：通过用手切诊而了解病情是怎样的呢？

　　岐伯说：要看他主病的经脉，然后以手循按，脉象坚实的，是有邪气结聚；气血滞留的，脉象必定会充盛而高起；如果脉象陷下，表明是气血不足，多属阴证。这些都是可以用手触切按循得知的。

黄帝说：讲得好！我已知道许多疾病的产生都是气机失调引起的，如暴怒则气上逆，高兴则气涣散，悲哀则气消散，恐惧则气下陷，遇寒则气收敛，受热则气外泄，受惊则气紊乱，过劳则气耗损，思虑则气郁结。这九种气的变化各不相同，都会导致什么疾病呢？

岐伯说：大怒就会使肝气上逆，血会随着肝气向上逆行，严重时还会呕血，或是因为肝气乘脾而发生飧

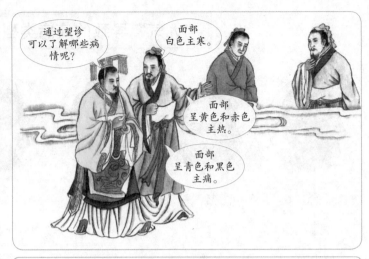

黄帝向岐伯请教怎样通过望诊来了解病情。

泄，所以说是"气上逆"。高兴就会使气和顺而志意畅达，容卫之气通利，所以说是"气缓"。悲哀太过就会心系急迫，因为悲是肺所主的情志，所以悲伤时肺叶就会胀起，又因为上焦闭塞不通，营卫之气就得不到布散，热气喻闭于中而耗损肺气，所以说是"气消"。恐惧就会使精气下却，精气下却就会升降不交，所以上焦会闭塞，上焦闭塞，气就还归于下，气郁于下，下焦就会胀满，因此说是"气下"。寒冷之气侵袭人体，就会使腠理闭密，荣卫之气不能够畅行而收敛于内，所以说是"气收"。火热之气能使人腠理开放，荣卫通畅，汗液大量外出，致使气随津泄，所以说是"气泄"。受惊会使得心悸动而无所依附，神志不能归心，心中疑虑不定，所以说是"气乱"。劳累过度就会气动喘息，出汗过多；喘息就会使内气越，汗出过多就会使外气越，内外之气全部泄越，所以说是"气耗"。忧思过多就会使心气凝滞，精神偏滞，不能畅行周身，导致正气滞留而不能运行，所以说是"气结"。

◎腹中论篇：腹内的多种疾病◎

【导读】

　　本篇主要讨论和分析了鼓胀、血枯、伏梁、热中、消中、厥逆、热痛等疾病的病因、病机、症状、治疗方法和禁忌等内容。因为上述疾病都是发生在人体的腹中，所以篇名"腹中论"。

　　本篇的主要内容，除了对各类腹中疾病的论述外，还有对鸡矢醴和四乌贼骨一藘茹丸两个方剂的介绍，以及妊娠与腹中疾患的鉴别方法。

【原文】

　　黄帝问曰：有病心腹满，旦食则不能暮食，此为何病？

　　岐伯对曰：名为鼓胀^①。

　　帝曰：治之奈何？

　　岐伯曰：治之以鸡矢醴^②。一剂知，二剂已。

　　帝曰：其时有复发者，何也？

　　岐伯曰：此饮食不节，故时有病也。虽然其病且已，时故当病，气聚于腹也。

【注释】

①鼓胀：是一种以腹部胀大如鼓，皮色萎黄，脉络显露为特征的病证。②鸡矢醴：是古人用来治疗鼓胀的药酒方名。矢，通"屎"。醴，酒的一种。此方用鸡屎白，晒干，焙黄，一两，米酒三碗，煎数沸，去滓，过滤，澄清，空腹热服，一日二次。

【译文】

　　黄帝问道：有一种心腹胀满的病，早晨吃了饭晚上就不能再进食，这是什么病？

　　岐伯回答说：这种病叫鼓胀病。

　　黄帝问：怎样治疗呢？

　　岐伯说：可以用鸡矢醴来治疗，一剂就能见效，两剂病就好了。

　　黄帝问：这种病有时还会复发，是什么原因呢？

　　岐伯说：饮食不注意而无节制，所以病就会时常复发。这种病虽然表面上看要痊愈了，但又不注意饮食，邪气就会再次聚集在腹中而复发。

【原文】

　　帝曰：有病胸胁支满者，妨于食，病至则先闻腥臊臭^①，出清液^②，先唾血，四支清，目眩，时时前后血，病名为何？何以得之？

　　岐伯曰：病名血枯，此得之年少时，有所大脱血；若醉入房中，气竭肝伤，故月事衰少不来也。

　　帝曰：治之奈何？复以何术？

　　岐伯曰：以四乌鲗骨一藘茹^③，二物并合之，丸以雀卵^④，大如小豆。以五丸为后饭，饮以鲍鱼⑤汁，利胁中及伤肝也。

【注释】

①臭（xiù）：气味。②出清液：吐清水。③乌鰂（zé）骨：即乌贼骨，又名"海螵蛸"。蘆（lú）茹：即茜草。④雀卵：即麻雀卵。气味甘温，能补肾阳，益精血。⑤鲍鱼：即鳆鱼，又名"石决明肉"。能补肝肾，益精明目，开胃养营。

【译文】

黄帝问：有一种胸胁支撑胀满的病，妨碍饮食，发病时先闻到腥臊的气味，口中吐清水，然后先吐血，接着四肢逐渐发冷，头晕目眩，时常大小便出血，这叫什么病，是如何引发的？

岐伯说：这种病的名字叫血枯，得病的原因是在少年的时候患过严重的失血病，使内脏有所损伤，或者是醉后肆行房事，使肾气耗竭，肝血损伤，所以月经衰少甚至停经。

黄帝问：怎样治疗呢？要用什么方法使其恢复健康？

岐伯说：用四份乌贼骨，一份蘆茹，将这两种药混合，用麻雀卵合制成丸，做成如小豆大小的丸药。每次服五丸，饭前服药，以鲍鱼汁送下，这个方法可以补益胁肋和受到损伤的肝脏。

【原文】

帝曰：病有少腹盛①，上下左右皆有根，此为何病？可治不？

岐伯曰：病名曰伏梁②。

帝曰：伏梁何因而得之？

鼓胀、血枯和伏梁病的症状及治疗

病名	症状			治疗
鼓胀	心腹胀满，早晨吃了饭，晚上就不能再吃			鸡矢醴，一剂见效，两剂病愈
血枯	胸胁支撑胀满，妨碍饮食，先闻腥臊气味，口吐清水，后吐血，四肢发冷，头晕目眩，大小便出血			四份乌贼骨，一份蘆茹，以麻雀卵合制成小豆大小的丸，饭前以鲍鱼汁送服五粒
伏梁	小腹坚硬盛满，按压时上下左右皆有根	下则排出脓血	顺症病轻	不能按摩求速愈，以免少腹之病发生下夺
		上则产生痈	逆症危重	

注：

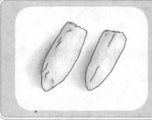

乌贼骨

【方名】乌贼鱼骨丸

【方论】乌贼骨为乌鰂科动物无针乌鰂或金乌鰂的内壳，能收敛止血，固精益肾，通血脉；蘆茹能凉血止血，活血化瘀；麻雀卵能补肾阳，益精血，调冲任；鲍鱼汁能养肝化瘀。四者组合，能固精益血，止血化瘀。

岐伯曰：裹大脓血，居肠胃之外，不可治；治之，每切按之，致死。

帝曰：何以然？

岐伯曰：此下则因③阴，必下脓血，上则迫胃脘，生④鬲，侠⑤胃脘内痈。此久病也，难治。居齐⑥上为逆，居齐下为从，勿动亟夺⑦。论在《刺法》中。

【注释】

①盛：胀满。②伏梁：古代病名，指脘腹部痞满肿块一类疾患，多是由气血瘀滞而造成的。张介宾："伏，藏伏也。梁，强梁坚硬之谓。"③因：依靠。④生：王冰："生当为出，传文误也。"⑤侠：《太素》卷三十《伏梁病》作"使"。⑥齐：通"脐"，肚脐。⑦勿动亟夺：不可以用按摩以求立即消除伏梁病。亟，急。夺，削除。

【译文】

黄帝问：有一种小腹坚硬盛满的病，上下左右四周按压时都有明显的根底，这是什么病呢？能够治疗吗？

岐伯说：这是伏梁病。

黄帝问：伏梁病是怎样得的呢？

岐伯说：小腹部包裹着大量的脓血，而且位于肠胃之外，这种病不容易治愈；在诊治时，经常会因为重按而致死。

黄帝问：为什么会这样呢？

岐伯说：少腹下部是小腹和阴部，如果用力按摩会使脓血从下部穿溃排出；上部是胃脘部，用力按摩会使脓血向上靠近胃脘，导致横膈与胃脘之间出现痈。痈属于慢性病，很难治疗。一般来说，这种病的病位在脐以上的是危重的逆症，在脐下的则是预后较好的顺症，总之千万不能用按摩以求立即消除疾病，以免使少腹之病发生下夺。关于本病的治法，在《刺法》中有具体的论述。

【原文】

帝曰：人有身体髀股胻皆肿，环齐而痛，是为何病？

岐伯曰：病名伏梁，此风根①也。其气溢于大肠而著于肓，肓之原②在齐下，故环齐而痛也，不可动之，动之为水溺③涩之病。

【注释】

①风根：平素感受风寒之邪。②肓之原：脖胦穴，即任脉经的气海穴，位于脐下1.5寸。原，原穴。③水溺：小便。

【译文】

黄帝问：有的人身体髀、股等部位都发肿，而且环绕脐部疼痛，这是什么病呢？

岐伯说：这种病的名字叫伏梁，这是平素感受风寒所导致的。风寒之气充溢于大肠而滞留附着在肓膜上，肓的原穴在脐下的气海，所以会环绕肚脐而痛。这种病不能用攻下的方法治疗，如果误用攻下，就会发生小便涩滞不利的病变。

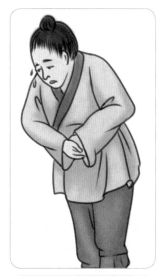

伏梁病会引起病人环绕肚脐而痛。

【原文】

帝曰：夫子数言热中、消中①，不可服膏粱②芳草石药，石药发瘨③，芳草发狂。夫热中、消中者，皆富贵人也，今禁高粱，是不合其心，禁芳草石药，是病不愈，愿闻其说。

岐伯曰：夫芳草之气美，石药之气悍，二者其气急疾坚劲，故非缓心和人，不可以服此二者。

帝曰：不可以服此二者，何以然？

岐伯曰：夫热气剽悍④，药气亦然，二者相遇，恐内伤脾。脾者土也而恶木，服此药者，至甲乙日更论⑤。

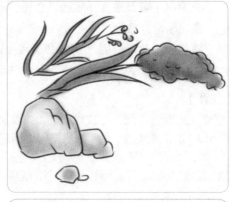

病人如果得了热中、消中病，不可以吃芳草和矿石类的药物。

【注释】

①热中、消中：即后世之人所谓的三消病。王冰："多饮数溲，谓之热中。多食数溲，谓之消中。"②膏粱：即高粱。③瘨："癫"的本字。④剽悍：轻捷峻猛。⑤更论：《甲乙经》卷十一第六作"当愈甚"。

【译文】

黄帝说：您多次说患热中、消中病的人，不可以吃厚味精粮，也不可以吃芳草和矿石类的药物，矿石类药物能使人发癫，芳草类药物能使人发狂。患热中、消中病的多为大富大贵的人，现在禁止吃厚味精粮，这不合乎他们的心意，禁止服用芳草、矿石类的药物，有的病又不能治愈，希望能听您讲讲其中的道理。

岐伯说：芳草的气味香美，石药的气味刚烈，这两种药物的药性都急疾、坚劲，所以，如果不是性情平和的人，绝不能服用这两种药物。

黄帝问：不能服用这两种药物的原因是什么呢？

岐伯说：内热的性质本来就是剽悍刚烈的，而药物之性也是这样，内热与药热相遇，就可能伤害人的脾气。而脾属土，土恶木，因此病人如果服用这类药物，到肝木主令的甲日和乙日时，病情就会更加严重。

【原文】

帝曰：善。有病膺肿、颈痛、胸满、腹胀，此为何病？何以得之？

岐伯曰：名厥逆①。

帝曰：治之奈何？

岐伯曰：灸之则瘖②，石③之则狂。须其气并，乃可治也。

帝曰：何以然？

岐伯曰：阳气重上，有余于上，灸之则阳气入阴，入则瘖④；石之则阳气虚，虚则狂⑤。须其气并而治之，可使全也。

帝曰：善。何以知怀子之且生也？

岐伯曰：身有病无邪脉也。

帝曰：病热而有所痛者，何也？

岐伯曰：病热者，阳脉也，以三阳之动⑥也。人迎一盛少阳，二盛太阳，三盛阳明，入阴也。夫阳入于阴，故病在头与腹，乃脘胀而头痛也。

帝曰：善。

【注释】

① 厥逆：张介宾："此以阴并于阳，下逆于上，故病名厥逆。"② 瘖：同"喑"，失音。③ 石：指针刺。王冰："谓以石针开破之。"④ "灸之"两句：张介宾："阳气有余于上而复灸之，是以火济火也。阳极乘阴，则阴不能支，故失声为瘖。"⑤ "石之"两句：张介宾："阳并于上，其下必虚，以石泄之，则阳气随刺而去，气去则上下俱虚而神失其守，故为狂也。"⑥ 三阳之动：三阳之脉盛大而搏动剧烈。三阳，少阳、太阳、阳明。

【译文】

黄帝说：讲得好！有人患膺肿、颈痛、胸满、腹胀，这是什么病，是什么原因引起的呢？

岐伯说：这种病名叫厥逆。

黄帝问：怎样治疗呢？

岐伯说：这种病如果用灸法便会失音，用针刺就会发狂，必须等到阴阳之气上下相交合，才能进行治疗。

黄帝问：为什么呢？

岐伯说：上为阳，阳气又逆于上，重阳在上，则上部的阳有余，如果再用灸法，就是以火补火，阳极乘阴，阴不能上承，所以会发生失音；如果用砭石针刺，阳气随针外泄，阳气虚精神就会失其所守，所以会发生神志失常的狂证。必须在阳气从上下降，阴气从下上升，阴阳二气交并以后再进行治疗，才可以痊愈。

黄帝说：讲得好！怎样知道妇女怀孕将要分娩呢？

岐伯说：身体不适，好像有某些病的征候，但却按切不到病脉。

黄帝问：有病发热而且疼痛的是什么原因呢？

岐伯说：阳脉是主热证的，外感发热表明是三阳受寒，所以三阳脉旺盛。要是人迎脉比寸口脉大一倍，表明病在少阳；大两倍，表明病在太阳；大三倍，表明病在阳明，传入三阴。病在三阳，则发热头痛，如果传入三阴，就会出现腹部胀满，所以病人有腹胀和头痛的症状。

黄帝说：讲得好！

◎风论篇：风邪侵入人体引发的疾病◎

【导读】

　　本篇论述了风邪的性质、致病特点，以及风邪侵入人体引起各种风病的病因、病机、分类、症状和诊疗方法等，因为是专论风病的专篇，所以名为"风论"。

　　本篇的要点包括：一、论述风邪的致病特点，指出风邪是引起各种疾病的首要因素，病证变化多端；二、论述多种风病的发病和诊治；三、介绍五脏风病的面诊部位和色泽；四、指出风证普遍具有汗出恶风的共同症状。

【原文】

　　黄帝问曰：风之伤人也，或为寒热，或为热中，或为寒中，或为疠风①，或为偏枯，或为风也。其病各异，其名不同。或内至五脏六腑。不知其解，愿闻其说。

　　岐伯对曰：风气藏于皮肤之间，内不得通，外不得泄。风者善行而数变，腠理开则洒然②寒，闭则热而闷。其寒也则衰食饮，其热也则消肌肉。故使人怢慄③而不能食，名曰寒热。

　　风气与阳明入胃④，循脉而上至目内眦⑤。其人肥，则风气不得外泄，则为热中而目黄；人瘦则外泄而寒，则为寒中而泣出。

　　风气与太阳俱入，行诸脉俞，散于分肉之间，与卫气相干。其道不利，故使肌肉愤䐜⑥而有疡。卫气有凝而不行，故其肉有不仁也。疠者，有荣气热胕，其气不清，故使其鼻柱坏而色败，皮肤疡溃。风寒客于脉而不去，名曰疠风，或名寒热。

　　以春甲乙伤于风者为肝风，以夏丙丁伤于风者为心风，以季夏戊己伤于邪者为脾风，以秋庚辛中于邪者为肺风，以冬壬癸中于邪者为肾风。

　　风中五脏六腑之俞，亦为脏腑之风，各入其门户⑦，所中则为偏风⑧。风气循风府而上，

不同风病的起因及症状

风邪由阳明经入胃	沿经脉上行到目内眦	肥者	不易发泄，稽留体内	热中病	眼珠发黄
		瘦者	容易外泄，人发冷	寒中病	时常流泪
风邪由太阳经侵入人体	流行于各经腧穴，散布分肉之间，与卫气纠缠在一起	卫气道路不通，肌肉肿胀高起		疮疡	寒热
		卫气凝涩不行，肌肤麻木不知痛痒；营气因热而腐坏，血气污浊不清，鼻柱皮色衰败、皮肤溃烂		疠风	

则为脑风⑨；风入系头，则为目风⑩；眠寒，饮酒中风，则为漏风⑪；入房汗出中风，则为内风⑫；新沐⑬中风，则为首风；久风入中，则为肠风、飧泄；外在腠理，则为泄风。故风者，百病之长也。至其变化，乃为他病也，无常方，然致有风气也。

【注释】

①疬风：相当于现在的麻风病。②洒然：寒冷貌。③怢（tū）㦊：发抖。④"风气"句：风气从阳明经入胃。⑤眦（zì）：眼角。⑥愤膜：肿胀。⑦门户：指五脏六腑之腧穴，为风邪入络、入经、入腑、入脏的通道。⑧偏：偏枯，即半身不遂。⑨脑风：风邪由风府上入于脑而成为脑风。症状表现为剧烈头痛，甚至有发热及神昏抽搐等。⑩目风：风邪侵入目系而成为目风。症状表现目痛而有冷的感觉，畏风羞明。⑪漏风：又称"酒风"。症状表现为不论冬夏，额上常有汗出，甚至全身大汗、喘息、口渴，不能操劳。⑫内风：房事后汗出，为风邪所伤，咳嗽而面赤。⑬新沐：刚刚洗过头。

【译文】

黄帝问道：风邪侵犯人体，有的引起寒热病，有的成为热中病，有的成为寒中病，有的引起疬风病，有的引起偏枯病这些病都是由风邪引起的，由于病变表现不同，所以病名也不一样。有的侵入内部，达到五脏六腑之间。我不知道怎样解释，想听您说说。

岐伯回答说：风邪侵犯人体，常常留滞于皮肤之中，使腠理开合失常，经脉不能通调于内，卫气不能发泄于外。风邪来去迅速，变化多端。要是使腠理开张，则阳气外泄而使人恶寒；要是使腠理闭塞，则阳气内郁而使身热烦闷。恶寒则引起饮食减少，发热则会使肌肉消瘦，所以人会突然寒而不能饮食，这种病称为寒热病。

风邪由阳明经入胃，沿着经脉上行到目内眦。如果病人身体肥胖，腠理致密，风邪就不易向外发泄，稽留体内，成为内热，出现眼珠发黄；假如病人身体瘦弱，腠理疏松，阳气就容易外泄，人会感到寒冷，形成寒中病，症状是时常流泪。

风邪由太阳经脉侵入人体，流行于各经腧穴，散布在分肉之间，与卫气纠缠在一起。这样，

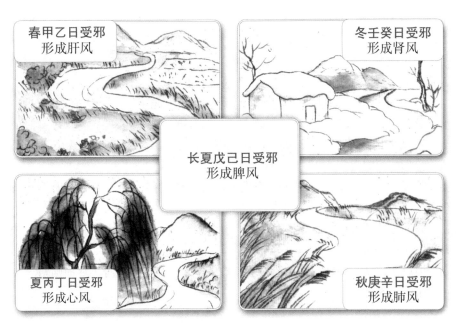

四季风邪与五脏

春甲乙日受邪
形成肝风

冬壬癸日受邪
形成肾风

长夏戊己日受邪
形成脾风

夏丙丁日受邪
形成心风

秋庚辛日受邪
形成肺风

卫气运行的道路不通利，肌肉就会肿胀高起而产生疮疡。如果卫气凝涩而不能运行，肌肤就会麻木不知痛痒。疠风病是营气因热而腐坏，血气污浊不清所致，所以会使鼻柱受损而皮色衰败，皮肤溃烂。病是因风寒侵入经脉久留不去而生，所以病名叫疠风，有的又称寒热。

在春季甲乙日感受风邪的，形成肝风；在夏季丙丁日感受风邪的，形成心风；在长夏戊己日感受风邪的，形成脾风；在秋季庚辛日感受风邪的，形成肺风；在冬季壬癸日感受风邪的，形成肾风。

风邪侵入五脏六腑的腧穴，也就成为五脏六腑的风，无论是络、经、脏、腑，只要风邪从其门户入侵，就成为偏风。风邪由风府穴上行入脑，就成为脑风病；风邪侵入头部累及目系，就成为目风病；睡觉着凉，并且饮酒之后感受风邪，就成为漏风病；行房汗出时感受风邪，就成为内风病；刚洗过头时感受风邪，就成为首风病；风邪久留不去，伤及脾胃，就形成肠风飧泄病；风邪停留于腠理，就成为泄风病。所以，风邪是引起多种疾病的首要因素。它的变化很多，而且侵入人体后产生变化，能引起其他各种疾病，就没有一定常规了，但是致病的原因，归根到底还是风邪入侵。

【原文】

帝曰：五脏风之形状不同者何？愿闻其诊及其病能①。

岐伯曰：肺风之状，多汗恶风，色皏然②白，时咳短气。昼日则差③，暮则甚。诊在眉上，其色白。

心风之状，多汗恶风，焦绝，善怒吓，赤色。病甚则言不可快。诊在口，其色赤。

肝风之状，多汗恶风，善悲。色微苍，嗌干善怒，时憎女子④。诊在目下，其色青。

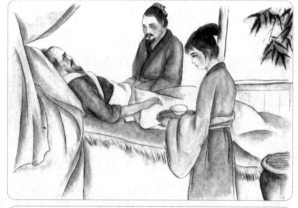

脾风的症状，是多汗恶风，身体疲倦，四肢懒于活动，面色微微发黄，食欲不振。

脾风之状，多汗恶风，身体怠惰，四肢不欲动。色薄微黄，不嗜食。诊在鼻上，其色黄。

肾风之状，多汗恶风，面胕然⑤浮肿，脊痛不能正立。其色炲⑥，隐曲不利⑦。诊在肌上，其色黑。

胃风之状，颈多汗，恶风，食饮不下，鬲塞⑧不通，腹善满。失衣⑨则胀胀，食寒则泄。诊形瘦而腹大。

首风之状，头面多汗恶风，当先风一日⑩则病甚，头痛不可以出内。至其风日，则病少愈。

漏风之状，或多汗，常不可单衣⑪。食则汗出，甚则身汗，喘息恶风。衣常濡⑫，口干善渴，不能⑬劳事。

泄风⑭之状，多汗，汗出泄衣上。口中干，不能劳事，身体尽痛则寒。

帝曰：善。

五脏之风的症状及诊察要点

肺

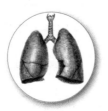

症状：多汗恶风，面色淡白，不时咳嗽气短。白天轻，晚上重。

心

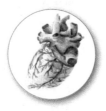

症状：多汗恶怕风，形体干瘦，容易发怒，面红。病重时，说话不爽利。

肝

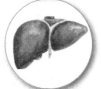

症状：多汗恶风，常悲伤。面色微青，咽喉干燥，容易发怒，不时厌恶女性。

脾

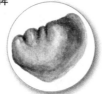

症状：多汗恶风，身体疲倦，四肢懒于活动，面色微微发黄，食欲不振。

肾

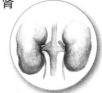

症状：多汗恶风，面部浮肿，腰脊疼痛，不能长时间站立。面色黑，小便不通畅。

其他部位	症状
胃风	颈部多汗恶风，吞咽饮食困难，膈部阻塞不通，腹胀满，衣服穿少了易腹胀，吃凉东西则易泄泻
首风	头面部多汗，在起风的前一天，病情加重，起风当日，反而会减轻
漏风	多汗，不能穿单薄的衣服，一吃饭就出汗，甚至全身汗出喘息，怕风，衣服常被汗浸湿，口干易渴，受不了劳累
内风	多汗，汗多了就沾湿衣服，口中干燥，禁不住劳累，周身疼痛并且怕冷

【注释】

①病能：即病态。能，通"态"。②䏓（pěng）然：浅白色。③差（chài）：病减轻或痊愈。④憎女子：厌恶女人。⑤瘴（máng）然：浮肿貌。⑥炲（tái）：煤烟灰。⑦隐曲不利：小便不通利。⑧鬲塞：胸膈阻塞。鬲，通"膈"。⑨失衣：少穿衣服。⑩当先风一日：即发风病的前一天。⑪常不可单衣：穿单衣也感到有汗出。⑫濡：湿。⑬不能：不耐受。⑭泄风：内风。

【译文】

黄帝问：五脏风症的临床表现有什么不同？希望你讲讲诊断关键和病态表现。

岐伯说：肺风的症状，是多汗恶风，面色淡白，不时咳嗽气短。白天减轻，傍晚加重。

诊察时要注意眉上部位，眉间往往会出现白色。

心风的症状，是多汗恶风，形体干瘦，容易发怒，面色发红。病重时，说话不爽利。诊察时要注意舌部，舌质往往会可呈现红色。

肝风的症状，是多汗恶风，常悲伤，面色微青，咽喉干燥，容易发怒，有时厌恶女性。诊察时要注意目下，眼圈往往会出现青色。

脾风的症状，是多汗恶风，身体疲倦，四肢懒于活动，面色微微发黄，食欲不振。诊察时要注意鼻尖部，鼻尖往往会出现黄色。

肾风的症状，是多汗恶风，面部浮肿，腰脊疼痛，不能长时间站立，面色黑得像烟煤，小便不通畅。诊察时要注意面颊，面部往往会出现黑色。

胃风的症状，是颈部多汗恶风，吞咽饮食困难，膈部阻塞不通，腹部容易胀满，衣服穿少了，腹部就容易胀满，吃了凉东西，就要泄泻。诊察时要注意病人形瘦腹大的特点。

头风的症状，是头面部多汗恶风，每当起风的前一天病情就加重，以至头痛得不敢离开室内。等到起风的当日，头痛的情况，反而会减轻。

漏风的症状，是多汗，不能穿单薄的衣服，一吃饭就出汗，甚至全身汗出喘息、怕风，衣服常被汗浸湿，口干易渴，受不了劳累。

内风的症状，是多汗，汗多了就沾湿衣服，口中干燥，禁不住劳累，周身疼痛并且怕冷。

黄帝说：讲得好！

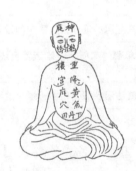

痹论篇：痹病分析与治法

【导读】

本篇主要论述了多种痹病的病因、病机、症状、分类、治疗方法及预后等要素，是论述痹病的专篇，所以名为"痹论"。痹病，是一种由于邪风侵袭于人体肌肉骨节经络之间，导致气血运行不畅或痹阻不通，引起肢体关节疼痛、麻木、活动不便的病证。

本篇的主要内容包括：一、论述痹病的含义，并指出其发病原因；二、从成因、四时、位置等不同角度对痹病进行分类归纳；三、说明痹病的发生与身体内部的血气失调有关；四、讲述痹病的性质、发病部位和预后的关系。

【原文】

黄帝问曰：痹①之安生？

岐伯对曰：风寒湿三气杂至合而为痹也。其风气胜者为行痹②，寒气胜者为痛痹③，湿气胜者为著痹④也。

【注释】

①痹：闭阻不通。②行痹：病名，又称"风痹"，症状为肢节疼痛，游走不定。③痛痹：病名，又称"寒痹"，症状为肢体疼痛较重，得热则缓，遇冷加剧。④著痹：病名，又称"湿痹"。症状为肢体疼痛严重，固定不移，或肌肉麻木不仁。

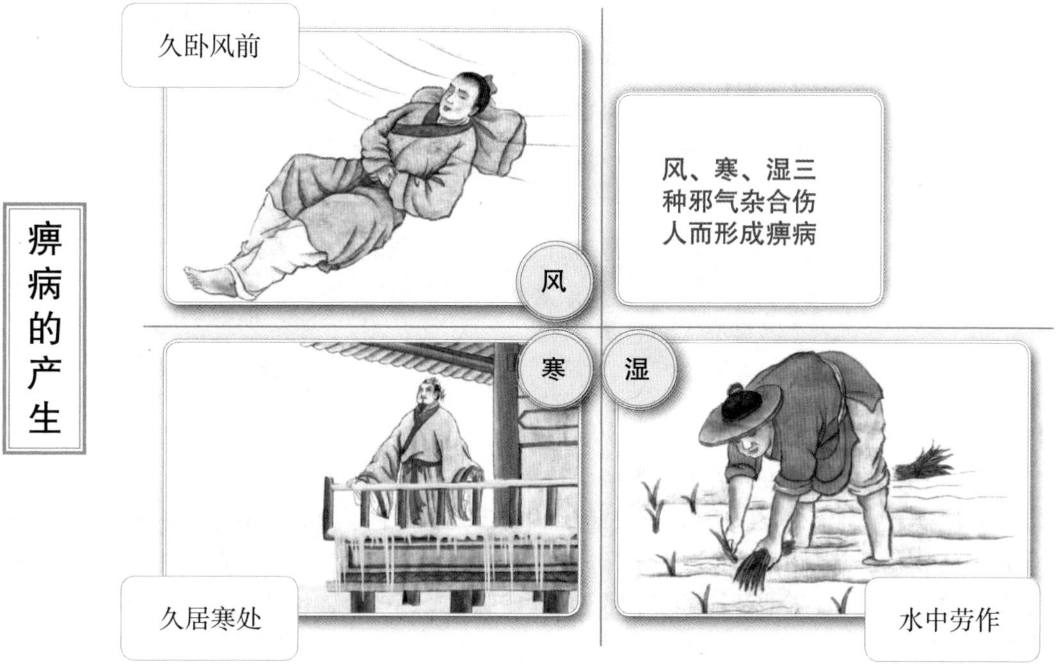

痹病的产生

久卧风前

风、寒、湿三种邪气杂合伤人而形成痹病

风

寒　湿

久居寒处

水中劳作

【译文】

　　黄帝问：痹病是怎样产生的？

　　岐伯说：由风、寒、湿三种邪气杂合伤人而形成痹病。其中，风邪偏胜的叫行痹，寒邪偏胜的叫痛痹，湿邪偏重的叫著痹。

【原文】

　　黄帝曰：其有五者何也？

　　岐伯曰：以冬遇此者为骨痹[①]；以春遇此者为筋痹[②]；以夏遇此者为脉痹[③]；以至阴遇此者为肌痹[④]；以秋遇此者为皮痹[⑤]。

【注释】

①骨痹：病名，症状表现为骨痛，身重，四肢沉重难举。②筋痹：病名，症状表现为筋脉拘急，关节疼痛，难以屈伸。③脉痹：病名，症状表现为不规则的发热，肌肤有灼热感，疼痛，皮肤或见红斑。④肌痹：病名，症状表现为肌肉麻木，或酸痛无力、困倦、汗出等。⑤皮痹：病名，症状表现为皮肤枯槁麻木，微觉痛痒。

【译文】

　　黄帝问：痹病又可分为五种，都是什么？

　　岐伯说：在冬天得病的称为骨痹；在春天得病的称为筋痹；在夏天得病的称为脉痹；在长夏得病的称为肌痹；在秋天得病的称为皮痹。

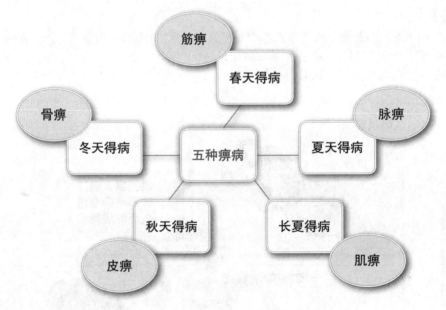

【原文】

　　帝曰：内舍五脏六腑，何气使然？

　　岐伯曰：五脏皆有合，病久而不去者，内舍于其合[①]也。故骨痹不已，复感于邪，内舍于肾；筋痹不已，复感于邪，内舍于肝；脉痹不已，复感于邪，内舍于心；肌痹不已，复感于邪，内舍于脾；皮痹不已，复感于邪，内舍于肺。所谓痹者，各以其时[②]重感于风寒湿之气也。

【注释】

① 内舍：指病邪留居潜藏于内。合，五脏与五体内外相应。② 各以其时：指五脏所主的季节，如肝主春，心主夏，脾主长夏，肺主秋，肾主冬。

【译文】

黄帝问：痹病的病邪会侵入人的内部而累及五脏六腑，是什么气使它这样的呢？

岐伯说：五脏都有与其相合的组织器官，病邪要是久留不除，就会侵入它所相应的内脏。所以，骨痹不愈，再感受邪气，就会内藏于肾；筋痹不愈，再感受邪气，就会内藏于肝；脉痹不愈，再感受邪气，就会内藏于心；肌痹不愈，再感受邪气，就会内藏于脾；皮痹不愈，再感受邪气，就会内藏于肺。总之，这些痹证是各脏在所主季节里重复感受了风、寒、湿三气所造成的。

【原文】

凡痹之客五脏者，肺痹者，烦满喘而呕；心痹者，脉不通，烦则心下鼓①，暴上气而喘②，嗌干善噫，厥气上则恐；肝痹者，夜卧则惊，多饮数小便，上为引如怀；肾痹者，善胀③，尻以代踵④，脊以代头⑤；脾痹者，四支解堕⑥，发咳呕汁，上为大塞⑦；肠痹者，数饮而出不得，中气喘争⑧，时发飧泄；胞痹者，少腹膀胱按之内痛，若沃以汤⑨，涩于小便，上为清涕。

【注释】

① 心下鼓：心下鼓动，即心悸。② 暴上气而喘：气逆上冲而导致喘息。③ 胀：肿胀，胀满。④ 尻（kāo）以代踵（zhǒng）：只能用臀部着地，不能用脚站立，即能坐不能站立行走。⑤ 脊以代头：背曲头俯不能仰，脊骨高耸反过于头。⑥ 四支解堕：四肢懈怠无力。⑦ 大塞：即痞塞。⑧ 中气喘争：肠胃之气上迫于肺以致喘息气促。⑨ 若沃以汤：好像用热水浇灌的样子。汤，热水。

痹病的不同症状

骨痹	筋痹	脉痹	肌痹	皮痹
身重	屈曲不能伸	血凝涩而不畅	麻木不仁	寒冷
肾痹	肝痹	心痹	脾痹	肺痹
腹部作胀，骨萎而足不能行，脊骨高耸过头	夜眠多惊，饮水多，小便也多，痛引少腹	血脉不通，烦躁心悸，气逆喘息，喉干，易嗳气，易恐惧	四肢倦怠无力，咳嗽，呕吐清水，上腹闭塞	烦闷胀满，喘逆呕吐
肠痹	频频饮水，小便困难，腹中肠鸣，时而发生泄泻			
胞痹	少腹膀胱部位按之疼痛，如灌有热水，小便涩滞不爽，鼻流清涕			

【译文】

　　凡痹病侵入到五脏，症状各有不同：肺痹的症状是烦闷胀满，喘逆呕吐；心痹的症状是血脉不通畅，烦躁且心悸，突然气逆上塞而喘息，喉咙干，易嗳气，厥阴上逆则引起恐惧；肝痹的症状是夜眠多惊，饮水多而小便频繁，疼痛沿肝经由上而下牵引少腹如怀孕之状；肾痹的症状是腹部易作胀，骨萎而足不能行，行步时臀部着地，脊柱曲屈畸行，高耸过头；脾痹的症状是四肢倦怠无力，咳嗽，呕吐清水，上腹部闭塞不通。肠痹的症状是频频饮水而小便困难，腹中肠鸣，时而发生完谷不化的泄泻；膀胱痹的症状是少腹膀胱部位按之疼痛，如同灌了热水，小便涩滞不爽，上部鼻流青涕。

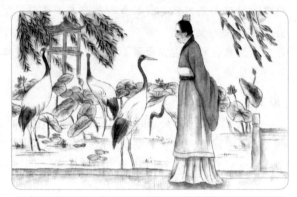

人体的阴气，安静时就精神内守。

【原文】

　　阴气①者，静则神藏，躁则消亡。饮食自倍，肠胃乃伤②。淫气喘息，痹聚在肺；淫气忧思，痹聚在心；淫气遗溺，痹聚在肾；淫气乏竭③，痹聚在肝；淫气肌绝，痹聚在脾。诸痹不已，亦益内也。其风气胜者，其人易已也。

【注释】

①阴气：此处指五脏精气。②饮食自倍，肠胃乃伤：如果饮食过多了，肠胃就要受到损伤。自，如果。③乏竭：疲乏口渴。

【译文】

　　人体的阴气，安静时就精神内守，躁动就易于耗散。如果饮食过量，肠胃就要受损。气失其平和而喘息短促，是风寒湿的痹证发生在肺；气失平和而忧伤思虑，是痹证发生在心；气失平和而遗尿，是痹证发生在肾；气失平和而疲乏口渴，是痹证发生在肝；气失平和而过饥伤胃，是痹证发生在脾。总之，各种痹病日久不愈，病变就会进一步向内深入。如果属于风气较胜的，病人就比较容易痊愈。

【原文】

　　帝曰：痹，其时有死者，或疼久者，或易已者，其故何也？

　　岐伯曰：其入脏者死，其留连①筋骨间者疼久，其留皮肤间者易已。

【注释】

①留连：即流连。

【译文】

　　黄帝问：患了痹病后，有的死亡，有的疼痛

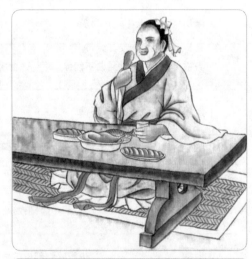

胕痹是由于饮食不节制、起居失度引起的。

很久也不好，有的很快就好，这是什么缘故？

岐伯说：痹病内犯到五脏就会死亡，缠绵在筋骨间则痛久难愈，停留在皮肤间的容易痊愈。

【原文】

帝曰：其客于六腑者，何也？

岐伯曰：此亦其食饮居处，为其病本也①。六腑亦各有俞②，风寒湿气中其俞，而食饮应之，循俞而入，各舍其府也。

【注释】

①"此亦"句：饮食不节，居处失宜，是致腑痹病的根本原因。②"六腑"句：六腑各有腧穴。亦，语助词。

【译文】

黄帝问：痹病有的侵入到六腑，是什么情况？

岐伯说：这是由于饮食不加节制、起居失度，这是产生腑痹的根本原因。六腑也各有腧穴，风、寒、湿三气在外侵袭它的腧穴，而又内伤饮食，外内相应，病邪就沿着腧穴而入，留滞在本腑。

【原文】

帝曰：以针治之奈何？

岐伯曰：五脏有俞①，六腑有合②，循脉之分，各有所发，各随其过，则病瘳③也。

【注释】

① 五脏有俞：即五脏各有腧穴。即肝俞太冲，心俞大陵，脾俞太白，肺俞太渊，肾俞太溪。② 六腑有合：六腑各有合穴。即胃之合三里，胆之合阳陵泉，大肠之合曲池，小肠之合小海，三焦之合委阳，膀胱之合委中。③ 瘳（chōu）：病愈。

【译文】

黄帝问：怎样用针刺治疗痹证呢？

岐伯说：五脏各有腧穴，六腑各有合穴，循着经脉所行的部位，各有发病的部位，只要在各发生疾病的地方进行治疗，病就可以痊愈了。

【原文】

帝曰：荣卫之气，亦令人痹乎？

岐伯曰：荣者①，水谷之精气也。和调于五脏，洒陈②于六腑，乃能入于脉也，故循脉上下，贯五脏，络六腑也。卫者，水谷之悍气③也，其气慓疾滑利，不能入于脉也，故循皮肤之中，分肉之间，熏于肓膜④，散于胸腹。逆其气则病，从其气则愈。不与风寒湿气合，故不为痹。

【注释】

① 荣者：指荣气，也称"营气"。② 洒陈：流布，散布。③ 悍气：强悍之气。④ 肓膜：指内脏及腠理之间的筋膜。一说为心下膈上之膜。

【译文】

黄帝问：营气、卫气与风、寒、湿三气相合也会成痹病吗？

岐伯说：营气是水谷所化生的精气。它协调地运行于五脏，散布于六腑，然后进入脉中，循着经脉的道路上下运行，起到连贯五脏、联络六腑的作用。卫气是水谷所化生的悍气，流动迅疾而滑利，不能进入脉中，所以循行于皮肤肌肉之间，上熏蒸于肓膜，下聚合于胸腹。要是卫气的循行逆乱，就会生病，但只要其气顺行，病就会痊愈。总的来说，卫气是不与风、寒、湿三气相合的，所以不会引起痹病。

【原文】

帝曰：善。痹，或痛，或不仁，或寒，或热，或燥，或湿，其故何也？

岐伯曰：痛者，寒气多也，有寒故痛也。其不痛不仁者，病久入深，荣卫之行涩，经络时疏①，故不痛；皮肤不营，故为不仁。其寒者，阳气少，阴气多，与病相益，故寒也。其热者，阳气多，阴气少，病气胜，阳遭阴，故为痹热。其多汗而濡者，此其逢湿甚也。阳气少，阴气盛，两气②相感，故汗出而濡也。

【注释】

①疏：通。②两气：指湿气与阴气。

【译文】

黄帝说：讲得好！痹病，有的疼痛，有的麻木，有的表现为寒，有的表现为热，有的皮肤干燥，有的皮肤湿润，这是为什么呢？

岐伯说：痛是寒气偏多，有寒气就疼痛。不痛而麻木，是患病很久的缘故，病邪深入，营卫之气运行涩滞，但经络还能疏通，所以不痛。皮肤得不到营养，所以麻木不仁。表现为寒象，是由于机体阳气不足，阴气偏盛。阴气助长了风寒湿的痹气，所以表现为寒象。表现为热象，是由于机体阳气偏盛，阴气不足。病气过强，阳为阴迫，所以出现热象。多汗而皮肤湿润，是由于感受湿气太甚。阳气不足，阴气偏盛，阴气与湿气相结合，所以就会出汗而皮肤湿润。

【原文】

帝曰：夫痹之为病，不痛何也？

岐伯曰：痹在于骨则重；在于脉则血凝而不流，在于筋则屈不伸，在于肉则不仁，在于皮则寒。故具此五者，则不痛也。凡痹之类，逢寒则急，逢热则纵①。

帝曰：善。

【注释】

①纵：弛缓。

【译文】

黄帝问：痹病有不痛的，这是什么缘故？

岐伯说：痹发生在骨则身重，发生在脉则血凝涩而不畅，发生在筋则曲屈不能伸，发生在肌肉则麻木不仁，发生在皮肤则寒冷。如果有这五种症状，就不会有疼痛。大凡痹病之类，遇寒则筋脉拘急，遇热则筋脉弛缓。

黄帝道：讲得好！

调经论篇：经脉永远都是最重要的

【导读】

调经，即调治经络。本篇主要论述了人体经络发生病变的原理及其调治方法，故名"调经论"。

本篇的主要内容有：一、说明人体神、气、血、形、志五种有余不足所导致的病变和针刺补泻方法；二、论述各种阴阳、虚实、内外病证的发病原理和补虚泻实的针刺方法；三、讲述诊察病人的九候来针刺治疗各类病变的道理。

【原文】

黄帝问曰：余闻刺法言，有余泻之，不足补之，何谓有余？何谓不足？

岐伯对曰：有余有五，不足亦有五，帝欲何问？

帝曰：愿尽闻之。

岐伯曰：神有余有不足，气有余有不足，血有余有不足，形有余有不足，志有余有不足。凡此十者，其气不等也。

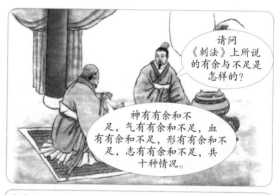

请问《刺法》上所说的有余与不足是怎样的？

神有有余和不足，气有有余和不足，血有有余和不足，形有有余和不足，志有有余和不足，共十种情况。

黄帝向岐伯请教什么是《刺法》上所说的有余与不足。

【译文】

黄帝问道：我听《刺法》上说，病属有余的用泻法，病属不足的用补法。但什么是有余，什么是不足呢？

岐伯回答说：病属有余的有五种，病属不足的也有五种，你要问的是哪一种呢？

黄帝说：我希望你能全部讲给我听听。

岐伯说：神有有余和不足；气有有余和不足；血有有余和不足；形有有余和不足；志有有余和不足。这十种情况，随气流变，变化无穷。

【原文】

帝曰：人有精气津液，四支九窍，五脏十六部[1]，三百六十五节[2]，乃生百病，百病之生，皆有虚实。今夫子乃言有余有五，不足亦有五，何以生之乎？

岐伯曰：皆生于五脏也。夫心藏神，肺藏气，肝藏血，脾藏肉，肾藏志，而此成形。志意通，内连骨髓，而成身形五脏。

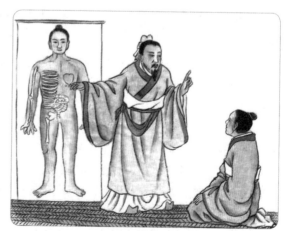

疾病的诊断和治疗，都要以经脉作为依据。

五脏之道，皆出于经隧，以行血气。血气不和，百病乃变化而生。是故守经隧③焉。

【注释】

①十六部：指手足十二经脉，跷脉二部，督脉一部，任脉一部。②三百六十五节：指人的全身关节。③经隧：潜行于深部的经脉流行通道。

【译文】

黄帝问：人有精、气、津液、四肢、九窍、五脏、十六部、三百六十五节，能够发生各种疾病，而各种疾病的发生，都有虚实的不同。现在先生说病属有余的有五种，病属不足的也有五种，究竟是怎样发生的呢？

岐伯说：五种有余不足，都是生于五脏的。心藏神，肺藏气，肝藏血，脾藏肉，肾藏志，由五脏所藏之神、气、血、肉、志，组成了人的形体。但必须保持志意通达，内与骨髓联系，才能使身形与五脏成为一个整体。五脏相互联系的通道都是经脉，通过经脉以运行血气。如果人的血气不调和，就会变化而发生各种疾病。所以诊断和治疗，都要以经脉作为依据。

【原文】

帝曰：神有余不足何如？

岐伯曰：神有余则笑不休，神不足则悲。血气未并①，五脏安定，邪客于形，洒淅起于毫毛，未入于经络也，故命曰神之微②。

帝曰：补泻奈何？

岐伯曰：神有余，则泻其小络之血，出血勿之深斥③，无中其大经，神气乃平。神不足者，视其虚络④，按而致之，刺而利之，无出其血，无泄其气，以通其经，神气乃平。

帝曰：刺微奈何？

岐伯曰：按摩勿释，著针勿斥，移气于不足，神气乃得复。

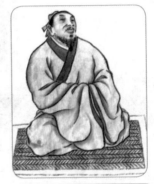

神有余的病人会喜笑不止。

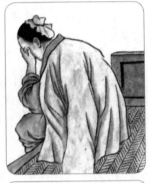

神不足的病人会感到悲哀。

【注释】

①血气未并：血气尚未偏聚。②神之微：心经的微邪。心藏神，故有此说。③深斥：向深处进针。④虚络：指虚而陷下的络脉。

【译文】

黄帝问：神有余和神不足会有什么症状呢？

岐伯说：神有余就喜笑不止，神不足就感到悲哀。如果病邪尚未与气血相并，五脏还处于安定状态，还没有出现或笑或悲的现象，邪气就只是滞留在身体的皮肤表面，病人只是觉得肌肤毫毛恶寒，尚未侵入经络，这属于心经的微邪，所以叫作"神之微"。

黄帝问：怎样运用补泻之法进行治疗呢？

岐伯说：神有余的应刺其小络使之出血，但不要向里推针深刺，更不要刺伤大的经脉，神气自然就会平复。神不足的其络必虚，要用补法，应当在其虚络处，先用手按摩，使气血充实于虚络，以达病所，再配合使用针刺，以疏利其气血，但不要使之出血，也不要使气外泄，只需疏通它的经脉，神气就可以平复。

　　黄帝问：针刺微邪应该怎样呢？

　　岐伯说：按摩的时间要久一些，针刺时不要向里深推，只是引导转移病人之气，使之充足，神气就可以平复。

【原文】

　　帝曰：善。气有余不足奈何？

　　岐伯曰：气有余则喘咳上气，不足则息利少气。血气未并，五脏安定，皮肤微病，命曰白气微泄。

　　帝曰：补泻奈何？

　　岐伯曰：气有余，则泻其经隧，无伤其经，无出其血，无泄其气。不足，则补其经隧，无出其气。

　　帝曰：刺微奈何？

　　岐伯曰：按摩勿释，出针视之，曰故将深之。适人必革，精气自伏，邪气散乱①，无所休息，气泄腠理，真气乃相得。

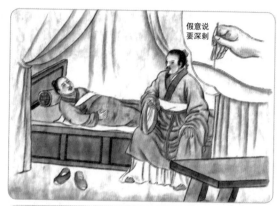

对病人刺微邪时，应当先对病人进行按摩，再假意深刺，这样即可将病人治愈。

【注释】

① "精气"两句：精气贯注于内里，邪气散乱于浅表。

【译文】

　　黄帝说：讲得好。气有余和气不足会出现什么症状呢？

　　岐伯说：气有余就会喘咳，上逆，气不足则呼吸不利，气息短少。如果邪气尚未与气血相并，五脏还处于安定状态时有邪气侵袭，就只是邪气滞留在皮肤而发生的皮肤上的微病，使肺气微泄，病情尚轻，所以叫作"白气微泄"。

　　黄帝问：怎样运用补泻之法进行治疗呢？

　　岐伯说：气有余的应当泻其经隧，但不要伤了经脉，不要使之出血，不要使其气泄。气不足的则应补其经隧，不要使其出气。

　　黄帝问：怎样刺微邪呢？

　　岐伯说：应当先按摩病处，时间要久一些，然后拿出针来给病人看，并假意说：我要深刺。但在刚进针时还是改为浅刺，达到病处即可，这样可使病人的精气深注于内，邪气就会散乱在浅表，而无所留止。邪气从腠理外泄了，真气就会通达而恢复正常。

【原文】

　　帝曰：善。血有余不足奈何？

　　岐伯曰：血有余则怒，不足则恐。血气未并，五脏安定，孙络外溢，则络有留血①。

　　帝曰：补泻奈何？

岐伯曰：血有余，则泻其盛经出其血；不足，则视其虚经，内针其脉中。久留而视，脉大，疾出其针，无令血泄。

帝曰：刺留血奈何？

岐伯曰：视其血络，刺出其血，无令恶血得入于经，以成其疾。

【注释】

①络有留血：络内血行留滞不畅。

【译文】

黄帝说：讲得好。血有余和血不足会出现什么症状呢？

岐伯说：血有余就会发怒，血不足则会恐惧。如果邪气尚未与气血相并，五脏还处于安定状态的时候有邪气侵袭，则邪气只是滞留在孙络。孙络盛满外溢则流于经脉，经脉就会有血液留滞。

黄帝问：怎样运用补泻之法进行治疗呢？

岐伯说：血有余的应当泄其充盛的经脉，针刺使其出血。血不足的应当观察虚弱的经脉采用补法。在进针刺中经脉后，如果病人脉象正常，就要长时间留针观察；如果病人的脉象出现洪大之象，就要迅速出针，但不要使其出血。

黄帝问：刺留血的方法是怎样的呢？

岐伯说：诊察并看准哪里有流血的血络，刺出其血，但注意不要使恶血回流进入经脉而引起其他疾病。

【原文】

帝曰：善。形有余不足奈何？

岐伯曰：形有余则腹胀，泾溲不利①；不足则四支不用。血气未并，五脏安定，肌肉蠕动，命曰微风。

帝曰：补泻奈何？

岐伯曰：形有余则泻其阳经②，不足则补其阳络。

帝曰：刺微奈何？

岐伯曰：取分肉间，无中其经，无伤其络，卫气得复，邪气乃索③。

【注释】

①泾（jīng）溲不利：大小便不通利。②阳经：和下文的"阳络"，指足阳明经脉、足阳明络脉。③索：离散。

【译文】

黄帝说：讲得好。形有余和形不足会出现哪些症状呢？

岐伯说：形有余就会腹部胀满，大小便不利；形不足则四肢不能运动。如果邪气尚未与气血相并，五脏仍处于安定的时候有邪气侵袭，则邪气只是滞留在肌肉，使肌肉有蠕动的感觉，这叫作"微风"。

黄帝问：怎样运用补泻之法进行治疗呢？

岐伯说：形有余应当泻足阳明的经脉，使邪气从内外泻；形不足的应当补足阳明的络脉，使气血得以内聚。

黄帝问：怎样针刺微风之病呢？

岐伯说：应当刺病人的分肉之间，不要刺中经脉，也不要伤及脉络，卫气得到恢复后，邪气就能消除。

【原文】

帝曰：善。志有余不足奈何？

岐伯曰：志有余则腹胀飧泄，不足则厥。血气未并，五脏安定，骨节有动①。

帝曰：补泻奈何？

岐伯曰：志有余则泻然筋②血者，不足则补其复溜③。

帝曰：刺未并奈何？

岐伯曰：即取之，无中其经，邪所乃能立虚。

【注释】

①骨节有动：骨节之间有微动感。②然筋：即然谷下筋。③复溜：穴名，在足内踝上二寸处，属足少阴肾经。

【译文】

黄帝说：讲得好。志有余和志不足会出现哪些症状呢？

岐伯说：志有余就会腹胀飧泄，志不足则会手足厥冷。如果邪气尚未与气血相并，五脏还处于安定的时候有邪气侵袭，则邪气只是滞留在骨中，使骨节间好像有东西一样有微微震动的感觉。

黄帝问：怎样运用补泻之法进行治疗呢？

岐伯说：志有余的应当泻然谷并针刺出血，志不足的则应当取复溜穴采用补法。

黄帝问：当邪气尚未与气血相并，邪气只是滞留在骨骼时，应当怎样针刺呢？

岐伯说：应当在骨节有鼓动处立即刺治，但不要伤及经脉，只是针刺邪气滞留的地方，这样邪气就会马上除去。

【原文】

帝曰：善。余已闻虚实之形，不知其何以生。

岐伯曰：气血以并，阴阳相倾①。气乱于卫，血逆于经，血气离居②，一实一虚。血并于阴，气并于阳，故为惊狂。血并于阳，气并于阴，乃为炅中③。血并于上，气并于下，心烦惋④善怒。血并于下，气并于上，乱而喜忘。

帝曰：血并于阴，气并于阳，如是血气离居，何者为实？何者为虚？

岐伯曰：血气者，喜温而恶寒。寒则泣不能流，温则消而去之⑤，是故气之所并⑥为血虚，血之所并为气虚。

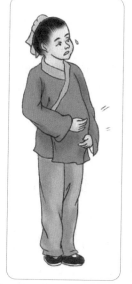

志有余时会出现腹胀飧泄。

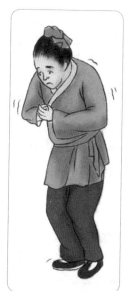

志不足时会出现手足厥冷。

【注释】

① 阴阳相倾：阴阳失去平衡。② 血气离居：血气失去正常状态。③ 炅（jiǒng）中：内热。④ 惋（wǎn）：烦闷。⑤ 温则消而去之：温暖则气血散开而流走。⑥ 并：偏胜。

【译文】

　　黄帝说：讲得好。关于虚实的各种情况我已经知道了，但是还不了解它是怎样发生的。

　　岐伯说：虚实的发生，是由于邪气与气血混杂，阴阳间失去协调平衡而有所偏倾。这样就会导致气窜乱于卫分，血逆行于经络，血气各自都离开了本位，就形成了一虚一实的现象。如果血与阴邪相混，气与阳邪相混，就会产生惊狂的病证。如果血与阳邪相混，气与阴邪相混，就产生内热的病证。如果血与邪气在人体的上部混杂，气与邪气在人体的下部混杂，就会产生心中烦闷而易怒的病证。如果血与邪气在人体的下部混杂，气与邪气在人体的上部混杂，则会使人精神散乱而健忘。

　　黄帝问：血与阴邪混杂，气与阳邪混杂，像这样血气离开各自的本位的病证，怎样算是实，怎样算是虚呢？

　　岐伯说：血和气都是喜欢温暖而厌恶寒冷的。这是因为寒冷会使气血滞涩而流行不畅，温暖则会使滞涩的气血消散而容易运行，因而气若偏盛，则血少，就会有血虚的现象；而血若偏盛，则气少，就会有气虚的现象。

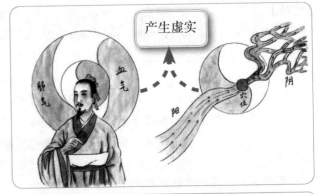

人体内的血气与邪气相混，阴阳失去平衡时就会产生虚实的变化。

【原文】

　　帝曰：人之所有者，血与气耳。今夫子乃言血并为虚，气并为虚，是无实乎？

　　岐伯曰：有者为实，无者为虚，故气并则无血，血并则无气，今血与气相失①，故为虚焉。络之与孙脉俱输于经，血与气并，则为实焉。血之与气并走于上，则为大厥②，厥则暴死，气复反则生，不反则死。

　　帝曰：实者何道从来？虚者何道从去？虚实之要，愿闻其故。

　　岐伯曰：夫阴与阳③皆有俞会。阳注于阴，阴满之外，阴阳匀平，以充其形，九候若一，命曰平人。夫邪之生也，或生于阴，或生于阳。其生于阳者，得之风雨寒暑；其生于阴者，得之饮食居处，阴阳④喜怒。

【注释】

① 血与气相失：血和气失去联系。② 大厥：突然昏倒，中风之类疾病。③ 阴与阳：阴经和阳经。④ 阴阳：指男女。

【译文】

　　黄帝问：人体最重要的物质就是血和气。现在先生说血偏盛的是虚，气偏盛的也是虚，难道就没有实吗？

　　岐伯说：多余的就是实，不足的就是虚。所以，气偏盛则血不足，是气实血虚；血偏盛则气不足，是血实气虚。血和气各离本位，失去了正常联系，所以就成为虚的了。人身络脉和孙脉的气血都流注到经脉，如果血与气混杂，就成为实的了。如果血与气混杂后，循着经络上逆，就会产生"大厥"病，使人突然昏厥如同暴死。患这种病，如果气血能得以及时下行，则可以生还，如果气血壅于上而不能下行，就会死亡。

黄帝问：实是通过什么渠道来的？虚又是通过什么渠道去的？虚和实形成的关键，希望能听您讲一讲。

岐伯说：阴经和阳经都有输入和会合的腧穴，以互相沟通。如果阳经的气血灌注到阴经，阴经的气血盛满则充溢流走到其他地方，来保持阴阳平调，使形体得到充足的气血滋养，九候的脉象也表现一致，这就是正常的人。凡邪气伤人而发生病变，有的发生于阴的内脏，有的发生于阳的体表。病生于阳经在表的，都是感受了风雨寒暑邪气的侵袭；病生于阴经在里的，都是饮食不节、起居失常、房事过度、喜怒无常所致。

【原文】

帝曰：风雨之伤人奈何？

岐伯曰：风雨之伤人也，先客于皮肤，传入于孙脉，孙脉满则传入于络脉，络脉满则输于大经脉，血气与邪并客于分腠之间，其脉坚大，故曰实。实者外坚充满，不可按之，按之则痛。

帝曰：寒湿之伤人奈何？

岐伯曰：寒湿之中人也，皮肤不收①，肌肉坚紧，荣血泣，卫气去，故曰虚。虚者，聂辟②气不足，按之则气足以温之，故快然而不痛。

【注释】

① 不收：不收敛，松弛。② 聂（zhé）辟（bì）：即折叠的意思，此处指皮肤上的皱纹。聂，通"折"。辟，通"襞"，襞积，指衣服上的皱褶。

【译文】

黄帝问：风雨之邪伤人的情况是怎样的呢？

岐伯说：风雨之邪伤人，先侵入皮肤，然后由皮肤传入孙脉，孙脉满则传入络脉，络脉满则注入大经脉。血气与邪气并聚于分肉腠理之间，其脉象必定坚实而大，所以叫作实证。实证感受邪气的，表面大多坚实充满，肌肤不能够触按，按触就会感觉疼痛。

黄帝问：寒湿之邪伤人的情况是怎样的呢？

岐伯说：寒湿之邪气伤人，会使人皮肤失去收缩功能，肌肉坚紧，营血滞涩，卫气离去，所以叫作虚证。虚证大多会出现皮肤松弛而有皱纹、卫气不足、营血滞涩等症状。按摩可以致气，使气充足，温煦营血，所以按摩则会卫气充实，营血畅行，就会觉得舒服而不痛了。

【原文】

帝曰：善！阴之生实奈何？

风雨之邪伤人时，会使人出现实证。

岐伯曰：喜怒①不节则阴气上逆，上逆则下虚，下虚则阳气走之②，故曰实矣。

帝曰：阴之生虚奈何？

岐伯曰：喜则气下，悲则气消。消则脉虚空。因寒饮食，寒气熏满，则血泣气去，故曰虚矣。

【注释】

① 喜怒：偏义复词，意偏指怒。② 下虚则阳气走之：下部阴气不足，阳气就来相合。

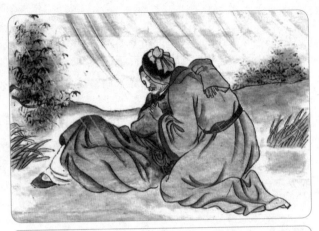

寒湿之邪气伤人时，会使人出现虚证。

【译文】

黄帝说：讲得好！阴分所发生的实证是怎样的呢？

岐伯说：人如果经常发怒而不加节制，就会使阴气上逆，阴气上逆则下部的阴气就要不足，下部的阴气不足，阳气就要过来填充，所以叫作实证。

黄帝问：阴分所发生的虚证是怎样的呢？

岐伯说：人如果过度喜乐，则气易下陷；过度悲哀，则气易消散。气消散则血行迟缓，脉道空虚。如果再吃生冷的饮食，寒气乘虚而充满于经脉，就会使血气滞涩而气耗，所以叫作虚证。

【原文】

帝曰：经言阳虚则外寒，阴虚则内热，阳盛则外热，阴盛则内寒。余已闻之矣，不知其所由然也。

岐伯曰：阳受气于上焦，以温皮肤分肉之间。今寒气在外，则上焦不通，上焦不通，则寒气独留于外，故寒慄。

帝曰：阴虚生内热奈何？

岐伯曰：有所劳倦，形气衰少，谷气不盛，上焦不行，下脘不通，胃气热，热气熏胸中，故内热。

帝曰：阳盛生外热奈何？

岐伯曰：上焦不通利，则皮肤致密，腠理闭塞，玄府不通，卫气不得泄越，故外热。

帝曰：阴盛生内寒奈何？

岐伯曰：厥气上逆，寒气积于胸中而不泻，不泻则温气①去，寒独留，则血凝泣，凝则脉不通，其脉盛大以涩，故中寒。

【注释】

① 温气：阳气。

【译文】

黄帝说：医经上所说阳虚则产生外寒，阴虚则产生内热，阳盛则产生外热，阴盛则产生内寒。我已听说过这种说法，但不知其中的原因是什么。

岐伯说：诸阳之气，都是受气于上焦，以温煦皮肤分肉之间的。如果寒气侵袭于外，就会使上焦之气不能宣通，阳气不能充分外达以温煦皮肤分肉之间，以致寒气独留在肌肤外表，因而发生恶寒战栗。

黄帝问：阴虚则产生内热是怎样的呢？

岐伯说：过度劳倦则伤脾，脾虚不能运化，必定会形气衰少，不能转输水谷的精微，这样上焦就不能宣发五谷气味，下脘也不能布化水谷之精，胃气郁而生热，热气上熏于胸中，因而发生内热。

黄帝问：阳盛则产生外热是怎样的呢？

岐伯说：如果上焦不通利，就会使皮肤致密，腠理闭塞，汗孔不通，这样卫气就不能发泄散越，郁而发热，所以发生外热。

黄帝问：阴盛则产生内寒是怎样的呢？

岐伯说：由于寒厥之气向上逆冲，寒气会积于胸中而不下泄。寒气不泻，阳气就会耗伤。阳气耗伤，而寒气独留，寒性凝敛，营血滞涩，脉行不畅，其脉搏必定出现盛大而涩的脉象，所以成为内寒。

【原文】

帝曰：阴与阳并，血气以并，病形以成，刺之奈何？

岐伯曰：刺此者取之经隧，取血于营，取气于卫，用形哉，因四时多少高下。

帝曰：血气以并，病形以成，阴阳相倾，补泻奈何？

岐伯曰：泻实者气盛乃内针[1]，针与气俱内，以开其门，如[2]利其户。针与气俱出，精气不伤，邪气乃下[3]。外门[4]不闭，以出其疾。摇大其道，如利其路，是谓大泻。必切而出，大气乃屈。

帝曰：补虚奈何？

岐伯曰：持针勿置[5]，以定其意。候呼内针，气出针入[6]。针空四塞，精无从去。方实而疾出针，气入针出，热不得还。闭塞其门，邪气布散，精气乃得存。动气候时，近气不失，远气乃来，是谓追之[7]。

【注释】

①气盛乃内针：邪气盛时进针。②如：而。③邪气乃下：邪气刚退。④外门：针孔。⑤持针勿置：持针不立即刺入。⑥气出针入：在呼气时将针刺入。⑦追之：针刺中的补法。

【译文】

黄帝问：阴与阳相混杂，气与血相混杂，疾病已经形成时，怎样进行刺治呢？

岐伯说：刺治这种疾病，应取其经髓治疗，并刺脉中营血和脉外卫气，同时还要根据病人形体的肥瘦高矮，四时气候的寒热温凉，确定针刺次数的多少和取穴部位的高下。

黄帝问：血气和邪气混杂，疾病已经形成，

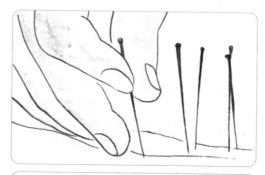

治疗刺治这种疾病时，应根据病人的高矮胖瘦和四季的变化，决定针刺的次数和取穴部位的高低。

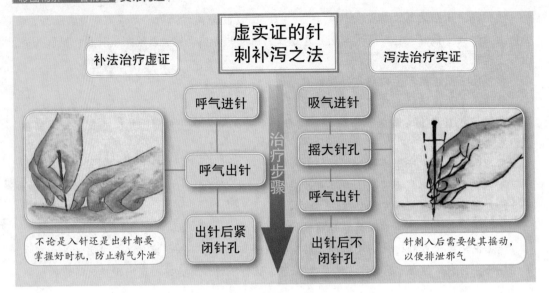

虚实证的针刺补泻之法

补法治疗虚证　　　　　　　　泻法治疗实证

呼气进针　　吸气进针

呼气出针　　摇大针孔

治疗步骤

出针后紧闭针孔　　呼气出针

出针后不闭针孔

不论是入针还是出针都要掌握好时机，防止精气外泄

针刺入后需要使其摇动，以便排泄邪气

阴阳失去平衡的，刺治时应怎样用补法和泻法呢？

岐伯说：泻实证时，应在气盛的时候进针，即在病人吸气时进针，使针与气同时入内，刺其腧穴以开放邪气外泄的门户，并在病人呼气时出针，使针与气同时外出。这样可使精气不受伤，邪气也能够外泄。在针刺时还要使针孔不要闭塞，以排泄邪气。这就要摇大其针孔，从而通利邪气外出的道路。这叫作"大泻"。出针时先以左手轻轻切按针孔周围，然后迅速出针，这样亢盛的邪气就会退尽。

黄帝问：补虚的方法又是怎样的呢？

岐伯说：以手持针，不要立即刺入，先安定神气。等到病人呼气时进针，气呼出来了，针也就该已经进去了。这样就能使针孔周围与针体紧密贴合，使精气没有空隙外泄。当气至针下正实时，迅速出针，但要在病人吸气时出针，气入针出。这样就能使针下的热气不能随针而出。出针后立即按闭针孔，堵住精气的散失之路，使精气得以保存。总而言之，针刺时要耐心等待，不论是入针还是出针都要掌握好时机，这样就能使已得之气不会从针孔散失，远处未至之气可以引导而来，这叫作补法。

【原文】

帝曰：夫子言虚实者有十[①]，生于五脏，五脏五脉耳。夫十二经脉皆生其病，今夫子独言五脏。夫十二经脉者，皆络三百六十五节，节有病必被[②]经脉，经脉之病皆有虚实，何以合之？

岐伯曰：五脏者，故[③]得六腑与为表里，经络支节，各生虚实。其病所居，随而调之。病在脉，调之血；病在血，调之络；病在气，调之卫；病在肉，调之分肉；病在筋，调之筋；病在骨，调之骨。燔针劫刺[④]其下及与急者。病在骨，焠针药熨；病不知所痛，两跷[⑤]为上；身形有痛，九候莫病，则缪刺[⑥]之；痛在于左而右脉病者，巨刺[⑦]之。必谨察其九候，针道备矣。

【注释】

①虚实者有十：神、气、血、肉、志各有虚实，共有十种情况。②被：波及。③故：通"固"，本来。④燔针劫刺：针刺入后，用微火烧其针以劫散寒邪。⑤两跷：即阴阳跷脉。⑥缪刺：左病刺右，右病刺左，针刺大络的针法。⑦巨刺：左病刺右，右病刺左，针刺大经的针法。

【译文】

黄帝说：先生说虚证和实证共有十种，都是产生于五脏，具体说是与五脏相联系的五脉。但五脏只有五条经脉，而人体的十二经脉，每经都能产生各种疾病，先生现在只是谈了五脏，况且十二经脉又都联络三百六十五个气穴，每个气穴有病也必然波及经脉，经脉所发生的疾病，又都有虚有实，这些虚证和实证，与五脏的虚证和实证的关系又是怎样的呢？

岐伯说：五脏和六腑，本身有表里的关系，其经络和肢节，各有其所发生的虚证和实证。应根据其病变的所在，以及病情的虚实变化，进行适当的调治。如果病在脉，可以调治其血；病在血，可以调治其络脉；病在气分，可以调治其卫气；病在肌肉，可以调治其分肉间；病在筋，可以调治其筋；病在骨，可以调治其骨。可以用火针劫刺其病处和筋脉挛急之处。如果病在骨，可以用火针深刺，并用药温熨病处；如果病人不知疼痛，可以针刺阳跷、阴跷二脉；如果人的身体有疼痛，而九候之脉没有病象，就用缪刺法治疗；如果疼痛在左侧，而右脉却出现病象，就用巨刺法治疗。总之，必须谨慎地诊察九候的脉象，根据病情运用针刺进行调治，只有这样，针刺的道理才算完备了。

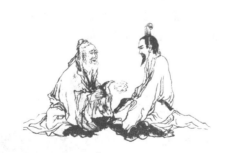

◎标本病传论篇：疾病的标本与针刺◎

【导读】

标本，是中医学的重要范畴，其含义非常丰富。本指病机，则标指病状；本指久病，则标指新病；本指病人，则标指医生；等等。病传，即疾病的传变转移。本篇所论以标本和病传两方面内容为主，故名"标本病传论"。

本篇的主要内容为：一、论述疾病诊治过程中的标本和逆从理论；二、讲述各个脏腑发生病变后的传变规律和预后。

【原文】

黄帝问曰：病有标本，刺有逆从①，奈何？

岐伯对曰：凡刺之方，必别阴阳，前后相应，逆从得施②，标本相移③。故曰：有其在标而求之于标，有其在本而求之于本，有其在本而求之于标，有其在标而求之于本。故治有取标而得者，有取本而得者，有逆取而得者，有从取而得者。故知逆与从，正行无问，知标本者，万举万当；不知标本，是谓妄行。

夫阴阳、逆从、标本之为道也，小而大，言一而知百病之害；少而多，浅而博，可以言一而知百也。以浅而知深，察近而知远，言标与本，易而勿及④。

治反为逆，治得为从⑤。先病而后逆者治其本，先逆⑥而后病者治其本，先寒而后生病者治其本，先病而后生寒者治其本，先热而后生病者治其本，先热而后生中满者治其标，先病而后泄者治其本，先泄而后生他病者治其本。必且调之，乃治其他病。先病而后生中满者治其标，先中满而后烦心者治其本。人有客气⑦，有同气⑧。大小不利治其标，小大利治其本。病发而有余⑨，本而标之，先治其本，后治其标，病发而不足，标而本之，先治其标，后治其本。谨察间⑩甚，以意调之，间者并行⑪，甚者独行⑫。先小大不利而后生病者治其本。

【注释】

①"病有"两句：疾病有标病和本病之分，治法有逆治和从治之别。②逆从得施：施行逆治或从治。③标本相移：标病与本病的治疗，可根据具体情况而有所调整。④言标与本，易而勿及：标与本的道理讲起来容易，但要掌握应用就不容易了。⑤治反为逆，治得为从：逆其病情治疗为逆治，顺其病情治疗为从治。⑥逆：指气血不和。⑦客气：即邪气。⑧同气：指正气。⑨有余：指邪气

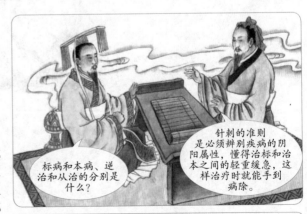

标病和本病、逆治和从治的分别是什么？

针刺的准则是必须辨别疾病的阴阳属性，懂得治标和治本之间的轻重缓急，这样治疗时就能手到病除。

黄帝向岐伯请教标病和本病、逆治和从治的区别。

有余。⑩ 间：病轻浅或缓解。甚：病深重或加剧。⑪ 并行：标本同治。⑫ 独行：单独用治标或治本的治疗方法。

【译文】

黄帝问道：疾病有标病和本病的分别，刺法有逆治和从治的不同，这是什么意思？

岐伯回答说：大凡针刺的准则，必须辨别疾病的阴阳属性，把病情的前期和后期联系起来研究，然后恰当地运用逆治和从治的方法，灵活地处理治疗中的治标和治本的关系。所以说，有的病在标就治标，有的病在本就治本，有的病在本却治标，有的病在标却治本。所以，在治疗上，有治标而缓解的，有治本而见效的，有逆治而痊愈的，有从治而成功的。所以，懂得了逆治和从治的原则，就能进行正确的治疗而没有疑虑；知道了治标和治本之间的轻重缓急，治疗时就能手到病除，万无一失；如果不懂得标本，就是胡乱施治了。

关于阴阳、逆从、标本的道理，作为一种原则，可以使人由小到大地认识疾病，所以从阴阳标本逆从的道理，就可以知道许多疾病的利害关系；由少可以推多，执简可以驭繁，所以从一种疾病可以推知许多疾病的道理。从浅显入手可以推知深微，观察目前的现象可以了解它的过去和未来，谈论标本的道理，这两个字容易理解，但真正掌握与熟练运用就不容易做到了。

迎着病邪而泻的方法就是"逆治"，顺应经气而补的方法就是"从治"。先患某病而后发生气血逆乱的，先治它的本病；先气血逆乱而后生病的，也应先治它的本病；先感受寒邪而后生病的，先治它的本病；先有病而后感受寒邪的，也应先知它的本病；先患热病而后生病的，先治它的本病；先患热病而后生中满腹胀的，先治它的标病；先有某病而后发生泄泻的，先治它的本病；先有泄泻而后发生其他疾病的，先治它的本病。必须先把泄泻调治好，然后再治别的病。先患某病而后发生中满腹胀的，先治它的标病；先患中满腹胀而后出现烦心不舒症状的，先治它的本病。人体在发生疾病的过程中有邪气和正气的相互作用。凡是出现了大小便不利的，先通利大小便以治其标病；大小便通利的，则先治其本病。疾病发作表现为有余的实证，就用"本而标之"的治法，即先祛邪以治其本，而后调理气血，恢复生理功能以治其标病；疾病发作表现为正气不足的虚证，就用"标而本之"的治法，即先固护正气防止虚脱以治其标，而后祛除邪气以治其本。总之，必须谨慎地观察疾病的轻重深浅，以及缓解期与发作期中标本缓急的不同，根据病情用心治疗调理。病轻或处于缓解期的，可以标本同治；病重或处于发作期的，应当采用专一的治本或治标的方法。另外，如果先有大小便不利而后并发其他疾病，应当先治其本病。

【原文】

夫病传者，心病，先心痛，一日而咳，三日胁支痛；五日，闭塞不通，身痛体重，三日不已，死。冬夜半，夏日中①。

肺病，喘咳，三日而胁支满痛，一日身重体痛，五日而胀，十日不已，死。冬日入，夏日出②。

肝病，头目眩，胁支满，三日体重身痛，五日而胀，三日腰脊少腹痛，胫酸，三日不已，死。冬日入，夏早食③。

脾病，身痛体重，一日而胀，二日少腹腰脊痛，胫酸，三日背膂筋痛，小便闭④，十日不已，死。冬人定，夏晏食⑤。

肾病，少腹腰脊痛，胻酸，三日背膂筋痛，小便闭，三日腹胀，三日两胁支痛，三日不已，死。冬大晨⑥，夏晏晡⑦。

胃病，胀满，五日少腹腰脊痛，胻酸，三日背膂筋痛，小便闭，五日身体重，六日不已，死。冬夜半后，夏日昳⑧。

膀胱病，小便闭，五日少腹胀，腰脊痛，骨行酸，一日腹胀，一日身体痛，二日不已，死。冬鸡鸣⑨，夏下晡⑩。

诸病以次相传，如是者皆有死期，不可刺；间一脏止，及至三四脏者，乃可刺也。

【注释】

①"冬夜半"两句：冬天的半夜心火衰弱至极，夏天的中午心火亢盛至极，都会死亡。张介宾："心火畏水，故冬则死于夜半；阳邪亢极，故夏则死于日中。盖衰极亦死，盛极亦死。"②"冬日入"二句：虽然冬天日入属申金，但金气衰弱，不能扶助肺金，夏天的日出属寅木，木气旺而生火，火虽生，但肺气已绝，而不能滋生肺金，所以都是肺病的死时。马元台："冬之日入在申，申虽属金，金衰不能扶也。夏之日出在寅，木旺火将生，肺气已绝，不待火之生也。"③"冬日入"两句：冬天的日入属申金，此时金气旺而木气衰，夏天的早餐时属卯木，木气旺而肝气反绝，都是肝病的死时。马元台："盖冬之日入在申，以金旺木衰也，夏之早食在卯，以木旺气反绝也。"④背膂（lǚ）筋痛，小便闭：肾与膀胱相表里，肾病传于膀胱，出现背脊筋痛，小便不通的膀胱病变。马元台："膂、脊同。肾自传于膀胱府，故背膂筋痛，小便自闭。"⑤"冬人定"两句：人定为亥时即子夜时分，晏时为巳时即上午八点至十点左右。张介宾："此已亥时也。"⑥大晨：天亮时。⑦晏（yàn）晡（bū）：晚饭后，即黄昏时。⑧日昳（dié）：午后。⑨鸡鸣：半夜后。⑩下晡：午饭后，即下午。

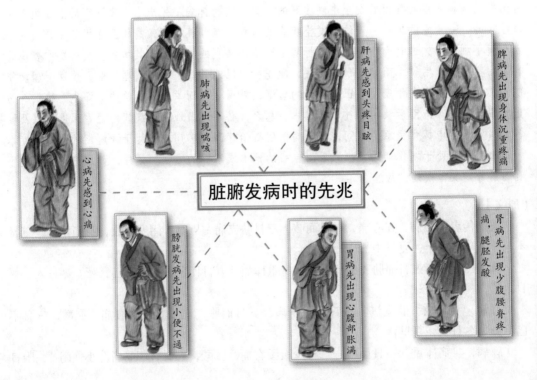

肺病先出现喘咳

肝病先感到头疼目眩

脾病先出现身体沉重疼痛

心病先感到心痛

脏腑发病时的先兆

膀胱发病先出现小便不通

胃病先出现心腹部胀满

肾病先出现少腹腰脊疼痛，腿胫发酸

【译文】

大凡疾病的传变规律，心病先感到心痛，过一天病就传入肺而致咳嗽，再过三天病主传入肝而致胁肋胀痛，再过五天病就传入脾而致大便闭塞不通，身体疼痛沉重，再过三天不愈，人就要死亡。冬天死于半夜，夏天死于中午。

肺病则先出现喘咳；三天不好则病传入肝而胁肋胀满疼痛；再过一天病邪就传入脾，导致身体沉重疼痛；再过五天病邪就传入胃，导致腹胀；再过十天不愈，人就要死亡。冬天死于日落之时，夏天死于日出之时。

肝病则先感到头疼目眩，胁肋胀满；三天后病就传入脾而致身体沉重疼痛；再过五天病就传入胃而致腹胀；再过三天病就传入肾，出现腰脊少腹疼痛，腿胫发酸；再过三天不愈，人就要死亡。冬天死于日落之时，夏天死于吃早饭的时候。

脾病则先出现身体沉重疼痛；一天后病邪就传入胃，导致腹胀；再过二天病邪就传入肾，导致少腹腰椎疼痛，腿胫发酸；再过三天病邪就传入膀胱，导致背脊筋骨疼痛，小便不通；再过十天不愈，人就要死亡。冬天死于申时之后，夏天死于寅时之后。

肾病则先出现少腹腰脊疼痛，腿胫发酸；三天后病邪就传入膀胱，就背脊筋骨疼痛，小便不通；再过三天病邪就传入胃，产生腹胀；再过三天病邪就传入肝，就两胁胀痛；再过三天不愈，人就要死亡。冬天死于天亮时，夏天死于黄昏。

胃病则先出现心腹部胀满；五天后病邪就传入肾，主少腹腰脊疼痛，腿胫发酸；再过三天病邪就传入膀胱，就背脊筋骨疼痛，小便不通；再过五天病邪就传入脾，导致身体沉重；再过六天不愈，人就要死亡。冬天死于半夜之后，夏天死于午后。

膀胱发病则先出现小便不通；五天后病邪就传入肾，就少腹胀满，腰脊疼痛腿胫发酸；再过一天病邪就传入胃，就腹胀；再过一天病邪就传入脾，就身体疼痛；再过两天不愈，人就要死亡。冬天死于半夜后，夏天死于下午。

各种疾病按次序相传，正如上面所说的这样，都有一定的死期，不可以用针刺治疗；如果是间脏相传就不易再传下去，即使间传过三脏、四脏，还是可以用针刺治疗的。

◎天元纪大论篇：五运六气话养生◎

【导读】

天元纪，意为本篇所阐述的天地运气是宇宙万物生化的本元和纲纪。大论，意为本篇所论理深篇长、玄妙精微。本篇是论述"五运六气"学说的第一篇。

本篇的主要内容是阐述运气学说的基本法则，介绍了五运、六气、四时、形气等概念的含义及其相互之间的关系，说明了运气对宇宙万物的作用和影响。

【原文】

黄帝问曰：天有五行，御五位[1]，以生寒、暑、燥、湿、风。人有五脏，化五气，以生喜、怒、思、忧、恐。《论》[2]言：五运相袭而皆治之，终期[3]之日，周而复始。余已知之矣，愿闻其与三阴三阳之候奈何合之？

鬼臾区[4]稽首再拜对曰：昭乎哉问也！夫五运阴阳者，天地之道也，万物之纲纪，变化之父母，生杀之本始，神明之府也，可不通乎！故物生谓之化[5]，物极谓之变[6]，阴阳不测谓之神[7]，神用无方谓之圣[8]。夫变化之为用也，在天为玄，在人为道，在地为化。化生五味，道生智，玄生神。神在天为风，在地为木；在天为热，在地为火；在天为湿，在地为土；在天为燥，在地为金；在天为寒，在地为水。故在天为气，在地成形，形气相感而化生万物矣[9]。然天地者，万物之上下也；左右者，阴阳之道路也；水火者，阴阳之征兆也；金木者，生成之终始也[10]。气有多少，形有盛衰，上下相召，而损益彰矣。

【注释】

①御：控制、统御。五位：即东、南、中央、西、北五个方位。②《论》：即《素问·六节脏象论》。③期（jī）：一年。④鬼臾区：人名，黄帝的大臣。⑤物生谓之化：万物的生长是由五运阴阳变化造成的，称为"化"。⑥物极谓之变：万物生长发展到极点而发生变化，称为"变"。⑦阴阳不测谓之神：阴阳变化神妙莫测，称为"神"。出自《易传·系辞》。⑧神用无方谓之圣：神的作用变化无穷叫作"圣"。方，边的意思。《易传》云："神无方，而易无体。"⑨"形气"句：在天的无形之气与在地的有形之质（五行）相互感应，从而化生万物。⑩"金木"两句：天地万物大都生发于春，收成于秋，一生一成，而成为万物的终始。金，代指秋。木，代指春。

【译文】

黄帝问道：天有木、火、土、金、水五行，统率东、西、南、北、中五个方位，从而产生寒、暑、燥、湿、风等气候变化。人有五脏，化生五气，从而产生喜、怒、思、忧、恐等情志变化。《六节脏象论》中说道：五运之气递相因袭，各有其固定的顺序，到了一年终结的那天是一个周期，然后重新开始循环。这些道理我已经知道了，我还想再听听，五运和三阴三阳这六气是怎样结合的呢？

鬼臾区恭敬地两次行礼回答说：你这个问题问得很高明啊！五运和阴阳是自然界变化的

五运六气与人

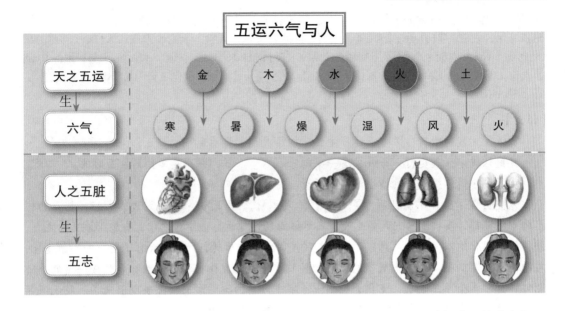

根本规律，是自然万物的总的纲领，是事物发展变化的起源和生长毁灭的根本，是宇宙间无穷尽的变化的根本动力，这些道理怎么能不通晓呢！所以，事物的开始发生叫作"化"，发展到极点叫作"变"，难以探测的阴阳变化叫作"神"，神的作用变化无边、没有方所叫作"圣"。阴阳变化的作用，在天就表现为深远无穷的宇宙，在人则表现为社会人事的道理，在地则表现为万物的生化。地能够化生物质，从而产生了万物的五味；人认识了自然规律，就产生了智慧；天深奥难测，所以产生了无穷尽的变化。神明的作用，在天为风，在地为木；在天为热，在地为火；在天为湿，在地为土；在天为燥，在地为金；在天为寒，在地为水。所以在天为无形的六气，在地为有形的五行，形和气相互交相感应，就能变化和产生万物。天覆于上，地载于下，所以天地是万物的上下范围；阳升于左，阴降于右，所以左右是阴阳升降的道路；水属阴，火属阳，所以水火是阴阳的象征；万物生发于春属木，成实于秋属金，所以秋春是生长收成的终结和开始。阴阳之气并不是一成不变的，它有多少的不同，有形物质在发展过程中也有旺盛和衰老的区别，在上之气和在下之质交相感应，事物或者强盛，或者衰弱的形象就都显露出来了。

【原文】

帝曰：愿闻五运之主时也何如？

鬼臾区曰：五气运行，各终期日[1]，非独主时也。

帝曰：请闻其所谓也。

鬼臾区曰：臣积考《太始天元册》[2]文曰：太虚廖廓[3]，肇基化元[4]，万物资[5]始，五运终天，布气真灵，摁统坤元[6]。九星[7]悬郎，七曜周旋[8]，曰阴曰阳，曰柔曰刚。幽显既位[9]，寒暑弛张。生生化化[10]，品物[11]咸章。臣斯十世，此之谓也。

【注释】

① 期日：即一年三百六十日。②《太始天元册》：相传为古代的占候之书，已佚。③ 太虚寥廓：宇宙苍茫辽阔，无边无际。④ 肇基化元：化生万物的本原和开始。肇，开始。元，根源，本始。

⑤资：依靠。⑥摠（zǒng）统坤元：天之气统辖着生化万物的大地。摠，总。统，统摄、统辖。坤元，大地。⑦九星：指天蓬、天芮、天冲、天辅、天食、天心、天任、天柱、天英九星。⑧七曜（yào）周旋：七曜环绕旋转。七曜，古时指日、月、土、火、木、金、水七星。⑨幽显既位：昼夜的明暗有固定的规律。幽，暗。显，明。⑩生生化化：指万物不断地生长变化。⑪品物：指万物。

【译文】

黄帝问：我想听听，关于五运分主四时的情况是怎样的呢？

鬼臾区说：五气运行，每气各尽一年的三百六十五日，并不是单独只主四时的。

黄帝说：请你把其中的道理讲给我听听。

鬼臾区说：臣很早就已经考查过《太始天元册》，里面说：广阔无边的天空，是万物化生的本元基础，万物依靠它开始生长，五运终而复始地运行于宇宙之中，布施天地真元之气，统摄大地生化的本元。九星悬照天空，七曜按周天之度旋转，于是在天有了阴阳的不断变化，在地有了柔刚的不同性质。昼夜的幽暗和显明按一定的规律出现，寒冷和暑热按一定的季节更替。这些生生不息之机，变化无穷之道，宇宙万物的不同形象，都表现出来了。我家研究这些道理已经十世了，所研究的也就是前面所讲的这些道理。

【原文】

帝曰：善。何谓气有多少，形有盛衰？

鬼臾区曰：阴阳之气，各有多少，故曰三阴三阳也。形有盛衰，谓五行之治，各有太过不及①。故其始也，有余而往，不足随之；不足而往，有余从之。知迎知随，气可与期。应天为天符②，承岁为岁直③，三合④为治。

五运	六气		阴阳	称谓
木	风		厥阳	厥阴风木
火	暑、火	君火	少阴	少阴君火
		相火	少阳	少阳相火
土	湿		太阴	太阴湿土
金	燥		阳明	阳明燥金
水	寒		太阳	太阳寒水

【注释】

①太过不及：阳年为太过，阴年为不及。②天符：中运与司天之气相符的年份。③岁直：中运与年支之气相同的年份。又叫"岁会"。直，通"值"，适逢。④三合：中运、司天、年支三者相同的年份，又称"太乙天符"。

【译文】

黄帝说：讲得好。气有多少，形有盛衰指的是什么？

鬼臾区说：阴气和阳气各有多少的不同，厥阴为一阴，少阴为二阴，太阴为三阴，少阳为一阳，阳明为二阳，太阳为三阳，所以说有三阴三阳。形有盛衰，指天干所主的运气，各有太过和不及的区别。例如：如果开始是太过的阳年，阳年过后，随之而来的就是不及的阴年，不及的阴年过后，随后而来的就是太过的阳年。只要明白了迎之而至的是属于什么气，随之而至的是属于什么气，对一年中运气的盛衰情况，就可以预先知道。一年的中运之气与司天之气相符的，属于"天符"之年，一年的中运之气与年支的五行相同的，属于"岁直"之年，一年的中运之气与司天之气和年支的五行均相合的，则属于"三合"之年，也就是"治"。

【原文】

帝曰：上下相召①，奈何？

鬼臾区曰：寒暑燥湿风火，天之阴阳②也，三阴三阳上奉之。木火土金水火，地之阴阳③也，生长化收藏下应之。天以阳生阴长，地以阳杀阴藏。天有阴阳，地亦有阴阳。故阳中有阴，阴中有阳。所以欲知天地之阴阳者。应天之气，动而不息④，故五岁而右迁⑤；应地之气，静而守位，故六期而环会⑥。动静相召，上下相临，阴阳相错，而变由生也。

【注释】

① 上下相召：天的六气与地的五行相互配合。马元台："上者天也，下者地也。上下相召者，天右旋之阴阳加于地下，地左转之阴阳临于天上而相召，以治岁治步也。"② 天之阴阳：即风、寒、暑、湿、燥、火六气，这六气分属三阴三阳。③ 地之阴阳：即主时之气的五行阴阳。④ "应天"两句：地之运有五，而天之气有六，五六相合，六多五少，少则动速，所以说"动而不息"。张介宾："应天之气，五行之应天干也。动而不息，以天加地而六甲周旋也。"⑤ 五岁而右迁：每五年五运自东向西转换一次。如甲子年为土运，至己巳年又为土运，这就是五岁而右迁。⑥ "应地"三句：天之六气与地之五运相合，而六气对五运来说，因其多一，是比较静止的，所以说"静而守位"，六年一周，所以说"六期而环会"。张介宾："应地之气，天气之应地支也，静而守位，以地承天而地支不动也。"

【译文】

黄帝问：天气和地气相互感召的情况是怎样的呢？

鬼臾区说：寒、暑、燥、湿、风、火，是天的阴阳，三阴三阳与之相应。木、火、土、金、水、火，是地的阴阳，生长化收藏与之相应。

天是阳生阴长的，地是阳杀阴藏的。天气有阴阳，地气也有阴阳。因此说，天地相合，阳中有阴，阴中有阳。这就是我们要知道天地之阴阳的原因。五行应于天干而为五运，常动而不息，因此经过五年就右迁一步；六气应于地支，为三阴三阳，其运行较迟，静守其位，因此经过六年才循环一周。动和静互相感召，天气和地气互相加临，阴气和阳气互相交错，运气的变化就产生了。

【原文】

帝曰：上下周纪①，其有数乎？

鬼臾区曰：天以六为节，地以五为制。周天气者，六期为一备；终地纪者，五岁为一周。君火以明，相火以位②。五六相合，而七百二十气为一纪③，凡三十岁；千四百四十气，凡六十岁而为一周④。不及太过，斯皆见矣。

【注释】

① 上下周纪：天干在上，五岁为一周；地支在下，七百二十气为一纪。② "君火"两句：张志聪："是以君火以明而在天，相火以位而在下。盖言地以一火而成五行，天以二火而成六气也。"地之阴阳虽亦有二火，然因为君火主神明，只有相火主运，所以运仅有五，而气有六。明，王冰注文改作"名"。③ 七百二十气为一纪：气指节气，一年共有二十四个节气，五与六结合，5×6=30 年，称为一纪，24 气 ×30=720 气。④ 一周：指一甲子六十年。甲子相合共得六十个不同的年份，所以六十年为一周。

【译文】

黄帝问：天气和地气，循环周旋，有没有一定的规律呢？

鬼臾区说：司天之气，以六为节，司地之气，以五为制。司天之气，六年循环一周，称为一备；司地之气，五年循环一周，称为一周。主运之气的火运，君火有名而不主令，相火代君宣化火令。六气和五运互相结合，三十年中共有七百二十个节气，称为一纪，经过一千四百四十个节气，共六十年而成为甲子一周。在这六十年中，气和运的太过和不及，都可以显现出来了。

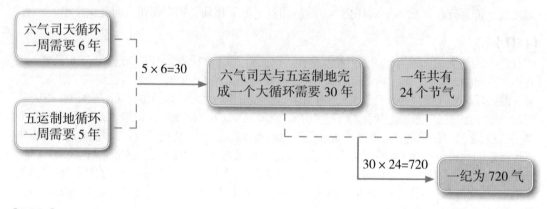

【原文】

帝曰：夫子之言，上终天气，下毕地纪，可谓悉矣。余愿闻而藏之，上以治民，下以治身，使百姓昭著，上下和亲，德泽下流，子孙无忧，传之后世，无有终时。可得闻乎？

鬼臾区曰：至数之机①，迫迮以微②，其来可见，其往可追，敬之者昌，慢之者亡，无道行私，必得夭殃，谨奉天道，请言真要。

【注释】

① 至数之机：五运六气交错循环，六十年中有一定的规律，所以叫作"至数之机"。至数，指五运六气相合的定数。② 迫迮（zé）以微：切近而细微。张介宾："谓天地之气数，其精微切近，无物不然也。"

【译文】

黄帝说：先生所谈论的，上则说完了天气，下则穷尽了地理，可以说是很详尽了。我想在听后把它们牢记心中保存下来，上以治疗百姓的疾苦，下以保养自己的身体，并使百姓也都明白这些道理，上下和睦亲爱，德泽广泛流行，并能传之于子孙后代，使他们无忧无虑，并且没有终止的时候，可以再听你谈谈吗？

鬼臾区说：五运六气结合的机理，切近深细而精微奥妙。它来的时候，是可以看见的；它去的时候，是可以追溯的。遵从这些规律，就能保持健康；违背这些规律，就要招致灾害，甚至死亡；不遵守五运六气的规律，而只按个人的意志去盲目行事，必然要遇到天降的灾殃；所以，必须谨慎地顺应五运六气的自然天道。现在请让我根据自然规律讲讲其中的至理要道吧。

【原文】

帝曰：善言始者，必会于终；善言近者，必知其远。是则至数极，而道不惑，所谓明矣。愿夫子推而次之，令有条理，简而不匮，久而不绝，易用难忘，为之纲纪。至数之要，愿尽闻之。

鬼臾区曰：昭乎哉问！明乎哉道！如鼓之应桴，响之应声也。臣闻之，甲己之岁，土运统之；乙庚之岁，金运统之；丙辛之岁，水运统之；丁壬之岁，木运统之；戊癸之岁，火运统之。

【译文】

黄帝说：凡是善于谈论事物的起始的人，必然也能知道它的结果；善于谈论近处的事情的人，必然也能推及远处的事理。只有这样，对五运六气的道理才不会感到困惑，对其具体方术才能深刻地把握，这就是所谓的彻底明了的境界。请先生把这些道理，进一步加以推演，使其更有条理，简明而又无遗漏，永远相传而不至于绝亡，容易掌握而不会忘记，使其成为医道的纲领。五运六气的至理要道，我想听你详细地讲讲。

鬼臾区说：你说的道理很明白，提的问题也很高明啊！好像鼓槌敲击在鼓上的应声，又好像发出声音立即得到回响一样。臣听说过，甲年和己年都是由土运统领；乙年和庚年都是由金运统领；丙年和辛年都是由水运统领；丁年和壬年都是由木运统领；戊年和癸年都是由火运统领。

【原文】

帝曰：其于三阴三阳，合之奈何？

鬼臾区曰：子午之岁，上见少阴[1]；丑未之岁，上见太阴；寅申之岁，上见少阳；卯酉之岁，上见阳明；辰戌之岁，上见太阳；巳亥之岁，上见厥阴。少阴所谓标也，厥阴所谓终也[2]。厥阴之上，风气主之；少阴之上，热气主之；太阴之上，湿气主之；少阳之上，相火主之；阳明之上，燥气主之；太阳之上，相火主之；阳明之上，燥气主之；太阳之上，寒气主之。所谓本也，是谓六元[3]。

帝曰：光乎哉道！明乎哉论！请著之玉版，藏之金匮，署曰《天元纪》。

【注释】

[1]"子午"两句：逢子年午年，则少阴司天，因三阴三阳为六气之上奉于天，所以称"上见"。[2]"少阴"两句：张介宾："标，首也。终，尽也。六十年阴阳之序，始于子午，故少阴谓标，尽于巳亥，故厥阴为终。"[3]六元：张介宾："三阴三阳者，由六气之化为之主，而风化厥阴，热化少阴，湿化太阴，火化少阳，燥化阳明，寒化太阳，故六气谓本，三阴三阳谓标也。然此六者，皆天元一气之所化，一分为六，故曰六元。"

【译文】

黄帝问：三阴三阳与五运是怎样相配合的呢？

鬼臾区说：子年午年是少阴司天；丑年未年是太阴司天；寅年申年是少阳司天；卯年酉年是阳明司天；辰年戌是太阴司天；巳年亥年是厥阴司天。地支十二，始于子年，终于亥年，子是少阴司天，亥是厥阴司天，所以按照这个顺序排列，少阴是起首，厥阴是终结。

厥阴司天，以风气为主；少阴司天，以热气为主；太阴司天，以湿气为主；少阳司天，以相火为主；阳明司天，以燥气为主；太阳司天，以寒气为主。因为风、热、湿、火、燥、寒是三阴三阳的本气，它们是天元一气化之为六，所以叫作六元。

黄帝说：您所说的道理真是光明伟大啊，您的论述真是明白真切啊！我将把它刻在玉版上，藏在金匮内，署名叫作《天元纪》。

◎五运行大论篇：五运六气对人的影响◎

【导读】

　　五运，即五行之气代表的五运。行，即运行、变化。本篇主要讲述了五运六气的运动变化规律，及其对天地万物生化的重要影响，故名"五运行大论"。

　　本篇的主要内容包括：一、讲述五运学说的创立原理；二、介绍六气的位置、运行方向和次序；三、指出六气托举大地，并影响着自然气候和万物；四、讲述五运六气对天地万物生化的影响。

【原文】

　　黄帝坐明堂，始正天纲[1]，临观八极[2]，考建五常[3]，请天师而问之曰：论[4]言天地之动静，神明为之纪；阴阳之升降，寒暑彰其兆。余闻五运之数于夫子，夫子之所言[5]，正五气之各主岁尔，首甲定运，余因论之。

　　鬼臾区曰：土主甲己，金主乙庚，水主丙辛，木主丁壬，火主戊癸。子午之上，少阴主之；丑未之上，太阴主之；寅申之上，少阳主之；卯酉之上，阳明主之；辰戌之上，太阳主之；巳亥之上，厥阴主之。不合阴阳[6]，其故何也？

　　岐伯曰：是明道也，此天地之阴阳也。夫数之可数者，人中之阴阳也，然所合，数之可得者也。夫阴阳者，数之可十，推之可百，数之可千，推之可万。天地阴阳者，不以数推，以象之谓也。

【注释】

①天纲：指天文学的基本规则，如黄道、二十八宿、地平方位等。②八极：地之八方。③考建五常：观察推求五行运气之大法。张介宾："考，察也。建，立也。五常，五行气运之常也。"④论：经论，指《太始天元册》《阴阳应象大论》《气交变大论》等。⑤夫子之所言：指《六节脏象论》中岐伯所讲的话。⑥不合阴阳：指三阴三阳之六气与五运与一般说法有不相同之处。

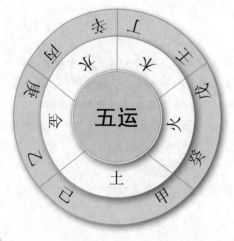

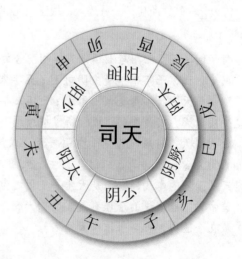

【译文】

黄帝坐在明堂里，开始厘正天之纲纪，观看八方的地理，研究五行运气的阴阳变化，将天师岐伯请来，向他问道：以前的医论中曾经说到，天地的动静，是以自然界中变化莫测的神明为纲纪的；阴阳的升降，是以寒暑的更换显示它的征兆的。我也听先生讲过五运的规律，先生所讲的仅是五运之气各主一岁，关于六十甲子应从甲年开始定运，我又与鬼臾区进一步讨论过这个问题。

鬼臾区说：土运统领甲、己，金运统领乙、庚，水运统领丙、辛，木运统领丁、壬，火运统领戊、癸。子、午两年是少阴司天；丑、未两年是太阴司天；寅、申两年是少阳司天；卯、酉两年是阳明司天；辰、戌两年是太阴司天；巳、亥两年是厥阴司天。这些与您以前所讲的阴阳之例不相符合，这是什么原因呢？

岐伯说：这是明显的道理，因为五运六气是天地的阴阳。关于阴阳之数，可以数的，是人身中的阴阳，它与天地阴阳相合，是可以用类推的方法求得的。至于阴阳的变化，如果进一步推演，可以从十而至百，由千而到万。但是天地的阴阳变化，不能用数字去类推，只能用观察自然万象的方法去推知。

【原文】

帝曰：愿闻其所始也。

岐伯曰：昭乎哉问也！臣览《太始天元册》文，丹天[1]之气，经于牛女戊分[2]；黅天之气，经于心尾己分[3]；苍天之气，经于危室柳鬼；素天之气，经于亢氐昴毕；玄天之气，经于张翼娄胃。所谓戊己分者，奎壁角轸，则天地之门户[4]也。夫候之所始，道之所生，不可不通也。

【注释】

①丹天：及下文之"黅（jīn）天""苍天""素天""玄天"，传说上古观天象时，见有五色云气，横亘天空，所以有丹、黅、苍、素、玄五天之气的说法。丹是赤，黅是黄，苍是青，素是白，玄是黑。②经于牛女戊分：经，就是横亘，分布排列。牛、女，以及下文的心、尾、危、室、柳、鬼、亢、氐、昴、毕、张、翼、娄、胃、奎、壁、角、轸等，是二十八宿之名称。二十八宿是古代天文学上的星座位次。戊分，即奎、壁二宿之位。③己分：角宿和轸宿之位。④天地之门户：太阳之视运动，位于奎、壁二宿时，正是由春入夏之时，位于角、轸二宿时，正是由秋入冬之时。夏为阳中之阳，冬为阴中之阴，所以古人称奎、壁、角、轸为"天地之门户"。

【译文】

黄帝说：我想听听运气学说是怎样创立的。

岐伯说：你提的这个问题很高明啊！我曾阅览《太始天元册》，看到其中记载道：古人观测天象时，看到天空

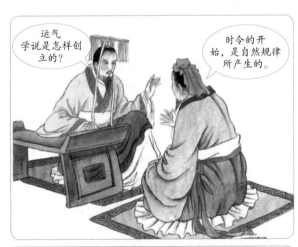

黄帝向岐伯请教运气学说是怎样创立的。

中有赤色的天气，经过牛、女二宿及西北方的戌分之间；黄色的天气，经过心、尾二宿及东南方的已分之间；青色的天气，经过危、室二宿与柳、鬼二宿之间；白色的天气，经过亢、氐二宿与昴、毕二宿之间；黑色的天气，经过张、翼二宿与娄、胃二宿之间。所谓戌分，即奎、壁二宿所在处，已分，即角、轸二宿所在处，奎、壁是在立春到立夏的节气之间，所以称为地户；角、轸是在立秋到立冬的节气之间，是天地阴阳的门户，所以称为天门。时令的开始，也就是推算气候时令的方法的产生，是因自然规律的发展而产生的，不可以不通晓。

【原文】

帝曰：善。《论》言天地者，万物之上下[1]；左右[2]者，阴阳之道路，未知其所谓也。

岐伯曰：所谓上下者，岁上下见阴阳之所在也。左右者，诸上见厥阴，左少阴，右太阳；见少阴，左太阴，右厥阴；见太阴，左少阳，右少阴；见少阳，左阳明，右太阴；见阳明，左太阳，右少阳；见太阳，左厥阴，右阳明。所谓面北而命其位[3]，言其见也。

帝曰：何谓下？

岐伯曰：厥阴在上，则少阳在下，左阳明，右太阴[4]；少阴在上，则阳明在下，左太阳，右少阳；太阴在上，则太阳在下，左厥阴，右阳明；少阳在上，则厥阴在下，左少阴，右太阳；阳明在上，则少阴在下，左太阴，右厥阴；太阴在上，则太阳在下，左少阳，右少阴。所谓面南而命其位，言其见也。上下相遘[5]，寒暑相临[6]，气相得[7]则和，不相得[8]则病。

帝曰：气相得而病者，何也？

岐伯曰：以下临上，不当位也。

三阴三阳与司天在泉的位置关系例图

三阴三阳	厥阴	少阴	太阴	少阳	阳明	太阳
司天在泉	司天右间气	司天	司天左间气	在泉右间气	在泉	在泉左间气

【注释】

①上：指司天。下：指在泉。②左右：指司天的左右间气。司天的左侧为左间，司天的右侧为右间。③面北而命其位：上为南，下为北。面向南方时的左右和面向北方时的左右恰恰相反，所以经文说明司天的左右是面向北方而确定的。④左阳明，右太阴：指在泉的左右间气。⑤上下相遘（gòu）：上指客气，下指主气。上下相遘，即司天在泉之客气与主时六步之气相交。遘，遇，交会。⑥寒暑相临：指流行之客气加临于主时之六气。⑦相得：指主客气相生。⑧不相得：相克。

【译文】

黄帝说：讲得好。在《天元纪大论》中曾说过，天地是万物的上下；左右是阴阳运行的道路。我还不明白它的含义。

岐伯说：这里所说的"上下"指的是从该年的司天在泉，以见阴阳所在的位置。所说的"左右"指的是司天的左右，凡是司天的位置见到厥阴时，左间是少阴，右间是太阳；见到少阴时，左间是太阴，右间是厥阴；见到少阴时，左间是太阴，右间是厥阴；见到太阴时，左间是少阳，右间是少阴；见到少阳时，左间是阳明，右间是太阴；见到阳明时，左间是太阳，右间是少阳；见到太阳时，左间是厥阴，右间是阳明。这里说的左右，是面向北方时所见的位置。

黄帝说：什么叫作在泉？

岐伯说：厥阴司天，则少阳在泉，在泉的左间是阳明，右间是太阴；少阳司天，则阳明在泉，在泉的左间是太阳，右间是少阳；太阴司天，则太阳在泉，在泉的左间是厥阴，右间是阳明；少阳司天，则厥阴在泉，在泉的左间是少阴，右间是太阳；阳明司天，则少阴在泉，在泉的左间是太阴，右间是厥阴；太阳司天，则太阴在泉，在泉的左间是少阳，右间是少阳。这里所说的左右是面向南方时所见的位置。客气和主气互相交感，寒暑之气互相加临，客主之气相得的就属平和，相克的就会使人生病。

黄帝问：有气相得而使人生病的，又是什么原因呢？

岐伯说：气相得指的气生主气，如果主气生客气，是上下颠倒，叫作下临上，虽然看似相得，但位置不当，所以也会生病。

【原文】

帝曰：动静何如？

岐伯曰：上者右行，下者左行①，左右周天，余而复会也。

帝曰：余闻鬼臾区曰：应地者静。今夫子乃言下者左行，不知其所谓也，愿闻何以生之乎？

岐伯曰：天地动静，五行迁复，虽鬼臾区其上候②而已，犹不能遍明。夫变化之用，天垂象，地成形，七曜纬虚③，五行丽地④。地者，所以载生成之形类也；虚者，所以列应天之精气也。形精之动，犹根本之与枝叶也，仰观其象，虽远可知也。

【注释】

① "上者"两句：张介宾："上者右行，言天气右旋，自东而西以降于地。下者左行，言地气左转，自西而东以升于天。"这是以面向南方之位置来说的。② 上候：天运之候。③ 七曜纬虚：日月五星循行于太空。七曜，日月与木火土金水五星合称"七曜"。纬，经纬，运行。虚，太虚，宇宙。④ 五行丽地：五行附着于大地。丽，附着。

天符岁会图

【译文】

黄帝问：司天在泉运转的动静是怎样的呢？

岐伯说：司天在上，自东而西是向右运行；在泉在下，自东而西是向左运行，左行和右行旋转一周是一年，然后才回归到原来的位置。

黄帝说：我听鬼臾区说，应地之气是静止而不动的。现在先生却说在下面的在泉地气向左行，我不知道是怎么一回事，希望听听是怎样运动的。

岐伯说：对于天地的运动和静止，五行的变换和往复，鬼臾区虽然知道了天的运行情况，但是没有全面地了解。关于天地变化的作用，在天显示的是日月二十八宿等星象，在地形成了有形的万物，日月五星围绕在太空之中，五行之气附着在大地之上。所以，大地是载运各类有形的物质的；天空是布列日月五星这些受天之精气的。地上的有形物质与天上的无形精气之间的运动，就像树的根部和枝叶的关系，抬头仰观星象，虽然距离很远，但仍然可以通晓它们的情况。

【原文】

帝曰：地之为下，否乎？

岐伯曰：地为人之下，太虚之中者也。

帝曰：冯[①]乎？

岐伯曰：大气举之也。燥以干之，暑以蒸之，风以动之，湿以润之，寒以坚之，火以温之。故风寒在下，燥热在上，湿气在中，火游行其间。寒暑六入[②]，故令虚而生化也。故燥胜则地干，暑胜则地热，风胜则地动，湿胜则地泥，寒胜则地裂，火胜则地固矣。

【注释】

① 冯（píng）：同"凭"，依靠。张介宾："言地在太虚之中而不坠者，果亦有所依凭否。"② 寒暑六入：六气下临大地，如同自外而入，所以称为"六入"。寒暑，指一年。六，指六气。

【译文】

黄帝问：大地是不是在宇宙的最下面呢？

岐伯说：应该说大地是在人的下面，在宇宙的中间。

黄帝问：它是凭借什么力量存在于太虚之中呢？

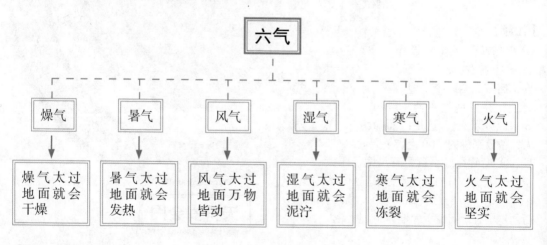

六气

燥气	暑气	风气	湿气	寒气	火气
燥气太过地面就会干燥	暑气太过地面就会发热	风气太过地面万物皆动	湿气太过地面就会泥泞	寒气太过地面就会冻裂	火气太过地面就会坚实

岐伯说：是空间的大气把它托举起来的。燥气使它干燥，暑气使它蒸发，风气使它动荡，湿气使它滋润，寒气使它坚实，火气使它温暖。所以，风寒在下，燥热在上，湿气位于中间，火气游行于左右上下。一年之中，寒暑往来，风寒暑湿燥火六气向下进入大地，大地由于感受了六气的影响才化生出万物。所以，燥气太过，地就干燥；暑气太过，地就炽热；风气太过，地就动荡；湿气太过，地就泥泞；寒气太过，地就坼裂；火气太过，地就坚固。

【原文】

帝曰：天地之气①，何以候之？

岐伯曰：天地之气，胜复②之作，不形于诊也。《脉法》曰：天地之变，无以脉诊。此之谓也。

帝曰：间气③何如？

岐伯曰：随气所在，期于左右④。

帝曰：期之奈何？

岐伯曰：从其气则和，违其气则病，不当其位者病，迭移其位者病，失守其位者危，尺寸反者死，阴阳交者死。先立其年，以知其气，左右应见，然后乃可以言死生之逆顺。

【注释】

①天地之气：指司天、在泉之气。②胜：太过而克贼侵犯。复：报复。③间气：六气中除司天、在泉之外，位于司天及在泉左右的，都称为"间气"。④左右：指左右手的脉搏。张介宾："左右者，左右寸尺也。"

【译文】

黄帝问：司天在泉之气，对人的影响，从脉搏上怎样诊察呢？

岐伯说：司天在泉之气，有胜气和复气的发作，但不表现在脉搏上，用脉诊的方法诊察不到。《脉法》上说：司天在泉之气的变化，不能根据脉象进行诊察。说的就是这个意思。

黄帝问：左右间气的反应怎样在脉象上诊察呢？

岐伯说：可以根据间气的位置，从左右手的脉搏上去诊察。

黄帝问：怎样诊察呢？

岐伯说：脉气与岁气相顺应就平和，脉气与岁气相违逆就生病，相应之脉不在其本位而出现在其他部位的要生病，左右脉互移其位的要生病，是相应之脉位反而出现克贼脉象的病情就危重，两手尺脉和寸脉相反的就要死亡，阴阳交错而见的也要死亡。首先要确定该年的司天、在泉，以测知岁气与脉象相应的正常情况，明确左右间气应当出现的位置，然后才可以预测人的生死和病情的逆顺。

【原文】

帝曰：寒暑燥湿风火，在人合之，奈何？其于万物，何以生化？

岐伯曰：东方生风，风生木，木生酸，酸生肝，肝生筋，筋生心。其在天为玄，在人为道，在地为化。化生五味，道生智，玄生神，化生气。神在天为风，在地为木，在体为筋，在气为柔①，在脏为肝。其性为暄②，其德为和，其用为动，其色为苍，其化为荣，其虫③毛，其政为散，其令宣发，其变摧拉，其眚④为陨，其味为酸，其志为怒。怒伤肝，悲胜怒；风伤肝，燥胜风；酸伤筋，辛胜酸。

【注释】

①柔：柔软。②暄（xuān）：温暖。③虫：泛指动物。④眚（shěng）：灾害。

【译文】

黄帝问：天之寒、暑、燥、湿、风、火六气，与人体是怎样应和的呢？对于万物的生化，又有什么作用呢？

岐伯说：东方应春而生风气，风气能使木类生长，木类能产生酸味，酸味滋养肝脏，肝滋养筋膜，肝气与筋膜和调，其气又能滋养心脏。六气的变化，在天为深远变化之道，在人为认识事物的变化规律，在地为万物的生化。地有生化，然后才能生成五味；人能认识事物的规律，然后才能生成智慧；深远无边的宇宙，生成变化莫测的神明，使天地万物运行不息，从而化生五运六气。天的变化，具体表现为：在天应在风，在地应在木，在人体应在筋，在气应在柔和，在脏应在肝。它的性质是温暖，它的德行是平和，它的功用是运动，它的颜色是青苍，它的变化是繁荣，它在动物上是有毛的兽类，它在作用上是升散，它的时令是宣发布舒阳和之气，它的变动为摧折败坏，它的灾害是陨落，它在五味是酸味，它在情志是发怒。愤怒过度会损伤肝，悲哀能抑制怒气；风气过度会损伤肝，燥气能克制风气；酸味过度会损伤筋，辛味能克制酸味。

【原文】

南方生热，热生火，火生苦，苦生心，心生血，血生脾。其在天为热，在地为火，在体为脉，在气为息①，在脏为心。其性为暑，其德为显，其用为躁，其色为赤，其化为茂，其虫羽，其政为明，其令郁蒸，其变炎烁，其眚燔焫，其味为苦，其志为喜。喜伤心，恐胜喜；热伤气，寒胜热；苦伤气，咸胜苦。

【注释】

①息：生长。

【译文】

南方应夏而生热，热盛则生火气，火气能生苦味，苦味入心能滋养心脏，心能生血，心气通过血以滋养脾脏。变化莫测的神明，具体表现为：在天应在热，在地应在火，在人体应在脉，在气应在阳气使万物生长，在脏器应在心。它的性质是暑热，它的德行是显露光华，它的功用是躁动，它的颜色是红赤，它的变化是使万物茂盛，它在动物是有羽毛的禽类，它在作用上是日照光明，它的时令是使热气上升，它的变动是使万物炎热灼烁，它的灾害是焚烧，它在五味为苦，它在情志为喜。喜乐过度会损伤心，恐惧能抑制喜气；热气过度会损伤气，寒能克制热气；

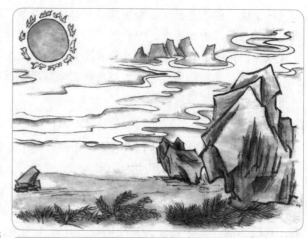

南方应夏而生热，热盛则生火气。

苦味过度会损伤心气，咸味能克制苦味。

【原文】

中央生湿，湿生土，土生甘，甘生脾，脾生肉，肉生肺。其在天为湿，在地为土，在体为肉，在气为充^①，在脏为脾。其性静兼^②，其德为濡，其用为化，其色为黄，其化为盈^③，其虫倮，其政为谧，其令云雨，其变动注，其眚淫溃，其味为甘，其志为思。思伤脾，怒胜思；湿伤肉，风胜湿；甘伤脾，酸胜甘。

【注释】

① 充：充盈丰满。② 静兼：宁静而兼容。张志聪："静者，土之性。兼者，土旺四季，兼有寒热温凉之四气也。"③ 盈：充满丰盛。

【译文】

中央应长夏而生湿，湿能生土气，土气能生甘味，甘味入脾能滋养脾脏，脾能滋养肌肉，脾气通过肌肉而滋养肺脏。变化莫测的神明，具体表现为：在天应于湿，在地应于土，在人体应于肉，在气应于物体充盈，在脏应于脾。它的性质是安静兼化万物，它的德性是使万物濡润，它的功用是生化万物，它的颜色为黄色，它的变化是使万物充盛丰满，它在动物是无毛羽的裸体动物，它的作用是使天气平静，它的时令是布化云雨，它的变化是骤雨暴注或淫雨连绵，它的灾害是大水泛滥，它在五味为甘，它在情志为思。忧思过度会损伤脾，仇能抑制思虑；湿气过度会损伤肌肉，风气能克制湿气；甘味过度会损伤脾，酸味能克制甘味。

【原文】

西方生燥，燥生金，金生辛，辛生肺，肺生皮毛，皮毛生肾。其在天为燥，在地为金，在体为皮毛，在气为成^①，在脏为肺。其性为凉，其德为清，其用为固，其色为白，其化为敛，其虫介^②，其政为劲^③，其令雾露，其变肃杀，其眚苍落^④，其味为辛，其志为忧。忧伤肺，喜胜忧；热伤皮毛，寒胜热；辛伤皮毛，苦胜辛。

【注释】

① 成：成熟，成形。高世栻："在气为成者，感秋气而万物成就也。"② 虫介：甲壳类动物。介，即"甲"，俗称"壳"。③ 劲：强劲有力。④ 苍落：凋谢。

【译文】

西方应秋而生燥，燥能生金气，金气能生辛味，辛味入肺而能滋养肺脏，肺能滋养皮毛，肺气通过皮毛而又能滋养肾脏。变化莫测的神明，具体表现为：在天应于燥，在地应于金，在人体应于皮毛，在气应于万物成熟，在脏应于肺。它的性质是清凉，它的德性是洁净，它的功用是坚固，它的颜色是白色，它的生化是收敛，它在动物是甲壳类的介虫，它的作用是坚劲有力，它的时令是雾露下降，它的变动是严酷摧残，它的灾变是树木枯萎凋落，它在五味为辛，在在情志为忧愁。忧愁过度会损伤肺，喜乐能抑制忧愁；热气会损伤皮毛，寒气能克制热气；辛味会损伤皮毛，苦味能克制辛味。

【原文】

北方生寒，寒生水，水生咸，咸生肾，肾生同髓，髓生肝。其在天为寒，在地为水，在体为骨，在气为坚^①，在脏为肾。其性为凛^②，其德为寒，其用为藏，其色为黑，其化为肃，其虫鳞，其政为静，其令霰雪③，其变凝冽④，其眚冰雹，其味为咸，其志为恐。恐伤肾，思胜恐；寒伤血，燥胜寒；咸伤血，甘胜咸。

五气更立，各有所先，非其位则邪，当其位则正。

【注释】

①坚：坚硬。高世栻："在气为坚者，感冬气而万物坚凝也。"②凛：严厉寒冷。高世栻："凛，严厉也。冬气严厉而寒，故其性为凛。"③霰（xiàn）雪：原脱，据《吴注素问》补。④凝：水结冰。冽：冷极称"冽"。

【译文】

北方应冬而生寒，寒能生水，水能生咸味，咸味入肾而能滋养肾脏，肾能滋养骨髓，肾气通过骨髓而能滋养肝脏。变化莫测的神明，具体表现为：在天应于寒，在地应于水，在人体应于骨，在气应于物体坚实，在脏应于肾。它的性质是凛冽，它的德性是寒冷，它的功用是闭藏，它的颜色是黑色，它的生化是整肃，它在动物是有鳞片的动物，它的作用是平静，它的时令是寒冷冰雪，它的变动是水冰气寒，它的灾变是冰雹霜雪非时而下，它在五味为咸，它在情志为恐。恐惧过度能损伤肾，思虑能抑制恐惧；寒气过度能损伤血，燥气能克制寒气；咸味过度能损伤血脉，甘味能克制咸味。

五方之气，交替主时，各有先期而至的气候，与时令相反就是邪气，与时令相合就是四时正气。

【原文】

帝曰：病生之变，何如？

岐伯曰：气相得则微，不相得则甚。

帝曰：主岁①何如？

岐伯曰：气有余，则制己所胜②，而侮所不胜；其不及，则己所不胜③侮而乘之，己所胜轻而侮之。侮反受邪，侮而受邪，寡于畏也。

帝曰：善。

【注释】

①主岁：五行各主一岁，五行主岁称为"五运"。②己所胜：我所克胜者。③所不胜：克胜我者。

【译文】

黄帝问：邪气致病所发生的病变是怎样的呢？

岐伯说：来气与主时的方位相合，病情就轻微，来气与主时的方位不相合，病情就严重。

黄帝问：五气主岁是怎样的呢？

岐伯说：凡气有余，一方面能克制自己所能克制的气，另一方面又会欺侮克制自己的气；气不足，一方面克制自己的气会趁本气的不足而来欺侮，另一方面自己所能克制的气也轻视自己而来欺侮侵犯。由于本气有余而欺侮别气或乘别气之不足而进行欺侮的，本气往往也要受到邪气侵犯。这是因为它无所忌惮而导致自己缺少防御的能力。

黄帝说：讲得好。

◎五常政大论篇：引发疾病的多方面原因◎

【导读】

五常政，即五运正常的政令。本篇主要讨论了五运正常的时令，故以此名篇。

本篇的主要内容包括：一、五运的平气、太过与不及的变化；二、指出四方地势有高下阴阳的差异，及其对天地万物造成的影响和危害；三、提出一些重要的治疗原则。

【原文】

黄帝问曰：太虚寥廓，五运回薄[1]，衰盛不同，损益相从[2]，愿闻平气[3]，何如而名？何如而纪[4]也？

岐伯对曰：昭乎哉问也！木曰敷和[5]，火曰升明[6]，土曰备化[7]，金曰审平[8]，水曰静顺[9]。

【注释】

[1]回薄：回环克胜，循环不息。张介宾："回，循环也。薄，迫切也。"[2]"衰盛"两句：高世栻："衰损则不及，盛益则太过。"因为衰则损耗，盛则增加，所以说"损益相从"。[3]平气：正常之气。[4]纪：此处是"标志"之义。[5]敷和：敷布和畅。以木应春天，木运正常则能散布温和之气，使万物欣欣向荣。敷，散布。和，温和。如果不及，则温和之气不能散布，称"委和"。委，萎靡不振。如果太过，则称为"发生"，是未至其时就生长发育。[6]升明：上升光明。发光而有上升之势，是火的正常特性。如果不及，则火势受抑，称为"伏明"。伏，潜伏，不显著。明亮光耀，称为"赫曦"。升，上升。明，光明。[7]备化：全面生化。土的性能具备生化万物的作用。备，完备。化，生化。如不及，则称为"卑监"。卑，低。监，下。太过称为"敦阜"。敦，厚。阜，高。"卑监"与"敦阜"是反义词。[8]审平：审判公平。张介宾："金主杀伐，和则清宁，故曰审平，无妄刑也。"金有杀伐之象，如果在正常情况下，不致杀及无辜，必审察而行，所以称为"审平"。平，正常。如果不及，就称为"从革"。从，顺从。革，改革，指金性坚硬，但在不及的时候就顺从改变其形态。太过称为"坚成"，和"从革"相对而言。坚成，坚固不变。[9]静顺：清静柔顺。水的特性，在正常状态下，清静而柔顺。不及称为"涸流"。涸，是水流枯竭。太过称为"流衍"。衍，水流满溢。

【译文】

黄帝问道：宇宙深远广阔无边，五运循环不息。其中有盛衰的不同，人体随之也有损益的差别，请您告诉我，五运中的平气，是怎样命名的，是怎样识

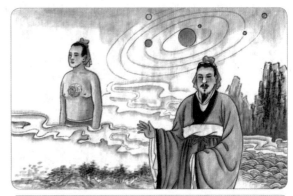

人体的健康与否与宇宙中五运的循环变化息息相关。

别的?

岐伯回答说：你问得太高明了！所谓平气，木的平气称为"敷和"，敷布和柔，散布着温和之气，使万物荣华；火的平气称为"升明"，上升而有光明之气，使万物繁茂；土的平气称为"备化"，具备着广布生化之气，使万物具备形体；金的平气称为"审平"，散布清静和平之气，使万物结实；水的平气称为"静顺"，有着静穆顺达之气，使万物归藏。

【原文】

帝曰：其不及奈何？

岐伯曰：木曰委和，火曰伏明，土曰卑临，金曰从革，水曰涸流。

帝曰：太过何谓？

岐伯曰：木曰发生，火曰赫曦，土曰敦阜，金曰坚成，水曰流衍。

【译文】

黄帝问：五运不及是怎样的？

岐伯说：如果不及，木称为"委和"，委曲而少温和之气，使万物萎靡不振；火称为"伏明"，伏藏而少温暖之气，使万物暗淡无光；土称为"卑监"，低下而无生化之气，使万物萎弱无力；金称为"从革"，因可革而无坚硬之气，使万物质松无弹力；水称为"涸流"，干涸而无湿润之气，使万物干枯。

黄帝问：太过的怎样？

岐伯说：如果太过，木称为"发生"，过早地散布温和之气，使万物提早发育；火称为"赫曦"，散布着强烈的火气，使万物烈焰不安；土称为"敦阜"，有着浓厚坚实之气，反使万物不能成形；金称为"坚成"，有着强硬之气，使万物刚直；水称为"流衍"，有溢满外流之气，使万物漂流而无归宿。

【原文】

帝曰：三气①之纪，愿闻其候。

岐伯曰：悉乎哉问也！敷和之纪，木德周行②，阳舒阴布③，五化宣平④。其气端⑤，其性随⑥，其用曲直⑦，其化生荣，其类草木，其政发散，其候温和，其令风，其脏肝，肝其畏清，其主目，其谷麻，其果李，其实核，其应春，其虫毛，其畜犬，其色苍，其养筋，其病里急支满，其味酸，其音角，其物中坚，其数八。

【注释】

①三气：平气、不及之气和太过之气。②周行：高世栻："木德周布宣行。"即敷布畅达于四方上下。③阳舒阴布：阴阳发挥正常作用。④五化：五行的气化。五行之间，相反相成，随着矛盾发展而不断变化。宣平：发挥正常功能。宣，施行。平，和平。⑤端：端正，正直。⑥其性随：张介宾："柔和随物也。"⑦曲直：树木发荣的形象，其树干枝条，有曲有直，自由伸展。

【译文】

黄帝说：以上平气、太过和不及三气所标志的年份，希望听您讲讲怎样候察。

岐伯说：你所问的真周详啊！敷和的年份，木的德行敷布畅达于四方上下，阳气舒畅，阴气散布，五行的气化都能发挥其正常的功能。其气正直，其性顺从万物，其作用是如树木枝干的曲直自由伸展，其生化能使万物繁荣，其属类是草木，其职能是发散，其气候是温和，其职能的表现是风，应于人的内脏是肝，金克木，所以肝畏惧清凉的金气，肝开窍于目，所以关联于目，在谷类是麻，在果类是李，其在果实是核仁，所应的时令是春，其所应的动物，在虫类是毛虫，在畜类是犬，其颜色是苍，其所充养的是筋，如发病则为里急而胀满，其在五味是酸，在五音是角，在物体来说属于中坚的一类，其在河图成数是八。

【原文】

升明之纪，正阳①而治，德施周普，五化均衡。其气高②，其性速，其用燔灼，其化蕃茂，其类火，其政明曜③，其候炎暑，其令热，其脏心，心其畏寒，其主舌，其谷麦，其果杏，其实络，其应夏，其虫羽，其畜马，其色赤，其养血，其病瘛，其味苦，其音徵，其物脉，其数七。

【注释】

① 正阳：南方。火主南方，故称正阳。② 高：上升。张介宾："阳主升也。"③ 明曜：明亮。曜，同"耀"。高世栻："其政明耀，火之光焰也。"

【译文】

升明的年份，南方火运正常行令，其德性普及四方，使五行气化平衡发展。其气上升，其性急速，其作用是燃烧，其在生化能使万物繁荣茂盛，其属类是火，其职能是使光明显耀，其气候炎暑，其职能的表现是热，应于人体内脏是心，水克火，所以心畏惧寒冷的水气，心开窍于舌，所以关联于舌，其在谷类是麦，果类是杏，其在果实是丝络，所应的时令是夏，所应的动物，在虫类是羽虫，在畜类是马，其颜色是红，其所充养的是血气，如发病则为身体抽搐，其在五味是苦，在五音是徵，在物体来说属于脉络一类，在河图生数是七。

【原文】

备化之纪，气协天休①，德流四政②，五化齐修③。其气平，其性顺，其用高下④，其化丰满，其类土，其政安静，其候溽蒸⑤，其令湿，其脏脾，脾其畏风，其主口，其谷稷，其果寒，其实肉，其应长夏，其虫倮，其畜牛，其色黄，其养肉，其病否，其味甘，其音宫，其物肤⑥，其数五。

【注释】

① 气协天休：张介宾："气协天休，顺勇调，融洽。"休，吉祥美善。② 四政：四方之政。③ 齐修：平衡完善。④ 高下：有高下之别。⑤ 溽（rù）蒸：湿热蒸发。溽，湿气。⑥ 肤：肌肤。王冰："物禀备化之气，则多肌肉。"

【译文】

备化的年份，天地的气化协调和平，其德性流布于四方，使五行气化都能完善地发挥其作用。其气和平，其性和顺，其作用是能高能下，其生化能使万物成熟丰满，其属类是土，其职能是使万物安静，其气候是湿热交蒸，其职能的表现是湿，应于人体内脏是脾，木克土，所以脾畏惧风，脾开窍于口，所以关联于口，其在谷类是稷，果类是枣，其在果实是果肉，其所应的时令是长夏，所应的动物，在虫类是倮虫，在畜类是牛，其在颜色是黄，其充养的是肉，如发病则为痞塞，在五味是甘，在五音是宫，在物体来说属于肌肤一类，在河图生数是五。

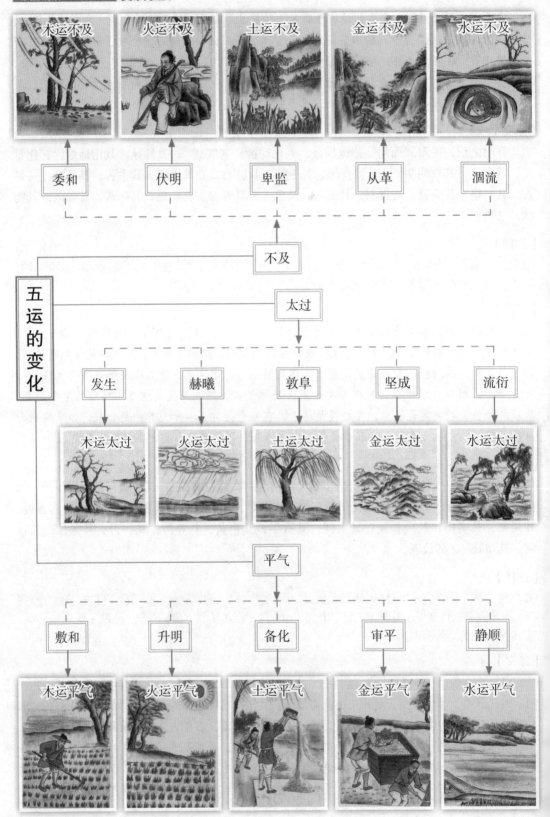

【原文】

审平之纪，收而不争①，杀而无犯②，五化宣明。其气洁，其性刚，其用散落③，其化坚敛，其类金，其政劲肃，其候清切，其令燥，其脏肺，肺其畏热，其主鼻，其谷稻，其果桃，其实壳，其应秋，其虫介，其畜鸡，其色白，其养皮毛，其病咳，其味辛，其音商，其物外坚，其数九。

【注释】

①争：争夺，剥夺。②犯：错杀，诛伐太过。张介宾："犯，谓残害于物也。"③散落：成熟掉落。

【译文】

审平的年份，金的气化虽主收敛，但无剥夺的现象，虽主肃杀，但无残害的情况，五行的气化都宣畅清明。其气洁净，其性刚强，其作用是使万物成熟散落，其生化能使万物结实收敛，其属类是金，其职能是清劲严肃，其气候清凉，其职能的表现是燥，应于人体的内脏是肺，火克金，所以肺畏火热，肺开窍于鼻，所以关联于鼻，其在谷类是稻，果类是桃，其在果实的是壳，所应的时令是秋，所应的动物，在虫类是介虫，在畜类是鸡，其在颜色是白，其所充养的是皮毛，如发病则为咳嗽，其在五味是辛，在五音是商，在物体来说属于在外面的坚硬外壳一类，在河图成数是九。

【原文】

静顺之纪，藏而勿害，治而善下，五化咸整。其气明，其性下，其用沃衍①，其化凝坚②，其类水，其政流演③，其候凝肃，其令寒，其脏肾，肾其畏湿，其主二阴，其谷豆，其果栗，其实濡，其应冬，其虫鳞，其畜彘，其色黑，其养骨髓，其病厥，其味咸，其音羽，其物濡，其数六。

故生而勿杀，长而勿罚，化而勿制，收而勿害，藏而勿抑。是谓平气。

【注释】

①沃衍：灌溉溢满。张介宾："沃，灌溉也。衍，溢满也。"②凝坚：凝固而坚硬。③流演：水流不止。张介宾："演，长流貌。井泉不竭，川流不息。皆流演之义。"

【译文】

静顺的年份，藏气能纳藏而无害于万物，其德性平顺而下行，五行的气化都能完整。其气明净，其性向下，其作用为水流灌溉，其生化为凝固坚硬，其属类为水，其职能是流动不息，其气候严寒阴凝，其职能的表现是寒，应于人体的内脏是肾，土克水，所以肾怕湿土，肾开窍于二阴，所以关联于二阴，在谷类是豆，果类是栗，其在果实是液汁，所应的时令是冬，所应的动物，在虫类是鳞虫，在畜类是猪，其在颜色是黑，其所充养的是骨髓，如发病则为厥，其在五味是咸，在五音是羽，在物体来说属于流动的液体一类，在河图成数是六。

所以生长化收藏的规律不容破坏，万物发生时不杀伤，成长时不削罚，化育时不制止，收敛时不残害，藏储时不抑制。这就叫作平气。

【原文】

委和之纪，是谓胜生①。生气不政，化气乃扬，长气自平，收令乃早。凉雨时降，风云并兴，草木晚荣，苍干凋落，物秀而实，肤肉内充。其气敛，其用聚，其动缓戾拘缓②，其发惊骇，其脏肝，其果枣李，其实核壳，其谷稷稻，其味酸辛，其色白苍，其畜犬鸡，其虫毛介，其主雾露凄沧，其声角商，其病摇动注恐，从金化也。少角与判商同③，上角④与正角同，上商与正商同，其病支废，痈肿疮疡，其甘虫⑤，邪伤肝也。上宫与正宫同。萧飋⑥肃杀，则炎赫沸腾，眚于三⑦，所谓复也。其主飞蠹蛆雉，乃为雷霆。

【注释】

① 胜生：金克木，抑制生机。马元台："木气不及，金能胜之，是谓胜生。" ② 缓戾拘缓：缓戾，短缩扭曲。拘缓，收缩或弛缓无力。张介宾："缓，缩短也。戾，斜曲也。拘，拘急也。缓，不收也。皆厥阴不及之病。" ③ 少角：木运敷和（平气）称为"正角"，委和（不及）称为"少角"，发生（太过）称为"太角"。古人既以五音代表五运，又根据正常、不及、太过来定出正、少、太三种代号。下面所说的正宫、正商等同此意义。判商：即少商。木运不及，金来克木，木气半从金化，所以少角与判商同。判，半，一半。商，属金。④ 上角：角属木。厥阴风木司天，称为"上角"。上，指司天而言。以下上商、上宫等同此意义。⑤ 甘虫：甘是土味，因木运不及，土反来侮，甘味生虫，所以称为"甘虫"。⑥ 萧飋（sè）：即萧瑟，肃杀。⑦ 三：三宫，即东方震位。

【译文】

委和的年份，称为胜生。生气不能很好地行使职权，土之化气于是发扬播散，火之长气自然平静，收令于是提早到来。凉雨不时下降，风云交相变换，草木不能及时繁荣，并且容易干枯凋落，万物早秀早熟，皮肉充实。其气收敛，其作用是聚集，不得曲直伸展，在人体的变动是筋络拘挛或软弱无力，或者易于惊骇，其应于内脏为肝，在果类是枣、李，在果实中是核和壳，在谷类是稷、稻，在五味是酸、辛，在颜色是白而苍，在畜类是犬和鸡，在虫类是毛虫和介虫，所主的气候是雾露寒冷之气，在声音是角、商，若发生病变则为摇动和恐惧，这是由于木运不及而从金化的缘故。所以少角等同半商，若逢厥阴风木司天，则不及的木运得司天之助，也可以成为平气，所以委和逢上角，则其气可与正角相同；若逢阳明燥金司天，则木运更衰，顺从金气用事，而成为金之平气，所以逢上商便和正商相同。在人体可发生四肢萎弱、痈肿、疮疡、生虫等病，这是由于邪气伤肝的缘故。如正当太阴湿土司天，亦能形成土气用事，而成为土之平气，所以逢上宫则和正宫相同。所以委和的年份，起初是一片肃杀的景象，但随之则为火热蒸腾，其灾害应于东方，这是由于金气克木，迫使火气前来报复。当火气来复，属火的飞虫、蠹虫、蛆虫和雉鸡应之而出，木郁至极，就会震发而为雷霆。

【原文】

伏明之纪，是谓胜长①。长气不宣，脏气反布，收气自政②，化令乃衡③。寒清数举，暑令乃薄，承化物生④，生而不长，成实而稚，遇化已老。阳气屈伏，蛰虫早藏。其气郁，其用暴。其动彰伏⑤变易。其发痛，其脏心，其果栗桃，其实络濡，其谷豆稻，其味苦咸，其色玄凡，其畜马彘，其虫羽鳞，其主冰雪霜寒，其声徵羽，其病昏惑悲忘，从水化也。少徵与少羽同，上商与正商同，邪伤心也。凝惨凛冽，则暴雨霖霆，眚于九⑥。其主骤注雷霆震惊，沉霒淫雨⑦。

【注释】

① 胜长：抑制增长。伏明之纪，火运不及，水来克火，金来反侮，长气受制于水、金二气，所以称为"胜长"。② 自政：自行政令，自行其是。金气因火不足而不受制约，而擅自发号施令，行

使其权力。③ 衡：平定。土为火之子，火运不及，土气平定而不能发展。④ 承化：秉承化气，万物都秉承土的化气而生。⑤ 彰：表现于外。伏：隐伏于内。⑥ 眚（shěng）于九：灾害发生在南方。眚，灾。九，南方三数。⑦ 沉玪（yīn）淫雨：阴云久雨。张介宾："沉玪，阴云蔽日也。淫，久雨也，此皆湿复之变。"玪，同"阴"。

【译文】

伏明的年份，称为胜长。火的长气不得发扬，水的藏气反见布散，金的收气也擅自行使职权，土的化气平定而不能发展，寒冷之气常现，暑热之气衰减，万物虽承土的化气而生，但因火运不足，生而不能成长，虽能结实，然而很小，及至长夏生化的时候，已经衰老了。由于阳气伏藏，蛰虫很早就蛰藏起来了。火气郁结，所以当其发作时，必然横暴，其变动每隐现多端，无一定之规。在人体病发为痛，其应于内脏为心，其在果类为栗和桃，其所充实的是丝络和汁液，在谷类是豆和稻，在五味是苦和咸，在颜色是玄和丹，在畜类是马和猪，在虫类是羽虫和鳞虫，在气候主冰雪霜寒，在声音是徵、羽，若发生病变则为精神错乱糊涂，悲哀易忘，这是火运不及而从水化的缘故。所以，少徵和少羽相同。若逢阳明燥金司天，因金不畏火，形成金气用事，而成为金之平气，伏明逢上商则与正商相同。所以，所发之病，是发于邪气伤心的。火运衰弱，所以有阴凝惨淡，寒风凛冽的现象，但随之而暴雨淋漓不止，其灾害应于南方，这是土气来复。所以，伏明主暴雨下注，雷霆震惊，乌云蔽日，阴雨连绵。

【原文】

卑临之纪，是谓减化①。化气不令，生政独彰，长气整②，雨乃愆③，收气平，风寒并兴，草木荣美，秀而不实，成而粃④也。其气散，其用静定⑤，其动疡涌分溃⑥痈肿，其发濡滞⑦，其脏脾，其果李栗，其实濡核，其谷豆麻，其味酸甘，其色苍黄，其畜牛犬，其虫倮毛，其主飘怒⑧振发，其声宫角，其病留满否塞，从木化也。少宫与少角同，上宫与正宫同，上角与正角同，其病飧泄，邪伤脾也。振拉⑨飘扬，则苍干散落，其眚四维。其主败折虎狼⑩，清气乃用，生政乃辱。

【注释】

① 减化：减弱化气。土主长夏之化气。卑监为土运不及，木来克土，水来侮土，以致化气作用减弱，故称"减化"。② 长气整：火主长气。土衰木旺，木能生火，故长气自能完整如常。③ 雨乃愆（qiān）：雨水晚降。因为土运不及，地气不能上升，所以雨水不能及时下降。愆，过期。④ 粃（bǐ）：不饱满的谷粒。⑤ 静定：土性本来安静，不及则静而至定。定即不动，不能发生作用。⑥ 疡涌：疮疡脓汁很多，有如泉涌。分：破裂。溃：溃烂。⑦ 濡滞：水气不行。滞，不畅。⑧ 飘怒：形容旋风怒风风势不可当。⑨ 振拉：风气的振动摧折之势。拉，摧折。⑩ 虎狼：高世栻："虎狼，西方金兽也。"张介宾："虎狼多刑伤，皆金复之气所化。"

【译文】

卑监的年份，称为减化。土的化气不得行其政令，而木的生气独旺，长气自能完整如常，雨水不能及时下降，收气平定，风寒并起，草木虽繁荣美丽，但秀而不能成实，所成的只是空壳或不饱满的东西。其气散漫，其作用不足而过于静定，在人体的变动为病发疮疡、脓多、溃烂、痈肿，并发展为水气不行的水肿，其应于内脏为脾，在果类是李和栗，其所充实的是液汁和核仁，在谷类是豆和麻，在五味是酸、甘，在颜色是苍、黄，在畜类是牛和犬，在虫类是倮虫、毛虫，因木胜风动，有振动摧折之势，在声音是宫、角，若发生病变则为胀满、痞塞不通，这是土运不及而从木化的缘故。所以，少宫和少角相同。若逢太阴湿土司天，虽土运不及，但得司天之助，也可成为平气，所以监逢上宫则和正宫相同。若逢厥阴风木司天，则土运更衰，顺从木气用事，而成为木之平气，所以逢上角则和正角相同。从发病来讲，消化不良而产生泄泻，是邪气伤脾的缘故。土衰木胜，所以能见风势振动，树木摧折飘扬的现象，随之而草木干枯凋落，其灾害应于中宫而通于四方。由于金气来复，又主败坏折伤，有如虎狼之势，清气发生作用，生气便被抑制而不能行使职权。

【原文】

从革之纪，是谓折收①。收气乃后，生气乃扬，长化合德②，火政乃宣，庶类③以蕃。其气扬，其用躁切，其动铿禁④瞀厥，其发咳喘，其脏肺，其果李杏，其实壳络，其谷麻麦，其味苦辛，其色白丹，其畜鸡羊，其虫介羽，其主明曜炎烁，其声商徵，其病嚏咳鼽衄，从火化也。少商与少徵同，上商与正商同，上角与正角同，邪伤肺也。炎光赫烈，则冰雪霜雹，眚于七。其主鳞伏彘鼠。岁气早至，乃生大寒。

【注释】

①折收：折减收敛之气。金主秋之收气。金运不及，火来克金，木来反侮，因此收气减折，称为"折收"。②长化合德：火之长与土之化相生，二气相合而发挥作用。③庶类：万物。庶，众多。④铿禁：咳嗽或不能发声。张介宾："铿然有声，咳也。禁，声不出也。"

【译文】

从革的年份，叫作折收。金之收气不能及时而至，生气得以发扬，火之长气和土之化气合而相得，火于是得以施行其职能，万物繁盛。其气发扬，其作用急躁，在人体的变动发病为咳嗽失音、烦闷气逆，发展为咳嗽气喘，其应于内脏为肺，在果类是李和杏，其在果实是外壳和丝络，在谷类是麻和麦，在五味是苦与辛，在颜色是白和朱红，在畜类是鸡和羊，在虫类是介虫和羽虫。因为金虚火胜，火有发光灼热之势，其所主的气候是晴朗炎热，在声音是商、徵，若发生病变则为喷嚏、咳嗽、鼻塞流滋、衄血，这是金运不及而从火化的缘故。所以，少商和少徵相同。若逢阳明燥金司天，则金运虽不及，得司天之助，也能变为平气，所以从革逢上商就和正商相同。若逢厥阴风木司天，因金运不及，木不畏金，亦能形成木气用事而成为木之平气，所以逢上角便和正角相同。其病变缘于邪气伤于肺脏。金衰火旺，所以火势炎热，但随之见冰雪霜雹，其灾害应于西方。这是水气来复，所以其所主如鳞虫伏藏，猪、鼠之阴沉，冬藏之气提早而至，导致大寒的发生。

【原文】

涸流之纪，是谓反阳①。藏令不举，化气乃昌，长气宣布，蛰虫不藏，土润水泉减，草木条茂，荣秀满盛。其气滞，其用渗泄②，其动坚止，其发燥槁，其脏肾，其果枣杏；其实濡肉，其谷黍稷，其味甘咸，其色黅玄，其畜彘牛，其虫鳞倮，其主埃郁昏翳③，其声羽宫，其病痿厥坚下④，从土化也。少羽与少宫同，上宫与正宫同，其病癃闭，邪伤肾也。埃昏骤雨，则振拉摧拔，眚于一。其主毛显狐狢⑤，变化不藏。

故乘危而行⑥，不速而至，暴虐无德，灾反及之⑦。微者复微，甚者复甚，气之常也。

【注释】

①反阳：水运不及，火不畏水，火之长气反见宣布，火属阳，所以称为"反阳"。②渗泄：渗漏

外泄。张介宾："水不畜也。"③埃郁昏翳（yì）：尘土飞扬，遮天蔽日。埃，尘土。昏翳，昏暗。④坚下：下部坚硬的肿块类病变。⑤毛显狐狢：毛，毛虫，是木运所主之虫。显，发现，言非其时而发现。狐狢，是一种多疑善变的兽类，像木之动摇不定。⑥乘危而行：由于运气不足，便有所胜与所不胜之气，乘衰而至，有喧宾夺主之势。如上文所说"委和之纪"称为"胜生"义。危，岁运不足。⑦灾反及之：胜气横施暴虐，结果自己也反而受灾，因为有子来报复。如上面所说的"委和之纪"，当金气萧瑟肃杀之后，反见火令之炎赫沸腾，火是木之子，子来为母报复。

【译文】

涸流的年份，叫作反阳。水之藏气衰弱，不能行使其封藏的职能，土之化气因而昌盛，火之长气乘机宣行而布达于四方，蛰虫应藏而不伏藏，土润泽而泉水减少，草木条达茂盛，万物繁荣秀丽而丰满。藏气不得流畅，故其作用为暗中渗泄，其变动为症结不行，发病为干燥枯槁，其应于内脏为肾，在果类是枣、杏，其在果实是汁液和果肉，在谷类是黍和稷，在五味是甘、咸，在颜色是黄、黑，在畜类是猪、牛，在虫类是鳞虫和倮虫，水运衰，土气用事，故有尘土飞扬，天空昏暗的现象，在声音是羽、宫，在人体的病变为痿厥和下部的症结，这是水运不及而从土化的缘故。所以，少羽和少宫相同。若逢土气司天，则水运更衰，顺从土气用事，所以涸流逢上宫与正宫相同。其病为大小便不畅或闭塞不通，是邪气伤于肾脏。水运不及，故尘埃昏蔽，或骤然下雨，但随之反见大风振动，摧折倒拔，其灾害应于北方，这是木气来复，所以又见毛虫像狐狢，善于变动而不主闭藏。

所以，当运气不及的年份，所胜与所不胜之气，就乘其衰弱而行令，好像不速之客，不招自来，暴虐而毫无道德，结果反而使其自己受到损害，这是子来报复的缘故。凡施行暴虐轻微的，所受的报复也轻；厉害的，所受到的报复也厉害。这种有胜必有复的情况，是运气中的一种常见现象。

【原文】

发生之纪，是谓启陈①。土疏泄②，苍气达，阳和布化，阴气乃随，生气淳化③，万物以荣。其化生，其气美，其政散，其令条舒。其动掉眩巅疾，其德鸣靡启坼④，其变振拉摧拔，其谷麻稻，其畜鸡犬，其果李桃，其色青黄白，其味酸甘辛，其象春，其经足厥阴少阳，其脏肝脾，其虫毛介，其物中坚外坚，其病怒。太角与上商同。上徵则其气逆，其病吐利。不务其德，则收气复，秋气劲切⑤，甚则肃杀，清气大至，草木凋零，邪乃伤肝。

【注释】

①启陈：启开陈布，推陈出新。张介宾："启，开也。陈，布也。布散阳和，发生万物之象也。"②疏泄：疏薄发泄。③淳化：生发之气雄厚，而能化生万物。淳，厚。④鸣靡启坼（chè）：风鸣，柔美，启发，展开，即春天和风舒畅，万物柔美，推陈出新。张介宾："鸣，风木声也。靡，散也，奢美也。启坼，即发陈之义。"⑤劲切：秋天清劲肃杀的景象。

【译文】

发生的年份，叫作启陈。土气疏松发泄，草木之青气条达发荣，阳气温和布化于四方，阴气随阳气而动，生气淳厚，化生万物，万物因之而欣欣向荣。其变化为生发，万物得其气则秀丽，其职能为散布，其职能的表现为舒展畅达，其在人体的变动是眩晕和巅顶部的疾病，其正常的特性是风和日暖，使万物奢靡华丽，推陈出新，若变动则为狂风振怒，把树木摧折拔倒，在谷类是麻、稻，在畜类是鸡、犬，在果类是李、桃，在颜色是青、黄、白三色杂见，在五味是酸、甘、辛，其象征为春天，在人体的经络是足厥阴、足少阳，其应于内脏为肝、脾，在虫类是毛虫和介虫，在物体属内外坚硬的一类，若发病则为怒。这是木运太过，是为太角，木太过则相当于金气司天，故太角与上商同。若逢上徵，正当火气司天，木运太过亦能生火，火性上逆，木旺克土，故病发气逆、吐泻。木气太过失去了正常的性能，则金之收气来复，以致发生秋令劲切的景象，甚则有肃杀之气，气候突然清凉，草木凋零，如果人体发生病变，则是邪气损伤肝脏造成的。

【原文】

赫曦之纪，是谓蕃茂。阴气内化，阳气外荣，炎暑施化，物得以昌。其化长，其气高，其政动，其令鸣显①，其动炎灼妄扰，其德暄②暑郁蒸，其变炎烈沸腾，其谷麦豆，其畜羊彘，其果杏栗，其色赤白玄，其味苦辛咸，其象夏，其经手少阴太阳，手厥阴少阳，其脏心肺，其虫羽鳞，其物脉濡。其病笑疟疮疡血流狂妄目赤。上羽与正徵同，其收齐③，其病痓，上徵而收气后也。暴烈其政，藏气乃复，时见凝惨，甚则雨水霜雹切寒，邪伤心也。

【注释】

①鸣显：声音显露。鸣，声音。显，显露。张介宾："火之声壮，火之光明。"②暄：温暖。③齐：整齐，正常。

【译文】

赫曦的年份，称为蕃茂。少阴之气从内而化，阳气发扬在外，炎暑的气候施行，万物得以昌盛。其生化之气为成长，火气的性质是上升，其职能是闪烁活动，其职能的表现为显露声色，其变动能使烧灼发热，并且因为过热而神志缭乱烦扰，其正常的性能是暑热郁蒸，其变化则为热度高涨如烈火，在谷类是麦、豆，在畜类是羊、猪，在果类是杏、栗，在颜色是赤、白、黑，在五味是苦、辛、咸，其象征为夏天，在人体的经脉是手少阴、手太阳和手厥阴、手少阳，其应于内脏为心、肺，在虫类是羽虫和鳞虫，在人体属脉络和津液，在人体的病变是因为心气实则笑，伤于暑则发生疟疾、疮疡、失血、发狂、目赤。火运太过，若逢太阳寒水司天，水能胜火，适得其平，故赫曦逢上羽，则和正徵相同。水运既平，金不受克，所以收令得以正常。因为水气司天，水受火制，所以在人发病为痓。若火运太过又逢火气司天，二火相合，则金气受伤，故逢上徵则收气不能及时行令。由于火运行令，过于暴烈，水之藏气来复，以致时见阴凝惨淡的景象，甚至有雨水霜雹，转为寒冷，如果发生病变，多是邪气损伤心脏所致。

【原文】

敦阜之纪，是谓广化①。厚德清静，顺长以盈，至阴内实，物化充成，烟埃朦郁②，见于厚土③，大雨时行，湿气乃用，燥政乃辟，其化圆④，其气丰，其政静，其令周备。其动濡积并稸⑤，其德柔润重淖，其变震惊飘骤崩溃。其谷稷麻，其畜牛犬，其果枣李，其色黔玄苍，其味甘咸酸，其象长夏，其经足太阴阳明，其脏脾肾，其虫倮毛，其物肌核。其病腹满，四支不举，大风迅至，邪伤脾也。

【注释】

①广化：广泛散布四方。张志聪："土气盛而化气布于四方，故为广化。"②烟埃：指土气。朦郁：形容土气盛，有笼罩之意。③厚土：指山陵高丘。④圆：土气环绕四方，有圆满之意。⑤稸（xù）：同"蓄"，积聚。

【译文】

敦阜的年份，称为广化。其德性浑厚而清静，使万物顺时生长乃至充盈，土的至阴之气充实，则万物能生化而成形，土运太过，则见土气蒸腾如烟，笼罩于山丘之上，大雨时常降下，湿气主事，燥气退避。其运化圆满，其气丰盛，其职能为静，其职能的表现是周密而祥备，其变动在人则为湿气积聚，其特性是柔润，使万物不断得到润泽，其变化则为暴雨骤至、雷霆震动、山崩堤溃，在谷类是稷、麻，在畜类是牛、犬，在果类是枣、李，在颜色是黄、黑、青，在五味是甜、咸、酸，其象征为长夏，在人体的经脉是足太阴、足阳明，其应于内脏为脾、肾，在虫类是倮虫和毛虫，在物体属于人体肌肉和植物果核的一类。其在病变为腹中胀满，四肢沉重，举动不便，由于土运太过，木气来复，所以大风迅速而来，其所见的疾病，多是邪气损伤脾脏所致。

【原文】

坚成之纪，是谓收引①。天气洁，地气明，阳气随阴治化，燥行其政，物以司成，收气繁布，化洽不终。其化成，其气削，其政肃，其令锐切，其动暴折疡疰②，其德雾露萧瑟，其变肃杀凋零，其谷稻黍，其畜鸡马，其果桃杏，其色白青丹，其味辛酸苦，其象秋，其经手太阴阳明，其脏肺肝，其虫介羽，其物壳络，其病喘喝，胸凭仰息③。上徵与正商同。其生齐，其病咳。政暴变，则名木不荣，柔脆焦首，长气斯救，大火流，炎烁且至，蔓将槁，邪伤肺也。

【注释】

① 收引：收敛引退。张志聪："秋令主收，是谓收引。" ② 疡疰：疮疡流注。张介宾："疡疰者，皮肤之疾。" ③ 胸凭仰息：呼吸困难，时而俯卧，时而仰面喘气。

【译文】

坚成的年份，称为收引。天高气爽洁净，地气清静明朗，阳气跟随阴气的职能而生化，因为阳明燥金之气行使职权，于是万物都成熟，但金运太过，故秋收之气旺盛四布，以致长夏的化气未尽而顺从收气行令。其生化是提早收成，其气是削伐，其职能是过于严厉肃杀，其职能的表现是尖锐锋利而刚劲急切，其在人体的变动为强烈的折伤和疮疡、皮肤病，其正常的性能是散布雾露凉风，其变化则为肃杀凋零的景象，在谷类是稻、黍，在畜类是鸡、马，在果类是桃、杏，在颜色是白、青、丹，它化生的五味是辛、酸、苦，其象征为秋天，在人体上相应的经脉是手太阴、手阳明，在内脏是肺与肝，化生的虫类是介虫和羽虫，生成的物体属于皮壳和筋络的一类，如果发生病变，大都为气喘有声而呼吸困难。若遇金运太过而逢火气司天的年份，因为火能克金适得其平，所以上徵与正商相同。金气得到抑制，则木气不受克制，生气就能正常行令，发生的病变为咳嗽。金运太过的年份剧变暴虐，各种树木受到影响，枯槁而不能发荣，使得草类柔软脆弱，都会焦头干死，但继之火气来复，好像夏天的气候前来相救，故炎热的天气又流行，蔓草被烧灼而渐至枯槁，人们发生病变，多是邪气损伤肺脏所致。

【原文】

流衍之纪，是谓封藏①。寒司物化，天地严凝，藏政以布，长令不扬。其化凛，其气坚，其政谧，其令流注，其动漂泄沃涌②，其德凝惨寒雾③，其变冰雪霜雹，其谷豆稷，其畜彘牛，其果栗枣，其色黑丹黅，其味咸苦甘，其象冬，其经足少阴太阳，其脏肾心，其虫鳞倮，其物濡满，其病胀。上羽而长气不化也。政过则化气大举，而埃昏气交，大雨时降，邪伤肾也。

故曰：不恒其德④，则所胜来复，政恒其理，则所胜同化⑤。此之谓也。

【注释】

①封藏：万物封闭收藏。张介宾："水盛则阴气大行，天地闭而万物藏，故曰封藏。"②漂泄：泄泻。沃涌：呕吐涎沫。③雾（fēn）：同"氛"，雾气。④不恒其德：运气太过而失去常度，其性变为暴烈而欺侮被已所胜者，如木运太过、土气受侮等。不恒，失常。德，指正常的性能。⑤所胜同化：在和平的情况下，凡所胜之气能各自相安，而与所主的运气同流合化。张介宾："谓安其常，处其顺，则所胜者亦同我之气而与之俱化矣。如木与金同化、火与水齐育之类是也。"

【译文】

流衍的年份，称为封藏。寒气执掌万物的变化，天地间严寒阴凝，闭藏之气行使其职权，火的生长之气不得发扬。其生化为凛冽，其气为坚凝，其职权为安静，它的职权的表现是流动灌注，其活动则或为漂浮，或为下泻，或为灌溉，或为外溢，其性能是能产生阴凝惨淡的寒冷雾气，其气候的变化为冰雪霜雹，在谷类是豆、稷，在畜类是猪、牛，在果类是栗、枣，显露的颜色是黑、朱红与黄，化生的五味是咸、苦、甘，其象征为冬天，在人体相应的经脉是足少阴、足太阳，其应于内脏为肾和心，化生的虫类是鳞虫和倮虫，生成物体属充满汁液肌肉的一类，如果发生病变则是胀。若逢水气司天，水运更太过，二水相合，火气更衰，故流衍逢上羽，火的生长之气更不能发挥布化作用。如果水行太过，则土气来复，而化气发动，以致地气上升，大雨不时下降，人们发生的病变，多是邪气损伤肾脏所致。

以上论及的太过的年份，其所行使的职权失去了正常的性能，横施暴虐，而欺侮被已所胜者，但结果是必有胜己者前来报复；若行使政令平和，合乎正常的规律，即使是所胜的，也能同化。说的就是这个意思。

【原文】

帝曰：天不足西北，左寒而右凉①；地不满东南，右热而左温②。其故何也？

岐伯曰：阴阳之气，高下之理，太少之异也。东南方，阳也，阳者其精降于下，故右热而左温；西北方，阴也，阴者其精奉于上，故左寒而右凉。是以地有高下，气有温凉，高者气寒，下者气热，故适③寒凉者胀，之④温热者疮。下之则胀已，汗之则疮已。此腠理开闭之常，太少之异耳。

【注释】

①左寒而右凉：西北的右方是西方，属金，气凉。西北的左方是北方，属水，气寒。②右热而左温：东南的左方是东方，属木，气温。东南的右方是南方，属火，气热。③适：前往。④之：前往。

【译文】

黄帝问：天气不足于西北，北方寒而西方凉；地气不满于东南，南方热而东方温。这是什么缘故？

岐伯说：天气有阴阳，地势有高低，都随着四方疆域的大小而有差异。东南方属阳，阳气有余，阳精自上而下降，所以南方热而东方温；西北方属阴，阴气有余，阴精自下而上承，所以北方寒而西方凉。因此，地势有高有低，气候有温有凉，地势高的气候寒凉，地势低下的气候温热。所以在西北寒凉的地方容易患胀病，在东南温热的地方容易有疮疡。胀病用通利的方法则胀可消，疮疡用发汗的方法则疮疡自愈。这是气候和地理影响人体腠理开闭的一般情况，在治疗时根据病情的不同而变化就可以了。

【原文】

帝曰：其于寿夭何如？

岐伯曰：阴精所奉其人寿，阳精所降其人夭。

帝曰：善。其病也，治之奈何？

岐伯曰：西北之气，散而寒之；东南之气，收而温之。所谓同病异治①也。故曰：气寒气凉，治以寒凉，行水渍之②；气温气热，治以温热，强其内守③，必同其气，可使平也。假者反之④。

帝曰：善。一州之气，生化寿夭不同，其故何也？

岐伯曰：高下之理，地势使然也。崇高则阴气治之，洿下⑤则阳气治之。阳胜者先天，阴胜者后天⑥。此地理之常，生化之道也。

帝曰：其有寿夭乎？

岐伯曰：高者其气寿，下者其气夭。地之小大异也，小者小异，大者大异。故治病者，必明天道地理，阴阳更胜，气之先后，人之寿夭，生化之期，乃可以知人之形气矣。

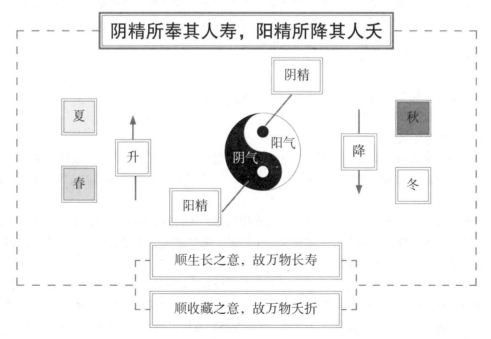

【注释】

①同病异治：同一种病证，用不同的治法。②行水渍之：用热汤浸渍，以散其寒。③内守：阳气不外泄，而固守其中。④假者反之：真寒假热和真热假寒的病证应用反治法治疗。⑤洿下：低下。⑥"阳胜"两句：阳气太过，四时气候先于天时而至；阴气太过，四时气候后于天时而至。

【译文】

黄帝问：天气寒热与地势高下对于人的寿命长短，有什么影响？

岐伯说：阴精上承的地方，阳气坚固，故人多长寿；阳精下降的地方，阳气常发泄而衰薄，故人多夭折。

黄帝说：讲得好。如果发生病变，应该怎样治疗呢？

岐伯说：西北方天气寒冷，其病多是外寒而里热，应散其外寒，而凉其里热；东南方天气温热，因阳气外泄，故发生内寒，所以应收敛其外泄的阳气，而温其内寒。这就是所谓的"同病异治"，即同样发病而治法不同。所以说：气候寒凉的地方，多内热，可用寒凉药治疗，并可以用汤液浸渍的方法；气候温湿的地方，多内寒，可以温热的方法治疗，必须加强内部阳气的固守，不使真阳外泄。治法必须与该地的气候相同，才能使气机平调，但必须辨别其相反的情况，如西北之人有假热之寒病，东南之人有假寒之热病，又该用相反的方法治疗。

黄帝说：讲得好。但生活在同一地区的人们，生化寿夭也各有不同，这是什么原因呢？

岐伯说：虽然生活在同一地区，但地势高下也有不同，生化寿夭的不同，正是地势的不同所造成的。因为地势高的地方，属于阴气所治，地势低的地方，属于阳气所治。阳气盛的地方气候温热，万物生化往往先四时而早至，阴气盛的地方气候寒冷，万物常晚于四时而晚成。这就是地理的高下情况影响生化迟早的一般规律。

黄帝问：那么它与寿夭也有关系吗？

岐伯说：地势高的地方，阴气所治，所以人们长寿；地势低下的地方，阳气多泄，所以人们容易夭折。而地势高下相差有程度上的不同，相差小的其寿夭差别也小，相差大的其寿夭差别也大，所以治病必须懂得天道和地理，阴阳的相胜，气候的先后，人的寿命长短，生化的时间，然后才能够了解人体的形体和气机啊。

【原文】

帝曰：善。其岁有不病，而脏气不应不用者，何也？

岐伯曰：天气制之，气①有所从也。

帝曰：愿卒闻之。

岐伯曰：少阳司天，火气下临，肺气上从，白起金用②，草木眚，火见燔焫，革③金且耗，大暑以行。咳嚏衄衄鼻窒，口疡，寒热浮肿。风行于地，尘沙飞扬。心痛胃脘痛，厥逆鬲不通，其主暴速。

阳明司天，燥气下临，肝气上从，苍起木用而立，土乃眚，凄沧数至，木伐草萎。胁痛目赤，掉振鼓慄，筋萎不能久立。暴热至，土乃暑，阳气郁发，小便变，寒热如疟，甚则心痛。火行于槁，流水不冰，蛰虫乃见。

太阳司天，寒气下临，心气上从，而火且明，丹起④，金乃眚，寒清时举，胜则水冰⑤，火气高明。心热烦，嗌干善渴，鼽嚏，喜悲数欠。热气妄行，寒乃复，霜不时降，善忘，甚则心痛。土乃润，水丰衍，寒客至，沉阴化，湿气变物，水饮内稸，中满不食，皮痛肉苛⑥，筋脉不利，甚则胕肿，身后痈。

【注释】

①气：即五脏之气。②白起金用：燥金之气受火气影响，起而用事。白，燥金之气。③革：变革。

金被火克而变革。④ 丹起：火热之气因寒气下临，起而用事。丹，火色。⑤ 胜则水冰：寒水之气胜过火热之气，则水凝结成冰。⑥ 瘤（qún）：肢体麻痹。苛：消瘦。

【译文】

　　黄帝说：讲得好。一年之中，有应当病而不病，脏气应当相应而不相应，应当发生作用而不发生作用的时候，这是什么缘故呢？

　　岐伯说：这是司天之气制约着，人体的五脏之气顺从天气的缘故。

　　黄帝说：请您详尽地为我讲讲。

　　岐伯说：少阳相火司天的年份，火气下临于地，人身肺脏之气上从天气，燥金之气起而用事，地上的草木受灾，火热如烧灼，金气为之变革，且被消耗，火气太过故暑热流行。人们发生的病变有咳嗽、打喷嚏、流鼻涕、衄血、鼻塞不通、生口疮、寒热、浮肿。少阳司天则厥阴在泉，故风气流行于地，沙尘飞扬，发生的病变为心痛、胃脘痛、厥逆、胸膈不通，病变急暴快速。

　　阳明司天的年份，燥气下临于地，人身肝脏之气上从天气，风木之气起而用事，故脾土必受灾害，凄沧清冷之气常见，草木被克伐而枯萎。人们发病为胁痛、目赤、眩晕、摇动、战栗、筋萎不能久立。阳明司天则少阴君火在泉，故暴热至，地气变为暑热蒸腾，在人则阳气郁于内而发病，小便不正常，寒热往来如疟疾，重则发生心痛。火气流行于冬令草木枯槁之时，气候不寒而流水不得结冰，蛰虫外见不藏。

　　太阳司天的年份，寒水之气下临于地，人身心脏之气上从天气，火气照耀显明，火热之气起而用事，则肺金必然受伤，寒冷之气非时而出现，寒气太过则水结成冰，火气被迫而应从天气。人们发病为心热烦闷、咽喉干、常口渴、流鼻涕、打喷嚏、易于悲哀、时常呵欠。热气妄行于上，故寒气来报复于下，则寒霜不时下降，寒复则神气伤，发病为善忘，重则心痛。太阳司天则太阴湿土在泉，土能制水，所以土气滋润，水流丰盛，太阳司天则寒水之客气加临，太阴在泉则湿土之气加临，水湿相合而从阴化，万物因寒湿而发生变化，应在人身的病变则为水饮内蓄、腹中胀满、不能饮食、皮肤麻痹、肌肉麻木不仁、筋脉不利，甚至浮肿、背部生痈。

【原文】

　　厥阴司天，风气下临，脾气上从，而土且隆，黄起①，水乃眚，土用革。体重、肌肉萎，食减口爽②。风行太虚，云物摇动，目转耳鸣。火纵其暴，地乃暑，大热消烁，赤沃下③。蛰虫数见，流水不冰，其发机速。

　　少阴司天，热气下临，肺气上从，白起金用，草木眚。喘呕寒热，嚏鼽衄鼻窒。大暑流行，甚则疮疡燔灼，金烁石流④。地乃燥清，凄沧数至。胁痛、善太息。肃杀行，草木变。

　　太阴司天，湿气下临，肾气上从，黑起水变⑤，火乃眚⑥，埃冒云雨。胸中不利，阴痿气大衰，而不起不用。当其时⑦，反腰脽⑧痛，动转不便也，厥逆。地乃藏阴，大寒且至，蛰虫早附⑨，心下否痛。地裂冰坚。少腹痛，时害于食。乘金则止水⑩增，味乃咸，行水⑪减也。

【注释】

① 黄起：湿土之气起而用事。黄，湿土之色。② 口爽：口不辨味。③ 赤沃下：大小便血或赤带

等病。④ 金烁石流：热势盛极，金石熔化。⑤ 黑起水变：因太阴湿土之气下临，寒水之气起而用事，故发生变化。黑是寒水之色。⑥ 火乃眚：原无，据新校正语补。⑦ 当其时：指土旺之时。⑧ 脽（shuí）：指臀部肌肉。⑨ 附：归附。⑩ 止水：井中不动的水。⑪ 行水：河中流动的水。

【译文】

　　厥阴司天的年份，风木之气下临于地，人身脾脏之气上从天气，土气兴起而隆盛，湿土之气起而用事，于是水气必受损，土从木化而受其克制，其功用亦为之发生变易。人们发病为身体沉重，肌肉枯萎，饮食减少，口败无味。风气运行于宇宙之间，云气与万物为之动摇，在人体的病变为目眩，耳鸣。厥阴司天则少阳相火在泉，风火相扇，故火气横行，地气变为

物候	物候	物候
大寒将至，蛰虫很早就潜伏，河中流水减少	草木受灾，火热如同烧灼，暑热流行	凄怆清冷，草木枯萎，下半年暑热蒸腾，水不结冰，蛰虫外见不藏
人体	**人体**	**人体**
胸中不爽，阴萎，阳气大衰，不起不用，腰臀疼痛，转动不便，厥逆，心下痞塞疼痛，少腹痛	咳嗽，打喷嚏，流鼻涕，衄血，鼻塞，生口疮，寒热，浮肿，心痛，胃脘痛，厥逆，胸膈不通	胁痛，目赤，眩晕，摇动，战栗，筋萎不能久立，小便不正常，寒热往来，重则心痛

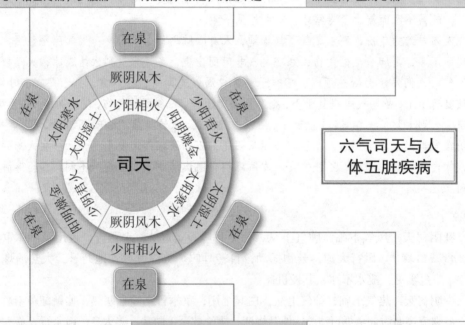

六气司天与人体五脏疾病

物候	物候	物候
暑热如同火焰，草木受损，干燥清净，寒凉之气常至	身体沉重，肌肉枯萎，饮食减少，口败无味，目眩耳鸣，大热而消烁津液，血水下流	寒冷之气非时而出现，水结成冰，寒霜不时下降，下半年湿寒，万物发生变化
人体	**人体**	**人体**
气喘，呕吐，寒热，打喷嚏，流鼻涕，衄血，鼻塞，疮疡，胁痛，好叹息	气候温热，蛰虫不藏，流水不结冰	心热烦闷，咽干口渴，流鼻涕，打喷嚏，易悲，呵欠，腹胀不能饮食，肌肉麻木不仁，筋脉不利

暑热，在人体则出现大热而消烁津液，血水下流。因气候温热，故蛰虫不藏而常见于外，流水不能成冰，其所发的病变急速。

少阴君火司天的年份，火热之气下临于地，人身肺脏之气上从天气，燥金之气起而用事，则草木必然受损。人们发病为气喘、呕吐、寒热、打喷嚏、流鼻涕、衄血、鼻塞不通。暑热流行，甚至病发疮疡，高热，暑热如火焰，有熔化金石之状。少阴司天则阳明燥气在泉，故地气干燥而清净，寒凉之气常至，在病变多为胁痛、好叹息，肃杀之气行令，草木性质就会发生变化。

太阴司天的年份，湿气下临于地，人身肾脏之气上从天气，寒水之气起而用事，火气必然受损，人体多胸中不爽，阴痿，阳气大衰，不能振奋而失去作用。当土旺之时则感到腰臀部疼痛，转动不便，或是发生厥逆。太阴司天则太阳寒水在泉，故地气阴凝闭藏，大寒将至，蛰虫很早就伏藏，人们发病则为心下痞塞疼痛。如果寒气太过则土地冻裂，冰冻坚硬，病发为少腹痛，常常影响饮食。水气上乘肺金，则寒水外化，所以水气增多，口味变咸，这是河中流水减少的缘故。

【原文】

帝曰：岁有胎孕不育，治之不全①，何气使热？

岐伯曰：六气五类②，有相胜制也。同者盛之，异者衰之③。此天地之道，生化之常也。故厥阴司天④，毛虫静，羽虫育，介虫不成；在泉⑤，毛虫育，倮虫耗，羽虫不育。少阴司天，羽虫静，介虫育，毛虫不成；在泉，羽虫育，介虫耗不育。太阴司天，倮虫静，鳞虫育，羽虫不成；在泉，倮虫育，鳞虫不成。少阳司天，羽虫静，毛虫育，倮虫不成；在泉，羽虫育，介虫耗，毛虫不育。阳明司天，介虫静，羽虫育，介虫不成；在泉，介虫育，毛虫耗，羽虫不成。太阳司天，鳞虫静，倮虫育；在泉，鳞虫耗，倮虫不育。诸乘所不成之运，则甚也⑥。故气主有所制，岁立有所生。地气制己胜⑦，天气制胜己⑧；天制色⑨，地制形⑩。五类衰盛，各随其气之所宜也，故有胎孕不育，治之不全，此气之常也，所谓中根⑪也。根于外者亦五，故生化之别，有五气、五味、五色、五类、五宜⑫也。

帝曰：何谓也？

岐伯曰：根于中者，命曰神机，神去则机息。根于外者，命曰气立，气止则化绝。故各有制，各有胜，各有生，各有成。故曰：不知年之所加，气之同异，不足以言生化。此之谓也。

【注释】

① 治之不全：指胎孕和不育有不同的情况。治，治理，指主宰气运。② 六气：司天、在泉的六气。五类：五行所属的五类动物，如毛、羽、倮、介、鳞。③ 同者、异者：指六气与运气相同或不同。④ 司天：是轮值主司天气之令的意思。刘温舒说："司天者，司之为言，值也。言行天之令，上之位也。"上之位，即正南方位。这里指司天之气的位置在正南方主气的三之气上。⑤ 在泉：与司天相对之气叫"在泉"。在泉的位置在正北，即主气的终之气上。司天和在泉是在这一年主事的统称，司天管上半年，在泉管下半年。⑥ "诸乘"两句：六气与五运相乘，不成的岁运，则孕育更不得成。诸，指六气。运，指五运。不成之运，即不能孕育的岁运。⑦ 地气制己胜：在泉之气制约它所胜的岁气。地气，在泉之气。⑧ 天气制胜己：司天之气制约胜它的岁气。⑨ 天制色：司天之气可制约所胜的一方。天，指司天的气。色，指白、苍、丹、黄、黑五色，代表其所属的五运之气。⑩ 地制形：在泉之气可制约所胜的一方。地，指在泉之气。形，指倮、羽、毛、

介、鳞五类动物。⑪ 中根：五运在中，是万物生化的根本。⑫ 五宜：五行相适宜。张介宾："无论动植之物，凡在生化中者，皆有五行之别。如臊焦香腥腐，五气也；酸苦甘辛咸，五味也；青赤黄白黑，五色也。物各有类，不能外乎五者。物之类殊，故各有互宜之用。"

【译文】

黄帝问：在同一年中，有的动物能胎孕繁殖，有的却不能生育，这种生化的不同情况，究竟是什么气导致的呢？

岐伯说：六气和五行所化的五类动物之间，有相胜而制约的关系。如果六气与动物的五行相同，生育力就强盛；如果不同，生育力就衰退。这是天地孕育的道理常规，万物生化的自然规律。所以，逢厥阴风木司天，毛虫不生育，亦不耗损，厥阴司天则少阳相火在泉，羽虫同地之气，故可以生育，火能克金，故介虫不能生成；如果厥阴在泉，毛虫同其气，则多生育，因木克土，故倮虫遭受损耗，羽虫静而不育。少阴君火司天，羽虫同其气，故羽虫不生育，亦不耗损，少阴司天则阳明燥金在泉，介虫同地之气，故可以生育，金克木，故毛虫不能生成；少阴在泉，羽虫同其气，则多生育，火克金，故介虫遭受损耗且不能生育。太阴湿土司天，倮虫同其气，故倮虫不生育，亦不耗损，太阴司天则太阳寒水在泉，鳞虫同地之气，故鳞虫多生育，水克火，故羽虫不能生成；太阴在泉，倮虫同其气，则多生育，土克水，故鳞虫不能生成。少阳相火司天，羽虫同其气，故羽虫不能生育，亦不耗损，少阳司天则厥阴风木在泉，毛虫同地之气，故多生育，木克土，故鳞虫不能生成；少阳在泉，羽虫同其气，则多生育，火克金，故介虫遭受损耗，而毛虫静而不育。阳明燥金司天，介虫同天之气，故介虫静而不生育，阳明司天则少阴君火在泉，羽虫同地之气，则多生育，火克金，故介虫不得生成；阳明在泉，介虫同其气，则多生育，金克木，故毛虫损耗，而羽虫不能生成。太阳寒水司天，鳞虫同天之化，故鳞虫静而不育，太阳司天则太阴湿土在泉，倮虫同地之气，故多生育；太阳在泉，则鳞虫遭到消耗，倮虫不能生育。凡五运被六气所乘的时候，被克之年所应的虫类，则更不能孕育。所以，六气所主的司天在泉，各有制约的作用，自甲相合，而岁运在中，秉五行而立，万物都有所生化；在泉之气制约我所胜者，司天之气制约岁气之胜我者；司天之气制色，在泉之气制形。五类动物的繁盛和衰微，各自随着天地六气的不同而相应。因此，有胎孕和不育的分别，生化的情况也不能完全一致，这是运气的一种正常现象，因而我们称之为"中根"。"中根"之外的六气，同样根据五行而施化，所以万物的生化有臊、焦、香、腥、腐五气，酸、苦、辛、咸、甘五味，青、黄、赤、白、黑五色，毛、羽、倮、鳞、介五类的分别，它们在万物之中随五运六气而各得其宜。

黄帝问：这是什么道理呢？

岐伯说：生物的生命，根源藏于内的，叫作神机，是生化作用的主宰，所以神离去了则生化的机能就会停止。凡生命根源于外的叫作气立，假如没有六气在外，则生化也随之而断绝。所以说，运各有制约，各有相胜，各有所生，各有所成。因此说：如果不知道当年的岁运和六气的加临，以及六气和岁运的异同，就不能够谈论生化。就是这个道理。

【原文】

帝曰：气始而生化，气散而有形，气布而蕃育，气终而象变，其政一也。然而五味所资①，生化有薄厚，成熟有少多，终始不同，其故何也？

在泉与饮食五味

在泉之气	少阳相火	阳明燥金	太阳寒水	厥阴风木	少阴君火	太阴湿土
不生之物	寒毒之物	湿毒之物	热毒之物	清毒之物	寒毒之物	燥毒之物
所克之味	辛味	酸味	苦味	甘味	辛味	咸味
所主之味	苦、酸	辛、苦、甘	淡、咸	酸、苦	辛、苦、甘	甘、咸
谷类颜色	青色、红色	红色、白色	土黄色、黑色	青色、红色	白色、红色	黄色、黑色

比如，太阳寒水在泉之年，不宜用苦味药，而应用淡味药和咸味药，所用谷类应为土黄色和黑色的

岐伯曰：地气制之也，非天不生，地不长也。

帝曰：愿闻其道。

岐伯曰：寒热燥湿，不同其化也。故少阳在泉，寒毒不生，其味辛，其治苦酸，其谷苍丹。阳明在泉，湿毒不生，其味辛，其气湿，其治辛苦甘，其谷丹素。太阳在泉，热毒不生，其味苦，其治淡咸，其谷黅秬②。厥阴在泉，清毒不生，其味甘，其治酸苦，其谷苍赤。其气专，其味正③。少阴在泉，寒毒不生，其味辛，其治辛苦甘，其谷白丹。太阴在泉，燥毒不生，其味咸，其气热，其治甘咸，其谷黅秬。化淳④则咸守，气专则辛化而俱治。

【注释】

① 资：禀受。② 黅（jīn）：黄色。秬（jù）：黑黍。③ 正：纯正。④ 化淳：气化淳厚。

【译文】

黄帝问：万物开始受气而能生化，气分散就能造就物体的形质，气敷布就能繁殖，气终了的时候形象便发生变化，万物虽不同，但这种情况是一致的。然而五味所禀受之气，在生化上有厚有薄，在成熟上有少有多，开始和结果也有不同，这是什么缘故呢？

岐伯说：这是由于受在泉之气所控制，所以生化上有厚薄多少的差异，其生化非天气则

不生，非地气则不长。

黄帝说：请您告诉我其中的道理。

岐伯说：寒、热、燥、湿等气，其气化作用各有不同。所以，少阳相火在泉，则寒毒之物不能生长，金从火化，所以味辛，其所主之味是苦和酸，在谷类属青色的和火红色的一类。阳明燥金在泉，则湿毒之物不能生长，木从金化，所以味酸，其所主之味是辛、苦、甘，在谷类属于火红色的和素色的一类。太阳寒水在泉，则热毒之物不生，火从水化，所以味苦，其所主之味是淡和咸，在谷类属土黄色的和黑色的一类。厥阴风木在泉，则清毒之物不生，土从木化，所以味甘，其所主之味是酸、苦，在谷类属于青色的和红色的之类；厥阴在泉，则少阳司天，上阳下阴，木火相合，故其气化专一，其味纯正。少阴君火在泉，则寒毒之物不生，金从火化，所以味辛，其所主之味是辛、苦、甘，在谷类属于白色的和火红之类。太阴湿土在泉，燥毒之物不生，水从土化，所以味咸，其所主之味是甘和咸，在谷类是属于土黄色的和黑色的之类；太阴在泉，是土居地位，所以其气化淳厚，足以制水，故咸味得以内守，其气专精而能生金，所以辛味也得以生化，能与湿土同治。

【原文】

故曰：补上下者从之[①]，治上下者逆之[②]，以所在寒热盛衰而调之。故曰：上取下取[③]，内取外取，以求其过。能毒者以厚[④]药，不胜毒者以薄药，此之谓也。气反者，病在上，取之下；病在下，取之上；病在中，傍取之。治热以寒，温而行之；治寒以热，凉而行之；治温以清，冷而行之；治清以温，热而行之。故消之削之，吐之下之，补之泻之，久新同法。

【注释】

① 补上下者从之：因司天、在泉之气不及而引起的疾病应该用补法，补要顺其气而补。上下，指司天、在泉之气。从，循顺。② 逆之：因司天、在泉之气太过而引起的疾病，应当逆其气而治之。③ 上取：指以药制有过之气。下取：指以迅速之药祛除在下之病。④ 厚：指药性气味的厚薄。

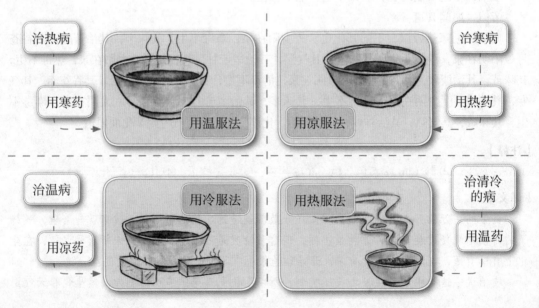

【译文】

所以说：因司天在天泉之气不及而引起的疾病，应当用补法，顺其气而补；因司天在天泉之气太过而引起的疾病，应当用逆治法，治疗时应当逆其气。要根据其寒热盛衰进行调治。

所以说：无论从上、从下、从内、从外取治，都要先探求致病的原因，再治疗。身体强壮能耐受毒药的就给以性味厚的药物，身体柔弱不能耐受毒药的就给以性味薄的药物，说的就是这个道理。如果病气相反，则病在上的，治其下；病在下的，治其上；病在中的，治其四旁。治热病用寒药，要用温服法；治寒病用热药，要用凉服法；治温病用凉药，要用冷服法；治清冷的病用温药，要用热服的方法。病人的虚实不同，制方就不同，所以要用消法通积滞，用削法攻坚积，用吐法治上部之实，用下法治下部之实，用补法治虚证，用泻法治实证。无论久病新病，都可根据这些规则进行治疗。

【原文】

帝曰：病在中而不实不坚，且聚且散，奈何？

岐伯曰：悉乎哉问也！无积者求其藏，虚则补之，药以祛之，食以随之，行之渍之，和其中外，可使毕已。

【译文】

黄帝问：如果病在内部，不实也不坚硬，有时聚而有形，有时散而无形，应当怎样治疗呢？

岐伯说：您问得真仔细！如果没有积滞，应当从内脏方面去探求病因，虚的用补法，有邪的可先用药驱其邪，然后用饮食加以调养，或以水渍法用热汤浴渍其肌肤，调和其内外，这样就可使疾病痊愈。

【原文】

帝曰：有毒无毒，服有约乎？

岐伯曰：病有久新，方有大小，有毒无毒，固宜常制矣。大毒治病，十去其六；常毒治病，十去其七；小毒治病，十去其八；无毒治病，十去其九。谷肉果菜，食养尽之，无使过之，伤其正也。不尽，行复如法，必先岁气，无伐天和。无盛盛①，无虚虚②而遗人夭殃；无致邪③，无失正④，绝人长命。

帝曰：其久病者，有气从不康⑤，病去而瘠⑥，奈何？

岐伯曰：昭乎哉圣人之问也！化不可代，时不可违。夫经络以通，血气以从，复其不足，与众齐同，养之和之，静以待时，谨守其气，无使倾移，其形乃彰，生气以长，命曰圣王。故《大要》曰：无代化⑦，无违时，必养必和，待其来复。此之谓也。

帝曰：善。

【注释】

①盛盛：实证用补法，使邪气更盛。②虚虚：虚证用泻法，使虚者更虚。③致邪：实证误补，使邪气更盛。④失正：虚证误泻，使正气更虚。⑤气从不康：气血已和顺，但仍未恢复健康。⑥瘠：瘦弱。⑦无代化：不可用人力代替天地气化。

【译文】

黄帝问：有毒的药和无毒的药，服用时有一定的规定吗？

岐伯说：病有新有旧，处方有大有小，药物有有毒有无毒，服用时当然有一定的规则。凡用大毒之药，病去十分之六，不可再服；一般毒的药，病去十分之七，不可再服；小毒的药物，病去十分之八，不可再服；即使是没有毒之药，病去十分之九，也不可再服。以后就用谷类、肉类、果类、蔬菜等饮食调养，使邪去，复而疾病痊愈，不要用药过度，以免损伤了正气。如果邪气未尽，再用药时仍按上法服药。必须首先知道该年的气候的偏胜情况，不能违反天人相应的规律而攻伐天真的冲和之气。不要在治疗实证时误用补法使其重实，或在治疗虚证时误用泻法使其重虚，而造成使人生命夭折的灾祸。总之，一方面不要误用补法而使邪气更盛，另一方面不要误用泻法而损伤人体正气，断送了病人的性命。

黄帝问：有久病的人，气机虽已调顺而身体并未康复，病虽已去而形体依然瘦弱，应当怎样处理呢？

岐伯说：您所问得真高明啊！要知道天地之气化，是不可用人力来代替的，四时运行的规律，是不可以违反的。因此，必须顺应天地四时的气化，使其经络畅通，血气和顺，慢慢来恢复正气的不足，使与平常人一样，必须注意保养，协调阴阳，耐心等待时机，谨慎守护真气，不使其有所消耗，这样，病人的形体就可以强壮，生气就可以一天天增长起来，这就是圣王的法度。所以《大要》上说：不要以人力来代替天地的气化，不要违反四时的运行规律，必须善于调养，调和阴阳，等待真气的恢复。说的就是这个意思。

黄帝说：讲得好。

有毒之药和无毒之药

了解岁气的偏胜	大毒之药	病去十分之六	不可或不必再服	用谷类、肉类、果类蔬菜等饮食调养，使邪去，复而疾病痊愈
	一般毒药	病去十分之七		
	小毒之药	病去十分之八		
	无毒之药	病去十分之九		

◎至真要大论篇：人体与天地变化◎

【导读】

　　至真要，意为本篇所论极为精深而重要。至，极致之意。真，精深、精微。要，重要、切要。本篇总括前面八篇内容的精义，所论内容精深而重要，故以此名篇。

　　本篇的主要内容有：一、论述六气司天、在泉，有正化、有胜复的规律；二、讲述六气运行所致疾病的病状、诊断和治疗，包括标本寒热、调治逆从、五味阴阳、制方奇偶等内容。

【原文】

　　黄帝问曰：五气^①交合，盈虚更作^②，余知之矣。六气分治^③，司天地者，其至何如？

　　岐伯再拜对曰：明乎哉问也！天地之大纪^④，人神之通应^⑤也。

　　帝曰：愿闻上合昭昭^⑥，下合冥冥^⑦，奈何？

　　岐伯曰：此道之所主，工之所疑也。

【注释】

①五气：风、火、湿、燥、寒五种气候变化。②盈虚更作：五运的太过、不及，相互更替。③六气分治：指风、寒、湿、热、燥、火六气分时主治。④天地之大纪：天地变化的主要规律。⑤人神之通应：人体与自然变化相适应。神，指自然观象。⑥昭昭：指司天之气。⑦冥冥：指在泉之气。

【译文】

　　黄帝问道：五运之气相互交和主岁，太过与不及交替为用，我已经知道了。六气分时主治，其主管的司天、在泉之气到来时引起的变化是怎样的？

　　岐伯行礼再拜，回答说：您的提问太高明了！这是天地变化的基本规律，也是人体的机能活动与天地变化相适应的规律。

　　黄帝说：我希望您讲讲人体与司天在泉之气相适应的情况，怎么样？

　　岐伯说：这是医学至理中的核心部分，也是一般医生所疑惑不解的。

【原文】

　　帝曰：愿闻其道也。

　　岐伯曰：厥阴司天，其化以风；少阴司天，其化以热；太阴司天，其化以湿；少阳司天，其化以火；阳明司天，其化以燥；太阳司天，其化以寒。以所临脏位^①，命其病者也。

【注释】

①所临脏位：六气下临所应的脏器。如初之气是厥阴风木之位，也就是肝脏起适应活动的脏位。客气加临于主气，就等于客气加临于人体的内脏，从而对内脏发生影响。

【译文】

　　黄帝说：我想听听其中的道理。

　　岐伯说：厥阴司天，气从风化；少阴司天，气从热化；太阴司天，气从湿化；少阳司天，气从火化；阳明司天，气从燥化；太阳司天，气从寒化。根据客气所临的脏位，来确定疾病的名称。

【原文】

　　帝曰：地化奈何？

　　岐伯曰：司天同候，间气皆然。

　　帝曰：间气何谓？

　　岐伯曰：司左右者，是谓间气也。

　　帝曰：何以异之？

　　岐伯曰：主岁者纪岁，间气者纪步也。

【译文】

　　黄帝问：在泉之气的气化是怎样的？

　　岐伯说：与司天遵循同一规律，间气也是如此。

　　黄帝问：什么是间气呢？

　　岐伯说：间隔于司天和在泉之气左右的，就叫作间气。

　　黄帝问：它与司天、在泉之气有何分别？

　　岐伯说：司天、在泉之气是主岁之气，主管一年的气化，间气则主一步（六十日）的气化。

【原文】

　　帝曰：善。岁主奈何？

　　岐伯曰：厥阴司天为风化，在泉为酸化，司气[1]为苍化，间气为动化。少阴司天为热化，在泉为苦化，不司气化，居气[2]为灼化。太阴司天为湿化，在泉为甘化，司气为黅化，间气为柔化。少阳司天为火化，在泉为苦化，司气为丹化，间气为明化。阳明司天为燥化，在泉为辛化，司气为素化，间气为清化。太阳司天为寒化，在泉为咸化，司气为玄化，间气为藏化。故治病者，必明六化分治，五味五色所生，五脏所宜，乃可以言盈虚，病生之绪也。

【注释】

　　① 司气：指五运之气。张介宾："司气，言五运之气也。木运司气，故色化青苍，丁壬年是也。" ② 居气：即间气，特指少阴君火，无所不居。新

一岁主气情况分析表

三阴三阳	岁运	司天	在泉	间气
厥阴	苍化	风化	酸化	动化
少阴	不司气化	热化	苦化	灼化
太阴	黅化	湿化	甘化	柔化
少阳	丹化	火化	苦化	明化
阳明	素化	燥化	辛化	清化
太阳	玄化	寒化	咸化	藏化

校正："少阴不曰间气，而云居气者，盖称君火无所不居，不当间之也。"

【译文】

黄帝说：讲得对。一岁之中气化的情况是怎样的呢？

岐伯说：厥阴司天为风化，在泉为酸化，岁运为苍化，间气为动化。少阴司天为热化，在泉为苦化，岁运不司为气化，间气为灼化。太阴司天为湿化，在泉为甘化，岁运为黅化，间气为柔化。少阳司天为火化，在泉为苦化，岁运为丹化，间气为明化。阳明司天为燥化，在泉为辛化，岁运为素化，间气为清化。太阳司天为寒化，在泉为咸化，岁运为玄化，间气为藏化。所以，作为治病的医生，必须清楚六气所司的气化，以及五味、五色的产生与五脏的所宜，然后才能够理清气化的太过、不及和疾病发生的关系。

【原文】

帝曰：厥阴在泉而酸化先，余知之矣。风化之行也，何如？

岐伯曰：风行于地，所谓本也[1]，余气同法。本乎天[2]者，天之气也；本乎地者，地之气也。天地合气，六节[3]分，而万物化生矣。故曰：谨候气宜[4]，无失病机。此之谓也。

【注释】

①"风行"两句：风气运行于地，本于地之气而为风化。②本乎天：与下文的"本乎地"，张介宾："六气之在天，即为天之气，六气之在地，即为地之气。上下之位不同，而气化之本则一。"③六节：主气一年所分之六步，每步为六十日八十七刻半。④气宜：六气所宜的时令。

【译文】

黄帝说：厥阴在泉而从酸化，我已经知道了。风的气化运行情况又是怎样的呢？

岐伯说：风气行于地，是本于地之气而为风化，其他火、湿、燥、热、寒诸气也是这样。因为六气本属于天的就是天之气，本属于地的就是地之气，天地之气相互化合，六节之气划分而后万物才能化生。所以说：要谨慎地审查六气适宜的时令，不可违反病机。说的就是这个意思。

【原文】

帝曰：其主病[1]，何如？

岐伯曰：司岁备物[2]，则无遗主矣。

帝曰：先岁物，何也？

岐伯曰：天地之专精[3]也。

帝曰：司气者，何如？

岐伯曰：司气者主岁同，然有余不足也。

帝曰：非司岁物，何谓也？

岐伯曰：散也，故质同而异等也。气味有薄厚，性用有躁静，治保有多少[4]，力化[5]有浅深。此之谓也。

【注释】

①主病：指主治疾病的药物。②司岁备物：根据司岁之气采备药物。③专精：即精专，精粹。张介宾："岁物者，得天地精专之化，气全力厚。"④治保有多少：张志聪："谓治病保真之药食，

或宜多用，或宜少用也。"治保，治病保真的药物。⑤力化：指药力作用。

【译文】

黄帝问：那些主治疾病的药物怎样？

岐伯说：根据岁气来采备其所生化的药物，药物就不会有所遗漏了。

黄帝问：要采备岁气所生化的药物，这是为什么？

岐伯说：因为得岁气的药物能得到天地纯净之精气，药效最佳。

黄帝问：司岁运的药物是怎样的？

岐伯说：司岁运的药物与主岁气的药物相同，其不同在于岁运有太过与不及的区别。

黄帝问：不得司岁之气生化的药物，情况怎样呢？

岐伯说：其气分散而不精专，所以与得司岁之气化的药物相比，形质虽然相同，却有等级品质的差别。气味有厚薄的不同，性能有躁静的不同，用量有多少的不同，药力所及也有深浅的区别。说的就是这个道理。

【原文】

帝曰：岁主脏害①，何谓？

岐伯曰：以所不胜命之，则其要也。

帝曰：治之奈何？

岐伯曰：上淫于下，所胜平之②；外淫于内，所胜治之。

帝曰：善。平气何如？

岐伯曰：谨察阴阳所在而调之，以平为期。正者正治，反者反治③。

【注释】

①岁主脏害：五运之气异常可向内伤及五脏。张志聪："岁主者，谓六气之主岁。脏，五脏也。盖言五脏内属五行，而外合五运，五运之气，受胜制之所伤，则病入五脏而为害矣。"②平之：治之。③"正者"两句：王冰："阴病阳不病，阳病阴不病，是为正病，则正治之，谓以寒治热，以热治寒也。阴位已见阳脉，阳位已见阴脉，是为反病，则反治之，谓以寒治寒，以热治热也。"

【译文】

黄帝问：主岁之气伤害五脏，应当怎样来理解？

岐伯说：用脏气所不胜之气来说明，就是这个问题的要领。

黄帝问：治疗的方法是怎样的？

岐伯说：司天之气淫胜于下的，以其所胜之气来平调；在泉之气淫胜于内的，以其所胜之气来治疗。

黄帝说：讲得好。但也有岁气平和之年得病的，应该如何治疗？

岐伯说：仔细观察阴阳病变的所在，来加以调整，使其达到平衡。正病用正治法，反病用反治法。

【原文】

帝曰：夫子言察阴阳所在而调之，论言人迎与寸口相应，若引绳小大齐等，命曰平。阴之所在寸口，何如？

岐伯曰：视岁南北①，可知之矣。

帝曰：愿卒闻之。

岐伯曰：北政之岁，少阴在泉，则寸口不应；厥阴在泉，则右不应；太阴在泉，则左不应。南政之岁，少阴司天，则寸口不应；厥阴司天，则右不应；太阴司天，则左不应。诸不应者，反其诊②，则见矣。

帝曰：尺候何如？

岐伯曰：北政之岁，三阴在下，则寸不应；三阴在上，则尺不应。南政之岁，三阴在天，则寸不应；三阴在泉，则尺不应。左右同。故曰：知其要者，一言而终；不知其要，流散无穷。此之谓也。

【注释】

① 南北：即下文所说的南政、北政。南政、北政有二说：一说认为五运中除甲己土运为南政外，其他均为北政；另一说认为戊癸火运为南政，其他为北政。② 反其诊：用相反的方法诊脉。如仰手而沉，覆其手则沉为浮。

【译文】

黄帝说：先生说观察阴阳之所在来调治，医论中说人迎和寸口脉相应，像牵引绳索一样大小相等的，称为平脉。那么阴脉在寸口的脉象是怎样的呢？

岐伯说：看主岁的是南政还是北政，就可以得知了。

黄帝说：请您详尽地讲给我听。

岐伯说：北政的年份，少阴在泉，则寸口脉沉伏而不应于指；厥阴在泉，则右寸口脉沉伏而不应于指；太阴在泉，则左寸口脉沉伏而不应于指。南政的年份，少阴司天，则寸口脉沉伏而不应于指；厥阴司天，则右寸口脉沉伏而不应于指；太阴司天，则左寸口脉沉伏而不应于指。凡是寸口脉沉伏而不应于指的，尺寸倒候或覆其手就可以诊见了。

黄帝问：尺部的脉候是怎样的呢？

岐伯说：北政的年份，三阴在泉，则寸口不应；三阴司天，则尺部不应。南政的年份，三阴司天，则寸口不应；三阴在泉，则尺部不应。左右脉是相同的。所以说，能掌握其要领的，用很少的语言就可以概括，如果不知其要领，就会茫无头绪。说的就是这个道理。

【原文】

帝曰：善。天地之气，内淫而病，何如？

岐伯曰：岁厥阴在泉，风淫所胜，则地气不明，平野昧，草乃早秀。民病洒洒振寒，善伸数欠，心痛支满，两胁里急，饮食不下，鬲咽不通，食则呕，腹胀善噫，得后与气，则快然如衰，身体皆重。

岁少阴在泉，热淫所胜，则焰浮川泽，阴处反明。民病腹中肠鸣，气上冲胸，喘，不能久立，寒热，皮肤痛，目瞑，齿痛，颇肿，恶寒发热如疟，少腹中痛，腹大。蛰虫不藏。

岁太阴在泉，草乃早荣，湿淫所胜，则埃昏岩谷，黄反见黑①，至阴之交②，民病饮积，心痛，耳聋，浑浑焞焞③，溢肿喉痹，阴病血见，少腹痛肿，不得小便，病冲头痛，目似脱，项似拔，腰似折，髀不可以回，腘如结，腨如别。

【注释】

① 黄反见黑：即土色反见于北方水之处。张志聪："黄乃土色，黑乃水色，土胜浸淫，故黄反见

黑。"②至阴之交：指土色见于水位，为与至阴之气色交合。张志聪："乃三气四气之交，土司令也。"③浑浑焞焞（tūn）：形容听觉模糊不清和头目不清明。浑浑，浑浊不清的样子。焞焞，星光暗弱的样子。

【译文】

　　黄帝说：讲得好。司天在泉之气，向内侵入人体而发病的情况是怎样的？

　　岐伯说：厥阴在泉之年，风气淫盛，则地气不明，原野昏暗不清，草类提前繁茂。人们多病洒洒然振栗，恶寒，常常伸腰呵欠，心痛而有撑满感，两侧胁里拘急不舒，饮食不下，胸膈咽部不利，进食后则呕吐，腹胀，多嗳气，大便或放屁后感觉轻松，好像病情有所减轻，全身沉重。

　　少阴在泉之年，热气淫盛，河川湖泽中阳气蒸腾，阴处反觉光明。人们多患腹中时常鸣响、逆气上冲胸脘、气喘不能久立、寒热、皮肤痛、视力模糊、牙痛、面颊肿、恶寒发热如疟状、少腹疼痛、腹部胀大等病。此时因为气候温热，虫类迟迟不伏藏。

　　太阴在泉之年，草类提早繁茂，湿气淫盛，山岩峡谷之间昏暗浑浊，黄色见于水位，水湿与至阴土气相交和。人们多患痰饮积聚、心痛、耳聋、头目不清、咽喉肿胀、喉痹、阴病出血、少腹疼痛、小便不通、气上冲而致头痛、眼痛如欲脱出、项部似拔、腰似折断、大腿不能转动、膝弯积滞不灵、小腿肚好像裂开了一样等疾病。

【原文】

　　岁少阳在泉，火淫所胜，则焰明郊野，寒热更至。民病注泄赤白，少腹痛，溺赤，甚则血便。少阴同候①。

　　岁阳明在泉，燥淫所胜，则霿雾清瞑。民病喜呕，呕有苦，善太息，心胁痛，不能反侧，甚则嗌干面尘，身无膏泽，足外反热。

　　岁太阳在泉，寒淫所胜，则凝肃惨慄。民病少腹控睾、引腰脊，上冲心痛，血见，嗌痛颔肿。

【注释】

① 少阴同候：张介宾："其余诸病，皆与前少阴在泉同候。"

【译文】

　　少阳在泉之年，火气淫盛，则郊野火焰明照，天气时寒时热。人们多病泄泻如注，下痢赤白，少腹疼痛，小便赤色，甚至便血。其余症候与少阴在泉之年相同。

　　阳明在泉之年，燥气淫盛，则雾气清冷昏暗。人们多病经常呕吐，呕吐苦水，经常叹息，心胁部疼痛不能转侧，甚至咽喉干燥，面暗如蒙尘，身体干枯而无光泽，足外侧反热。

　　太阳在泉之年，寒气淫盛，则天地间有凝肃惨栗之象。人们多病少腹疼痛牵引睾丸、腰脊，向上冲心而痛，出血，咽喉疼痛，颌部肿。

【原文】

　　帝曰：善。治之奈何？

　　岐伯曰：诸气在泉，风淫于内，治以辛凉，佐以苦，以甘缓之，以辛散之。热淫于内，治以咸寒，佐以甘苦，以酸收之，以苦发之。湿淫于内，治以苦热，佐以酸淡，以苦燥之，以淡泄之。火淫于内，治以咸冷，佐以苦辛，以酸收之，以苦发之。燥淫于内，治以苦温，

六气在泉的症状

风气太过而侵入人体

厥阴在泉

振栗恶寒，常打呵欠，心痛，胁里拘急不舒等

治以辛凉，佐以苦，以甘缓之，以辛散之

热气太过而侵入人体

少阴在泉

腹中鸣响，逆气上冲胸腕，寒热气喘，牙痛等

治以咸寒，佐以甘苦，以酸收之，以苦发之

湿气太过而侵入人体

太阴在泉

痰饮积聚，心痛，耳聋，头目不清，喉痹等

治以苦热，佐以酸淡，以苦燥之，以淡泄之

治以咸冷，佐以苦辛，以酸收之，以苦发之

少阳在泉

泄泻如注，下痢赤白，少腹疼痛，小便赤色等

火气太过而侵入人体

治以苦温，佐以甘辛，以苦下之

阳明在泉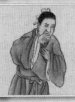

呕吐苦水，经常叹息，心胁疼痛不能反侧等

燥气太过而侵入人体

治以甘热，佐以苦辛，以咸泻之，以辛润之以苦竖之

太阳在泉

少腹疼痛牵引睾丸、腰脊，心痛，出血等

寒气太过而侵入人体

佐以甘辛，以苦下之。寒淫于内，治以甘热，佐以苦辛，以咸泻之，以辛润之，以苦坚之。

【译文】

黄帝说：讲得好。应该怎样治疗呢？

岐伯说：凡是在泉之气，风气太过而侵入人体的，主治用辛凉药，辅佐用苦味药，以甘味药缓和肝木，以辛味药疏散风邪。热气太过而侵入人体的，主治用咸寒药，辅佐用甘苦药，以酸味药收敛阴气，以苦味药发泄热邪。湿气太过而侵入人体的，主治用苦热药，辅佐用酸

淡药，以苦味药燥湿，以淡味药渗泄湿邪。火气太过而侵入人体的，主治用咸冷药，辅佐用苦辛药，以酸味药收敛阴气，以苦味药发泄火邪。燥气太过而侵入人体的，主治用苦温药，辅佐用甘辛药，以苦味药泄下。寒气太过而侵入人体的，主治用甘热药，辅佐用苦辛药，以咸味药泻水寒，以辛味药来温润，以苦味药巩固阳气。

【原文】

帝曰：善。天气之变，何如？

岐伯曰：厥阴司天，风淫所胜，则太虚埃昏，云物以扰，寒生春气，流水不冰，蛰虫不去。民病胃脘当心而痛，上支两胁，膈咽不通，饮食不下，舌本强，食则呕，冷泄腹胀，溏泄，瘕，水闭，病本于脾。冲阳绝，死不治。

少阴司天，热淫所胜，怫热，大雨且至，火行其政。民病胸中烦热，溢干，右胠满，皮肤痛，寒热咳喘，唾血血泄，鼽衄嚏呕，溺色变，甚则疮疡胕肿，肩背臂臑，及缺盆中痛，心痛，肺䐜，腹大满，膹膹而咳喘，病本于肺。尺泽绝，死不治。

太阴司天，湿淫所胜，则沉阴且布，雨变枯槁。胕肿，骨痛，阴痹。阴痹者，按之不得，腰脊头项痛，时眩，大便难，阴气不用，饥不欲食，咳唾则有血，心如悬，病本于肾。太谿绝，死不治。

【译文】

黄帝说：讲得好。司天之气的变化又是怎样的呢？

岐伯说：厥阴司天，风气淫胜，则天空尘埃昏暗，云雾为风鼓荡而扰动不宁，寒季行春令，流水不能结冰，蛰虫不去潜伏。人们多病胃脘、心部疼痛，上撑两胁，咽膈不通利，饮食不下，舌本强硬，食则呕吐，冷泻，腹胀，大便溏泄，气聚成瘕，小便不通，发病的根源在脾脏。如果冲阳脉绝，多属不治的死证。

少阴司天，热气淫胜，则天气郁热，君火行其政令，热极则大雨降下。人们多病胸中烦热，咽喉干燥，右胁胀满，皮肤疼痛，寒热，咳喘，唾血，便血，衄血，鼻塞流涕，喷嚏，呕吐，小便颜色异常，严重时会患疮疡，浮肿，肩、背、臂、臑以及缺盆等处疼痛，心痛，肺胀，腹部胀满，气喘咳嗽，发病的根源在肺脏。如果尺泽脉绝，多属不治的死证。

太阴司天，湿气淫胜，则天气阴沉，乌云满布，雨多反使草木枯槁。人们多病浮肿，骨痛，阴痹而按之不知痛处，腰脊头项疼痛，经常眩晕，大便困难，阳痿，饥饿而不欲进食，咳唾则有血，心悸如悬，发病的根源在肾脏。如果太谿脉绝，多属不治的死证。

【原文】

少阳司天，火淫所胜，则温气流行，金政不平。民病头痛，发热恶寒而疟，热上，皮肤痛，色变黄赤，传而为水，身面胕肿，腹满仰息，泄注赤白，疮疡，咳唾血，烦心，胸中热，甚则鼽衄，病本于肺。天府绝，死不治。

阳明司天，燥淫所胜，则木乃晚荣，草乃晚生。筋骨内变，大凉革候，名木敛，生菀于下，草焦上首，蛰虫来见。民病左胠胁痛，寒清于中，感而疟，咳，腹中鸣，注泄鹜溏，心胁暴痛，不可反侧，嗌干，面尘，腰痛，丈夫㿗疝，妇人少腹痛，目昧①眦疡，疮痤痈，病本于肝。太冲绝，死不治。

太阳司天，寒淫所胜，则寒气反至，水且冰，运火炎烈，雨暴乃雹。民病血变于中，发为痈疡，厥心痛，呕血，血泄，鼽衄，善悲，时眩仆，胸腹满，手热，肘挛，掖肿，心澹澹大动，胸胁胃脘不安，面赤目黄，善噫，嗌干，甚则色炱^②，渴而欲饮，病本于心。神门绝，死不治。所谓动气，知其脏也。

【注释】

① 眜（mò）：冒。② 炱（tái）：烟尘形成的黑色。

【译文】

少阳司天，火气淫胜，则温热之气流行，秋金之令失其清肃。人们多病头痛，发热恶寒而发疟疾，热气上行，皮肤疼痛，小便黄赤，传于里则变为水病，身面浮肿，腹部胀满，仰面喘息，泄泻暴注，赤白下痢，疮疡，咳嗽吐血，心烦，胸中热，甚至鼻流涕出血，发病的根源在肺脏。如果天府脉绝，多属不治的死证。

阳明司天，燥气淫胜，则树木繁荣推迟，草类生长较晚。在人体则筋骨发生变化，大凉之气使天气反常，树木生发之气被抑制而郁伏于下，草类的花叶均现焦枯，应该蛰伏的虫类反而外出活动。人们多病左胠胁疼痛，感受寒凉清肃之气之后则为疟疾，咳嗽，腹中鸣响，暴注泄泻，大便稀溏，心胁突然剧痛不能转侧，咽喉干燥，面色如蒙尘，腰痛，男子癞疝，妇女少腹疼痛，眼目昏眜不明，眼角疼痛，疮疡痈痤，发病的根源在肝脏。如果太冲脉绝，多属不治的死证。

太阳司天，寒气淫胜，则寒气非时而至，水多结冰，如遇戊癸火运炎烈，则有暴雨冰雹。人们多病血脉变化于内，发生痈疡，厥逆心痛，呕血，便血，衄血，鼻塞流涕，善悲，时常眩晕仆倒，胸腹胀满，手热，肘臂挛急，腋部肿，心悸不安，胸胁胃脘不舒，面赤目黄，善嗳气，咽喉干燥，甚至面黑如炱，口渴欲饮，发病的根源在心脏。如果神门脉绝，多属不治的死证。所以说，由脉气的搏动，可以测知其脏器的发病情况。

【原文】

帝曰：善。治之奈何？

岐伯曰：司天之气，风淫所胜，平^①以辛凉，佐以苦甘，以甘缓之，以酸泄之。热淫所胜，平以咸寒，佐以苦甘，以酸收之。湿淫所胜，平以苦热，佐以酸辛，以苦燥之，以淡泄之。湿上甚而热，治以苦温，佐以甘辛，以汗为故而止。火淫所胜，平以咸冷，佐以苦甘，以酸收之，以苦发之，以酸复之，热淫同。燥淫所胜，平以苦温，佐以酸辛，以苦下之。寒淫所胜，平以辛热，佐以甘苦，以咸泻之。

【注释】

① 平：治疗，平抑。

【译文】

黄帝说：讲得好。应该怎样治疗呢？

岐伯说：司天之气，风气淫胜，治疗用辛凉药，佐以苦甘药，以甘味药缓其急，以酸味药泻其邪。热气淫胜，治疗用咸寒药，佐以苦甘药，以酸味药收敛阴气。湿气淫胜，治疗用苦热药，佐以酸辛药，以苦味药燥湿，以淡味药泄湿邪。如果湿邪甚于上部而有热，治疗用苦味温性之药，佐以甘味药，以汗解法恢复其常态即可。火气淫胜，治疗用咸冷药，佐以苦甘药,以酸味药收敛阴气,以苦味药发泄火邪,以酸味药复其真气。热淫与火淫所胜相同。燥气淫胜,治疗用苦温药,佐以酸辛药,以苦味药下其燥结。寒气淫胜,治疗用辛热药,佐以苦甘药,以咸味药泄其寒邪。

【原文】

帝曰:善。邪气反胜①,治之奈何?

岐伯曰:风司于地②,清反胜之③,治以酸温,佐以苦甘,以辛平之。热司于地,寒反胜之,治以甘热,佐以苦辛,以咸平之。湿司于地,热反胜之,治以苦冷,佐以咸甘,以苦平之。火司于地,寒反胜之,治以甘热,佐以苦辛,以咸平之。燥司于地,热反胜之,治以平寒,佐以苦甘,以酸平之,以和为利。寒司于地,热反胜之,治以咸冷,佐以甘辛,以苦平之。

【注释】

① 邪气反胜:本气反被己所不胜之气克胜。如风木司天,反被燥金之气克胜。② 风司于地:即厥阴风木在泉。③ 清反胜之:张介宾:"凡寅申岁,厥阴风木在泉,而或气有不及,则金之清气反胜之。"清,清凉的金气。

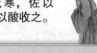

平以咸寒,佐以苦甘,以酸收之。

少阴司天易患之病:

胸中烦热,咽喉干燥,右胁胀满,皮肤疼痛,寒热,咳喘,唾血,便血等。

平以辛凉,佐以苦甘,以甘缓之,以酸泄之。

厥阴司天易患之病:

胃脘、心部疼痛,上撑两胁,咽膈不通,饮食不下,食则呕吐,冷泄,腹胀,大便溏泄等。

平以苦热,佐以酸辛,以苦燥之,以淡泄之。

太阴司天易患之病:

浮肿,骨痛,阴痹而不知痛处,腰脊头项疼痛,经常眩晕,大便困难,饥饿而不欲进食等。

司天过胜的症状和治疗

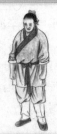

太阳司天易患之病:

血脉变化于内,发生痈疡,厥逆,心痛,呕血,便血,衄血,鼻塞流涕,善悲等。

平以辛热,佐以甘苦,以咸泻之。

阳明司天易患之病:

左肢胁疼痛,疟疾,咳嗽,腹中鸣响,泄泻暴注,大便稀溏等。

平以苦湿,佐以酸辛,以苦下之。

少阳司天易患之病:

头痛,发热恶寒而发疟疾,皮肤疼痛,小便黄赤,身面浮肿,腹部胀满,喘息,泄泻等。

平以咸冷,佐以苦甘,以酸收之,以苦发之,以酸复之。

【译文】

黄帝说：讲得好。本气不足而邪气反胜所致之病，应当怎样治疗？

岐伯说：风气在泉，而反被清气胜的，治疗用酸温药，佐以苦甘药，以辛味药平调之。热气在泉，而寒气反胜的，治疗用甘热药，佐以苦辛药，以咸味药平调之。湿气在泉，而热气反胜的，治疗用苦冷药，佐以咸甘药，以苦味药平调之。火气在泉，而寒气反胜的，治疗用甘热药，佐以苦辛药，以咸味药平调之。燥气在泉，而热气反胜的，治疗用平寒药，佐以苦甘药，以酸味药平调之，以冷热平和为方制所宜。寒气在泉，而热气反胜的，治疗用咸冷药，佐以甘辛药，以苦味药平调之。

【原文】

帝曰：其司天邪胜①，何如？

岐伯曰：风化于天②，清反胜之，治以酸温，佐以甘苦。热化于天，寒反胜之，治以甘温，佐以苦酸辛。湿化于天，热反胜之，治以苦寒，佐以苦酸。火化于天，寒反胜之，治以甘热，佐以苦辛。燥化于天，热反胜之，治以辛寒，佐以苦甘。寒化于天，热反胜之，治以咸冷，佐以苦辛。

【注释】

① 司天邪胜：司天之气被邪气反胜。② 风化于天：即风气司天。

【译文】

黄帝问：司天之气被邪气反胜所致之病，应当怎样治疗？

岐伯说：风气司天而清凉之气反胜的，治疗用酸温药，佐以甘苦药。热气司天而寒水之气反胜的，治疗用甘温药，佐以苦酸辛药。湿气司天而热气反胜的，治疗用苦寒药，佐以苦酸药。火气司天而寒气反胜的，治疗用甘热药，佐以苦辛药。燥气司天而热气反胜的，治疗用辛寒药，佐以苦甘药。寒气司天而热气反胜的，治疗用咸冷药，佐以苦辛药。

【原文】

帝曰：六气相胜，奈何？

岐伯曰：厥阴之胜，耳鸣头眩，愦愦欲吐，胃鬲如寒，大风数举，倮虫不滋，胠胁气并，化而为热，小便黄赤，胃脘当心而痛，上支两胁，肠鸣，飧泄，少腹痛，注下赤白，甚则呕吐，鬲咽不通。

少阴之胜，心下热，善饥，脐下反动，气游三焦。炎暑至，木乃津，草乃萎。呕逆烦躁，腹满痛，溏泄，传为赤沃①。

太阴之胜，火气内郁，疮疡于中，流散于外，病在胠胁，甚则心痛，热格②，头痛，喉痹，项强，独胜则湿气内郁，寒迫下焦，痛留顶，互引眉间，胃满。雨数至，湿化乃见，少腹满，腰脽重强，内不便，善注泄，足下温，头重，足胫胕肿，饮发于中，胕肿于上。

【注释】

① 赤沃：即赤痢之类。张介宾："赤沃者，利血、尿赤也。"② 热格：热气阻格于上。

【译文】

黄帝问：六气偏胜引起人体发病的情况是怎样的？

岐伯说：厥阴风气偏胜，症见耳鸣头眩、胃中翻腾混乱而欲吐、胃脘横膈处寒冷，大风屡起，倮虫不能滋生，人们多病胠胁气滞，化而成热，则小便黄赤，胃脘当心处疼痛，向上支撑两胁胀满，肠鸣飧泄，少腹疼痛，下痢赤白，病甚则呕吐，咽膈之间堵塞不通。

少阴热气偏胜，症见心下热、常觉饥饿、脐下有动气上逆、热气游走三焦。炎暑到来，树木因之流津，草类因之枯萎。人们病呕逆，烦躁，腹部胀满疼痛，大便溏泻甚至传变成血痢。

太阴湿气偏胜，火气郁结于内则酿成疮疡，流散在外则病生于胠胁，甚则心痛，热气阻格在上部，所以发生头痛、喉痹、颈项强硬等症状。如果单纯由于湿气偏胜而内郁，寒迫下焦，就会出现头顶疼痛并牵引至眉间，胃中满闷。多雨之后，湿化之象开始出现，人们就会出现少腹满胀、腰臀部沉重而强直、房事不利、泄泻如注、足下温暖、头部沉重、足胫浮肿、水饮发于内而浮肿出现于上部等疾病。

【原文】

少阳之胜，热客于胃，烦心心痛，目赤欲呕，呕酸善饥，耳痛溺赤，善惊谵妄，暴热消烁，草萎水涸，介虫乃屈，少腹痛，下沃赤白。

阳明之胜，清发于中，左胠胁痛，溏泄，内为嗌塞，外发㿉疝。大凉肃杀，华英改容，毛虫乃殃，胸中不便，嗌塞而咳。

太阳之胜，凝溧且至，非时水冰，羽乃后化。痔疟发，寒厥入胃，则内生心痛，阴中乃疡[①]，隐曲不利，互引阴股，筋肉拘苛，血脉凝泣，络满色变，或为血泄，皮肤否肿，腹满食减，热反上行，头项囟顶，脑户中痛，目如脱，寒入下焦，传为濡泻。

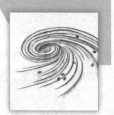

厥阴风气偏胜，大风屡起，人们多病胠胁气滞化热，小便黄赤，胃脘当心处疼痛，肠鸣飧泄，少腹疼痛，下痢赤白，呕吐，咽膈不通。

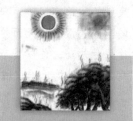

少阴热气偏胜，炎暑到来，人们多病呕逆，烦躁，腹部胀满疼痛，大便溏泻甚至传变成血痢。

太阴湿气偏胜，天气多雨，人们多病少腹满胀，腰臀部沉重而强直，房事不利，泄泻如注，足下温暖，头部沉重，足胫浮肿等。

六气相胜的疾病

阳明燥金偏胜，大凉肃杀之气施布，草木之花叶改色，有毛的虫类死亡，人们多病胸中不舒，咽喉窒塞而咳嗽。

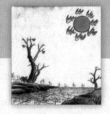

少阳火气偏胜，暴热之气消烁津液，草木萎枯，河水干涸，介虫屈伏不动，人们多病少腹疼痛，下痢赤白。

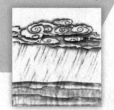

太阳寒气偏胜，凝肃凛冽之气到来，冰冻非时而出现，羽类之虫延迟生化，人们多病痔疮，疟疾，寒气入胃等。

【注释】

① 阴中乃疡：阴部生疮疡。

【译文】

少阳火气偏胜，热气侵入胃中，人们易患烦心、心痛、目赤、欲呕、呕酸、易饥饿、耳痛、小便赤色、易惊、谵妄等病，暴热之气消烁津液，草木萎枯，河水干涸，介虫屈伏不动，人们多患少腹疼痛、下痢赤白等病。

阳明燥金偏胜，则清凉之气发于内，导致人左胠胁疼痛，大便溏泄，在内则表现为咽喉窒塞，呼吸吞咽不利，在外则为癫疝。大凉肃杀之气施布，草木之花叶改色，有毛的虫类死亡，人们多患胸中不舒、咽喉窒塞而咳嗽等病。

太阳寒气偏胜，凝肃凛冽之气到来，冰冻非时而出现，羽类之虫延迟生化。人们多发痔疮、疟疾，寒气入胃而发心病，阴部生疮疡，房事不利，疼痛连及两股内侧，筋肉拘急麻木，血脉凝滞，所以络脉郁滞充盈而色变，或为便血，皮肤因气血郁塞而肿胀，腹中胀满，饮食减少，热气上逆，因而头项巅顶脑户等处疼痛，眼珠疼如脱出，寒气侵入下焦，传变成为水泻。

【原文】

帝曰：治之奈何？

岐伯曰：厥阴之胜，治以甘清，佐以苦辛，以酸泻之。少阴之胜，治以辛寒，佐以苦咸，以甘泻之。太阴之胜，治以咸热，佐以辛甘，以苦泻之。少阳之胜，治以辛寒，佐以甘咸，以甘泻之。阳明之胜，治以酸温，佐以辛甘，以苦泻之。太阳之胜，治以甘热，佐以辛酸，以咸泻之。

【译文】

黄帝问：怎样治疗这些疾病？

岐伯说：厥阴风气偏胜致病，治疗用甘清药，佐以苦辛药，用酸味药泻其胜气。少阴热气偏胜致病，治疗用辛寒药，佐以苦咸药，用甘味药泻其胜气。太阴湿气偏胜致病，治疗用咸热药，佐以辛甘药，用苦味药泻其胜气。少阳火气偏胜致病，治疗用辛寒药，佐以甘咸药，用甘味药泻其胜气。阳明燥金偏胜致病，治疗用酸温药，佐以辛甘药，用苦味药泻其胜气。太阳寒气偏胜致病，治疗用甘热药，佐以辛酸药，用咸味药泻其胜气。

【原文】

帝曰：六气之复，何如？

岐伯曰：悉乎哉问也！厥阴之复，少腹坚满，里急①暴痛。偃木飞沙，倮虫不荣。厥心痛，汗发呕吐，饮食不入，入而复出，筋骨掉眩，清厥，甚则入脾，食痹而吐。冲阳绝，死不治。

少阴之复，燠热内作，烦躁鼽嚏，少腹绞痛，火见燔炳，嗌燥，分注时止，气动于左，上行于右，咳，皮肤痛，暴瘖心痛，郁冒不知人，乃洒淅恶寒，振慄谵妄，寒已而热，渴而欲饮，少气骨痿，隔肠不便，外为浮肿，哕噫。赤气后化②，流水不冰，热气大行，介虫不复。病痱胗疮疡，痈疽痤痔。甚则入肺，咳而鼻渊。天府绝，死不治。

太阴之复，湿度乃举，体重中满，食饮不化，阴气上厥，胸中不便，饮发于中，咳喘有声。大雨时行，鳞见于陆。头顶痛重，而掉瘈尤甚，呕而密默，唾吐清液，甚则入肾，窍泻无度。太谿绝，死不治。

【注释】

① 里急：腹内拘急。王冰："腹胁之内也。" ② 赤气后化：火气行令推迟。赤气，火气。

【译文】

黄帝问：六气报复而致病的情况是怎样的？

岐伯说：您问得真详细啊！厥阴风气之复，在人则病发为少腹部坚满，腹胁之内拘急暴痛。在自然界则表现为树木吹倒，尘沙飞扬，倮虫不得繁荣。人们易患厥心痛、多汗、呕吐、饮食不下或食入后又吐出、筋脉抽痛、眩晕、手足逆冷等病，甚至会出现风邪入脾，食入痹阻不能消化而吐出。如果冲阳脉绝，多属不治的死证。

少阴火气来复，则懊恼烦热从内部发生，出现烦躁、鼻塞流涕、喷嚏、少腹绞痛等症状，火势旺盛而现于外，则会咽喉干燥，大便时泄时止，动气生于左腹部而向上逆行于右侧，咳嗽，皮肤疼痛，突然失音，心痛，昏迷不省人事，甚至恶寒，振栗寒战，谵语妄动，寒退而发热，口渴欲饮水，少气，骨软萎弱，肠道梗塞而大便不通，肌肤浮肿，呃逆，嗳气。少阴火热之气生化推迟，因此流水不能结冰，热气流行过甚，介虫不蛰伏，人们多患痱疹、疮疡、痈蛆、痤、痔等外证，甚至会出现热邪入肺、咳嗽、鼻渊等症状。如果天府脉绝，多属不治的死证。

太阴湿气来复，则湿气变化而流行，在人体多发生身体沉重、胸腹满闷、饮食不消化、阴气上逆、胸中不爽、水饮生于内、咳喘有声等病。大雨时常降下，洪水淹没田地，鱼类游行于陆地。人们多病头顶疼痛而沉重，头部掉摇抽掣加剧，呕吐，神情默默，口吐清水，甚至会出现湿邪入肾、泄泻频仍不止的症状。如果太谿脉绝，多属不治的死证。

【原文】

少阳之复，大热将至，枯燥燔蓺，介虫乃耗，惊瘛咳衄，心热烦躁，便数憎风，厥气上行，面如浮埃，目乃瞤瘛，火气内发，上为口糜呕逆，血溢血泄，发而为疟，恶寒鼓慄，寒极反热，嗌络焦槁，渴引水浆，色变黄赤，少气脉萎，化而为水，传为胕肿，甚则入肺，咳而血泄。尺泽绝，死不治。

阳明之复，清气大举，森木苍干，毛虫乃厉。病生胠胁，气归于左，善太息，甚则心痛否满，腹胀而泄，呕苦，咳哕，烦心，病在膈中，头痛，甚则入肝，惊骇筋挛。太冲绝，死不治。

太阳之复，厥气上行，水凝雨冰，羽虫乃死，心胃生寒，胸膈不利，心痛否满，头痛善悲，时眩仆，食减，腰脽反痛，屈伸不便，地裂冰坚，阳光不治，少腹控睾，引腰脊，上冲心，唾出清水，及为哕噫，甚则入心，善忘善悲。神门绝，死不治。

【译文】

少阳热气来复，则大热将要到来，干燥灼热，有介虫死亡，人们多患惊恐瘛疭、咳嗽、衄血、心热烦躁、小便频数、怕风、厥逆之气上行、面如土色、眼跳不止等病，火气内生则上为口腔糜烂、呕逆、吐血，下为便血，发为疟疾，就会有恶寒鼓栗、寒极转热、咽喉干燥、口渴多饮、小便黄赤、少气、筋脉萎弱等病，气蒸热化则形成水病，传变为浮肿，甚则邪气入肺，咳嗽、便血。如果尺泽脉绝，多属不治的死证。

阳明燥金来复，则清肃之气流行，树木苍老干枯，兽类因之多发生疫病。人们的疾病多

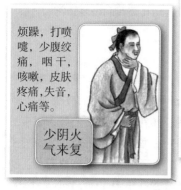

烦躁，打喷嚏，少腹绞痛，咽干，咳嗽，皮肤疼痛，失音，心痛等。

少阴火气来复

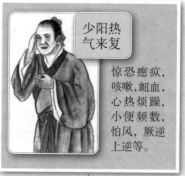

少阳热气来复

惊恐瘛疭，咳嗽，衄血，心热烦躁，小便频数，怕风，厥逆上逆等。

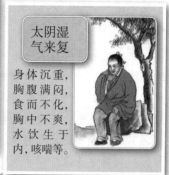

太阴湿气来复

身体沉重，胸腹满闷，食而不化，胸中不爽，水饮生于内，咳喘等。

六气为复的病症

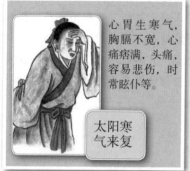

心胃生寒气，胸膈不宽，心痛痞满，头痛，容易悲伤，时常眩仆等。

太阳寒气来复

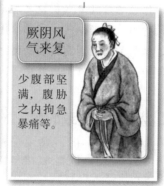

厥阴风气来复

少腹部坚满，腹胁之内拘急暴痛等。

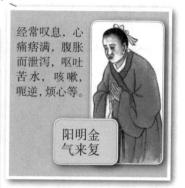

经常叹息，心痛痞满，腹胀而泄泻，呕吐苦水，咳嗽，呃逆，烦心等。

阳明金气来复

发生于胠胁，燥气偏行于左侧，经常叹息，甚则心痛痞满，腹胀而泄泻，呕吐苦水，咳嗽，呃逆，烦心，病在膈中，头痛，甚则邪气入肝，引发惊骇、筋挛等病。如果太冲脉绝，多属不治的死证。

太阳寒气来复，则寒气上行，雨水凝结成冰雹，禽类因此死亡。人们多病心胃生寒气，胸膈不宽，心痛痞满，头痛，容易悲伤，时常眩仆，饮食减少，腰臀部疼痛，屈伸不便。大地裂坼，冰厚而坚，阳光不温暖，人们就多病少腹痛牵引睾丸并连及腰脊，逆气上冲于心口，以致唾出清水或呃逆嗳气，甚则邪气入心，善忘善悲。如果神门脉绝，多属不治的死证。

【原文】

帝曰：善。治之何？

岐伯曰：厥阴之复，治以酸寒，佐以甘辛，以酸泻之，以甘缓之。少阴之复，治以咸寒，佐以苦辛，以甘泻之，以酸收之，辛苦发之，以咸软之。太阴之复，治以苦热，佐以酸辛，以苦泻之，燥之，泄之。少阳之复，治以咸冷，佐以苦辛，以咸软之，以酸收之，辛苦发之。发不远热①，无犯温凉。少阴同法。阳明之复，治以辛温，佐以苦甘，以苦泄之，以苦下之，以酸补之。太阳之复，治以咸热，佐以甘辛，以苦坚之。治诸胜复，寒者热之，热者寒之，温者清之；清者温之，散者收之，抑者散之，燥者润之，急者缓之，坚者软之，脆者坚之，衰者补之，强者泻之。各安其气，必清必静，则病气衰去，归其所宗②。此治之大体也。

【注释】

① 发不远热：即用发散表邪的药不用规避热天。② 归其所宗：气各归其类属而恢复正常。

【译文】

黄帝说：讲得好。应该怎样治疗呢？

岐伯说：厥阴复气所致的病，治疗用酸寒药，佐以甘辛药，以酸味药泻其邪，以甘味药缓其急。少阴复气所致的病，治疗用咸寒药，佐以苦辛药，以甘味药泻其邪，以酸味药收敛，以辛苦味药发散，以咸味药软坚。太阴复气所致的病，治疗用苦热药，佐以酸辛药，以苦味药泻其邪，燥其湿，泄其湿。少阳复气所致的病，治疗用咸冷药，佐以苦辛味药，以咸味药软坚，以酸味收敛，以辛苦味药发汗。发汗之药不必避忌热天，但不要触犯温凉的药物。少阴复气所致的病，用发汗药物时与此法相同。阳明复气所致的病，治疗用辛温药，佐以苦甘药，以苦味药渗泄，以苦味药通下，以酸味药补虚。太阳复气所致的病，治疗用咸热药，佐以甘辛药，以苦味药坚其脆弱。凡治疗各种胜气复气所致之病，寒病用热药，热病用寒药，温病用凉药；凉病用温药，元气耗散的用收敛药，气机抑郁的用发散药，干燥的用滋润药，气急的用缓和药，坚硬的用柔软药，脆弱的用坚固药，衰弱的补虚，亢盛的泻邪。用各种方法安定正气，使其清静安宁，邪气就能消退，余气各归其类属，自然就没有偏胜之害。这是治疗上的基本方法。

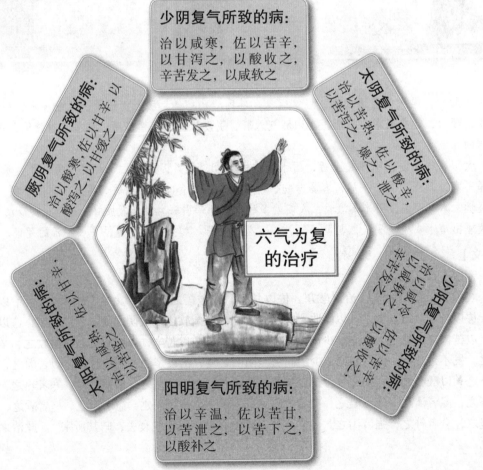

少阴复气所致的病：
治以咸寒，佐以苦辛，以甘泻之，以酸收之，辛苦发之，以咸软之

太阴复气所致的病：
治以苦热，佐以酸辛，以苦泻之、燥之、泄之

厥阴复气所致的病：
治以酸寒，佐以甘辛，以酸泻之，以甘缓之

六气为复的治疗

少阳复气所致的病：
治以咸冷，佐以苦辛，以咸软之，以酸收之，辛苦发之

太阳复气所致的病：
治以咸热，佐以甘辛，以苦坚之

阳明复气所致的病：
治以辛温，佐以苦甘，以苦泄之，以苦下之，以酸补之

【原文】

帝曰：善。气之上下，何谓也？

岐伯曰：身半以上，其气三①矣，天之分也，天气主之；身半以下，其气三矣，地之分也，地气主之。以名命气，以气命处，而言其病。半，所谓天枢也②。故上胜而下俱病者，以地名之③；下胜而上俱病者，以天名之④。所谓胜至，报气屈伏而未发也。复至则不以天地异名，皆如复气为法也。

【注释】

①其气三：身半以上之"其气三"，指初之气至三之气，为司天所主。身半以下之"其气三"，指四之气至终之气，为在泉所主。②半，所谓天枢也：半，指身体正中当脐处。王冰："当伸臂指天，舒足指地，以绳量之，中正当脐也。故又曰半，所谓天枢也。天枢，正当脐两傍，同身寸之二寸也。"人体脐两旁二寸的腧穴叫天枢穴。此部位正为人身之半，为人体之枢纽。③以地名之：以地气之名来命名人身受病之脏气。张志聪："如身半以上之木火气胜，而身半以下之土金水三气俱病者，以地名之，谓病之在地也。"④以天名之：以天气之

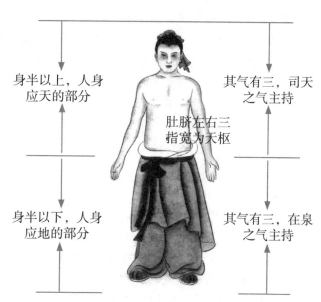

身半以上，人身应天的部分

其气有三，司天之气主持

肚脐左右三指宽为天枢

身半以下，人身应地的部分

其气有三，在泉之气主持

名来命名人身受病之脏气。张志聪："如身半以下之土金水胜，而身半以上之木火气病者，以天名之，谓病之在天也。"

【译文】

黄帝说：讲得好。人体之气有上下之分，是什么意思？

岐伯说：身半以上，气有三，是人身应天的部分，所以是司天之气所主持的；身半以下，气也有三，是人身应地的部分，所以是在泉之气所主持的。用上下来指明它的胜气和复气，用六气来指明人身部位而说明疾病。"半"就是指天枢。所以上部的三气胜而下部的三气都病的，以地气之名来命名人身受病的脏气；下部的三气胜而上部的三气都病的，以天气之名来命名人身受病的脏气。以上所说，是就胜气已经到来，而复气还屈伏未发时而言的。如果复气已经到来，就不能以司天在泉之名来区别了，而应当以复气的情况为准则。

【原文】

帝曰：胜复之动，时有常乎？气有必乎？

岐伯曰：时有常位，而气无必也①。

帝曰：愿闻其道也。

岐伯曰：初气终三气，天气主之，胜之常也。四气尽终气，地气主之，复之常也。有胜则复，无胜则否。

帝曰：善。复已而胜，何如？

岐伯曰：胜至而复，无常数也，衰乃止耳。复已而胜，不复则害，此伤生也。

【注释】

① "时有"两句：四时有一定的常位，而胜复之气并不是一定的。

【译文】

黄帝问：胜复之气的运动，有一定的时间吗？胜复之气的来与不来，有一定的规律吗？

岐伯说：四时有一定的常位，而胜复之气的到来，却不是必然的。

黄帝说：希望听听其中的道理。

岐伯说：初之气至三之气，是司天之气所主，是胜气常见的时位；四之气到终之气，是在泉气之所主，是复气常见的时位。有胜气才有复气，没有胜气就没有复气。

黄帝说：讲得好。复气已退而又有胜气发生，是怎样的情况？

岐伯说：有胜气就会有复气，没有一定的次数限制，直到气衰才会停止。复气衰退之后又有胜气发生，如果没有复气发生，就会有灾害，这是因为破坏了万物的生机。

【原文】

帝曰：复而反病，何也？

岐伯曰：居非其位，不相得也①。大复其胜，则主胜之，故反病也。所谓火燥热也②。

帝曰：治之何如？

岐伯曰：夫气之胜也，微者随之，甚者制之。气之复也，和者平之，暴者夺之。皆随胜气，安其屈伏，无问其数，以平为期。此其道也。

帝曰：善。客主之胜复，奈何？

岐伯曰：客主之气，胜而无复也。

帝曰：其逆从，何如？

岐伯曰：主胜逆，客胜从，天之道也。

【注释】

① "居非"两句：复气到来时，不是它的时令正位，气与位不能相得。张志聪："如火气复而乘于金位，金气复而乘于火位，皆居非其位，不相得也。" ② 火燥热也：马元台："如少阴为君火，

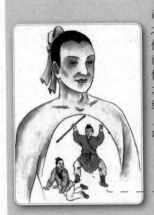

司天之气所主的初之气至三之气的时位，五行之一亢盛而发生的超常的气候叫胜气；在泉气之所主的四之气到终之气的时位，与上半年相反的气候叫复气。

何为胜复之气

"胜"
是主动的，可以理解为强势

四时有一定的常位，胜复之气的到来则并非必然的。有胜气就会有复气，直到气衰为止，如果没有复气发生，就会有灾害。

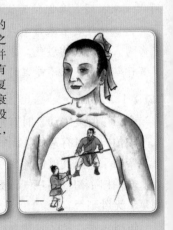

"复"
是被动的，可理解为报复

阳明为燥金，少阳为暑热。今少阴少阳在泉，则火居水位，阳明司天，则金居火位。故火复其胜，则水主胜之，金复其胜，则火主胜之。此正居非其位，气不相得，而大复其胜，则主反胜之之谓。唯火燥热之三气乃尔也。"

【译文】

黄帝问：复气反而致病，是什么道理呢？

岐伯说：复气到来之时，不是它时令的正位，与主时之气不相融洽。所以，如果复气大复其胜气，则复气本身就虚，而反被主时之气所胜，因此反而致病。这是就火、燥、热三气来说的。

黄帝问：治疗之法是怎样的？

岐伯说：六气之胜所致的疾病，轻微的随顺它，严重的制止它。复气所致的疾病，和缓的平调它，暴烈的消弱它。对这些病，都要随着胜气来安定其被抑伏之气，不论用药次数多少，以达到和平为目的。这是治疗的一般规则。

黄帝说：讲得好。客气与主气的胜复是怎样的情况？

岐伯说：客气与主气二者之间，只有胜没有复。

黄帝问：其逆与顺怎样区别？

岐伯说：主气胜是逆，客气胜是顺，这是天道自然的规律。

【原文】

帝曰：其生病，何如？

岐伯曰：厥阴司天，客胜则耳鸣掉眩，甚则咳；主胜则胸胁痛，舌难以言。少阴司天，客胜则鼽嚏，颈项强，肩背瞀热，头痛少气，发热，耳聋目瞑，甚则胕肿血溢，疮疡咳喘；主胜则心热烦躁，甚则胁痛支满。

太阴司天，客胜则首面胕肿，呼吸气喘；主胜则胸腹满，食已而瞀。

少阳司天，客胜则丹胗①外发，及为丹熛②疮疡，呕逆喉痹，头痛嗌肿，耳聋血溢，内为瘈瘲；主胜则胸满，咳，仰息，甚而有血，手热。

阳明司天，清复内余③，则咳衄嗌塞，心鬲中热，咳不止，面白血出者死。

太阳司天，客胜则胸中不利，出清涕，感寒则咳；主胜则喉嗌中鸣。

【注释】

① 丹胗：麻疹类疾病。胗，同"疹"。② 丹熛（biāo）：丹毒之类的疾病。③ 清复内余：因阳明司天为金（客气）居火位（主气），无客胜之名，而清（金）气仍复内余。张志聪："清肃之客气入于内，而复有余于内也。"

【译文】

黄帝问：客气与主气相胜所致之病是怎样的？

岐伯说：厥阴司天，客气胜则病耳鸣，眩晕，甚至咳嗽；主气胜则病胸胁疼痛，舌强难以说话。

少阴司天，客气胜则病鼻塞流涕，喷嚏，颈项强硬，肩背部闷热，头痛，少气，发热，耳聋，视物不清，甚至浮肿，出血，疮疡，咳嗽气喘；主气胜则心热烦躁，甚则胁痛，支撑胀满。

太阴司天，客气胜则病头面浮肿，呼吸气喘；主气胜则病胸腹满，食后精神昏乱。

少阳司天，客气胜则病赤疹发于皮肤，进而发为赤游丹毒，并出现疮疡、呕吐气逆、喉痹、头痛、咽喉肿、耳聋、血溢等症状，内症为手足抽搐之症；主气胜则病胸满，咳嗽，仰息，甚至咯血，两手发热。

阳明司天，清气复胜而有余于内，则病咳嗽，衄血，咽喉窒塞，心膈中热，如果出现咳嗽不止而面白吐血的情况，就会死亡。

太阳司天，客气胜则病胸闷不利，鼻流清涕，一旦受寒即咳嗽；主气胜则病喉有痰鸣的声响。

【原文】

厥阴在泉，客胜则大关节不利，内为痉强拘瘛，外为不便；主胜则筋骨繇并①，腰腹时痛。

少阴在泉，客胜则腰痛，尻股膝髀腨胻足病，瞀热以酸，胕肿不能久立，溲便变；主胜则厥气上行，心痛发热，鬲中众痹皆作，发于胠胁，魄汗不藏，四逆而起。

太阴在泉，客胜则足痿下重，便溲不时，湿客下焦，发而濡泻，及为肿，隐曲之疾；主胜则寒气逆满，食饮不下，甚则为疝。

少阳在泉，客胜则腰腹痛，而反恶寒，甚则下白，溺白②；主胜则热反上行，而客于心，心痛发热，格中而呕。少阴同候。

阳明在泉，客胜则清气动下，少腹坚满，而数便泻，主胜则腰重腹痛，少腹生寒，下为鹜溏，则寒厥于肠，上冲胸中，甚则喘，不能久立。

太阳在泉，寒复内余③，则腰尻痛，屈伸不利，股胫足膝中痛。

【注释】

①繇（yáo）并：摇动收束。繇，通"摇"。②下白，溺白：马元台："大便下白，而溺亦下白。"溺，尿，小便。③寒复内余：张介宾："丑未年太阳在泉，以寒水之客，而加于金水之主。水居水位故不言客主之胜。"因为水居水位，无主客之胜的分别，故不说主胜，客胜，而统以"寒复内余"概之。

【译文】

厥阴在泉，客气胜则病大关节不利，内为痉强、拘挛、瘛疭，外为运动不便；主气胜则病筋骨振摇强直，腰腹时常疼痛。

少阴在泉，客气胜则病腰痛，尻、股、膝、髀足部发病，以及闷乱烦热，浮肿不能久立，大小便失常；主气胜则病逆气上冲，心痛发热，膈内及诸痹都发作，病发于胠胁，汗出不止，四肢厥冷。

太阴在泉，客气胜则病足痿，下肢沉重，大小便不时排泄，如果湿侵下焦，则发为濡泻以及浮肿、前阴病变；主气胜则病寒气上逆而痞满，饮食不下，甚至发为疝痛。

少阳在泉，客气胜则病腰腹痛而恶寒，甚至下痢白沫，小便清白；主气胜则热反上行而侵犯到心胸，出现心痛、发热、中焦格拒而呕吐等病。其他症状与少阴在泉所致者相同。

阳明在泉，客气胜则清凉之气扰动于下部，少腹坚满而频频腹泻；主气胜则病腰重，腹痛，少腹生寒，大便溏泄，寒气逆于肠，上冲胸中，甚则气喘不能久立。

太阳在泉，寒气复胜而有余于内，则病腰、尻疼痛，屈伸不便，股、胫、足、膝中疼痛。

【原文】

帝曰：善。治之奈何？

岐伯曰：高①者抑之，下者举之，有余折之，不足补之。佐以所利，和以所宜。必安其主客，适其寒温。同者逆之，异者从之②。

【注释】

① 高：指气上逆。张志聪："谓主气之逆于上也。" ②"同者"两句：主气客气相同。张介宾："客主同气者，可逆而治之，客主异气者，或从于客，或从于主也。"

【译文】

黄帝说：讲得好。应该怎样治疗呢？

岐伯说：上冲的抑之使其下降，陷下的举之使其上升，有余的折其盛势，不足的补其虚弱。以有利于正气的药物来辅助，以适宜的药食来调和。必须使主客之气安泰，根据其寒温。客主之气相同的用逆治法，相反的用从治法。

【原文】

帝曰：治寒以热，治热以寒。气相得者逆之，不相得者从之。余以知之矣。其于正味①，何如？

岐伯曰：木位之主②，其泻以酸，其补以辛。火位之主，其泻以甘，其补以咸。土位之主，其泻以苦，其补以甘。金位之主，其泻以辛，其补以酸。水位之主，其泻以咸，其补以苦。

厥阴之客，以辛补之，以酸泻之，以甘缓之。少阴之客，以咸补之，以甘泻之，以酸收之。太阴之客，以甘补之，以苦泻之，以甘缓之。少阳之客，以咸补之，以甘泻之，以咸软之。阳明之客，以酸补之，以辛泻之，以苦泄之。太阳之客，以苦补之，以咸泻之，以苦坚之，以辛润之。开发腠理，致津液，通气也。

【注释】

① 正味：正治的药味。张介宾："五行气化，补泻之味，各有专主，故曰正味。此不特客主之气为然，凡治诸胜复者皆同。" ② 木位之主：木位之主，就是初之气厥阴风木主气之时。王冰："木位，春分前六十一日，初之气也。"主，是主气。木位，即初之气厥阴风木之位。下文火、土、金、水之主同此。

【译文】

黄帝说：治疗寒病用热药，治疗热病用寒药，主客之气相同的用逆治法，相反的用从治法。这些我已经知道了。五行补泻应该怎样运用适宜的药物性味呢？

岐伯说：厥阴风木主气之时，其泻用酸味药，其补用辛味药。少阴君火与少阳相火主气之时，其泻用甘味药，其补用咸味药。太阴湿土主气之时，其泻用苦味药，其补用甘味药。阳明燥金主气之时，其泻用辛味药，其补用酸味药。太阳寒水主气之时，其泻用咸味药，其补用苦味药。

厥阴客气为病，补用辛味药，泻用酸味药，缓用甘味药。少阴客气为病，补用咸味药，泻用甘味药，收用酸味药。太阴客气为病，补用甘味药，泻用苦味药，缓用甘味药。少阳客气为病，补用咸味药，泻用甘味药，软坚用咸味药。阳明客气为病，补用酸味药，泻用辛味药，泄用苦味药。太阳客气为病，补用苦味药，泻用咸味药，坚用苦味药，润用辛味药。这样就能开发腠理，使津液和利，阳气通畅。

【原文】

　　帝曰：善。愿闻阴阳之三也，何谓？

　　岐伯曰：气有多少，异用也。

　　帝曰：阳明，何谓也？

　　岐伯曰：两阳合明①也。

　　帝曰：厥阴，何也？

　　岐伯曰：两阴交尽②也。

【注释】

①两阳合明：高世栻："有少阳之阳、太阳之阳，两阳相合而明，则中有阳明也。"②两阴交尽：高世栻："由太而少，则终有厥阴。有太阴之阴、少阴之阴，两阴交尽，故曰厥阴。"

【译文】

　　黄帝说：讲得好。请问阴阳各分之为三，是什么意思？

　　岐伯说：因为阴阳之气各有多少，作用也各有不同。

　　黄帝问：为什么称为阳明？

　　岐伯说：太阳和少阳相合而明，所以称为阳明。

　　黄帝问：为什么称为厥阴？

　　岐伯说：太阴和少阴交尽，所以称为厥阴。

【原文】

　　帝曰：气①有多少，病有盛衰，治有缓急，方有大小，愿闻其约奈何？

　　岐伯曰：气有高下，病有远近，证有中外，治有轻重，适其至所②为故也。《大要》曰：君一臣二，奇③之制也；君二臣四，偶之制也；君二臣三，奇之制也；君二臣六，偶之制也。故曰，近者奇之，远者偶之；汗者不以奇，下者不以偶；补上治上制以缓，补下治下制以急；急则气味厚，缓则气味薄。适其至所，此之谓也。病所远，而中道气味乏者，食而过之，无越其制度也。是故平气之道，近而奇偶，制小其服也；远而奇偶，制大其服也。大则数少，小则数多。多则九之，少则二之。奇之不去则偶之，是谓重方④。偶之不去，则反佐⑤以取之，所谓寒热温凉，反从其病也。

【注释】

①气：阴阳之气。②适其至所：指药力达到病所。③奇：指奇方，即单方。下文"偶"，指偶方，即复方。④重方：即复方。⑤反佐：即从治。

【译文】

　　黄帝问：六气有太过和不及的不同，疾病有盛衰的不同，治疗方法有缓急的不同，方剂有大小的不同，请问其中的划分标准是怎样的？

　　岐伯说：病气有高下之别，病位有远近之分，症状有内外之异，治法有轻重的不同，总之以药气到达病所为准则。《大要》说，君药一味，臣药二味，是奇方的规制；君药二味，臣药四味，是偶方的规制；君药二味，臣药三味，是奇方的规制；君药二味，臣药六味，是偶方的规制。所以说，补益与治疗上部的方制宜缓，补益与治疗下部的方制宜急；药性迅急的药物气味厚，药性舒缓的药物气味薄。方制用药要恰到病处，就是就此而言的。如果病位远，药物运行到中途药力就已不足，就应考虑在饭前或饭后服药，不要违反这个准则。所以，适当的治疗方法在于，病位近，无论用奇方还是偶方，其制方服量都要小；病位远，无论用奇方还是偶方，其制方服量都要大。方剂大的是药的味数少而量重，方制小的是药的味数多而量轻。味数多的可至九味，味数少的可用两味。假如用奇方而病不去，则用偶方，叫作重方。用偶方而病不去，则用相反的药味来反佐，以达到治疗的目的，所谓反佐，就是佐药的性味反而与病情的寒热温凉相同。

【原文】

帝曰：善。病生于本①，余知之矣。生于标②者，治之奈何？

岐伯曰：病反其本，得标之病；治反其本，得标之方。

帝曰：善。六气之胜，何以候之？

岐伯曰：乘其至也。清气大来，燥之胜也，风木受邪，肝病生焉。热气大来，火之胜也，金燥受邪，肺病生焉。寒气大来，水之胜也，火热受邪，心病生焉。湿气大来，土之胜也，寒水受邪，肾病生焉。风气大来，木之胜也，土湿受邪，脾病生焉。所谓感邪而生病也。乘年之虚③，则邪甚也。失时之和，亦邪甚也。遇月之空④，亦邪甚也。重感于邪，则病危矣。有胜之气，其来必复也。

【注释】

①本：张志聪："本者，生于风热湿火燥寒六气。"②标：张志聪："标者，生于三阴三阳之气也。"如太阳为诸阳之首，而本于寒水等。③年之虚：张志聪："主岁之气不及也。"④月之空：月轮中空的初八以前和二十三以后。王冰："谓上弦前，下弦后，月轮中空也。"

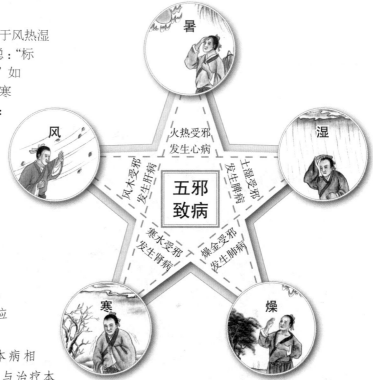

【译文】

黄帝说：讲得好。病生于风、热、湿、火、燥、寒六气的，我已经知道了。那么生于三阴三阳之标的应该怎样治疗？

岐伯说：知道了与本病相反，就会明白病生于标；与治疗本病相反的方法，就是治疗标病的方法。

黄帝说：讲得好。如果六气偏胜，应该如何诊察疾病？

岐伯说：在胜气到来的时候进行候察。清气大来是燥气之胜，风木受邪，肝病就要发生。热气大来是火气之胜，燥金受邪，肺病就要发生。寒气大来，是水气之胜，火热受邪，心病就要发生。湿气大来，是土气之胜，寒水受邪，肾病就要发生。风气大来，是木气之胜，土湿受邪，脾病就要发生。这些都是感受胜气之邪而生病的。如果遇到运气不足之年，则邪气更重。如果主时之气不和，邪气也会更重。遇到月廓空虚的时候，所感受的邪气也会更重。重复感受邪气，其病就危重了。有了胜气，其后必然会有复气。

【原文】

帝曰：其脉至，何如？

岐伯曰：厥阴之至，其脉弦；少阴之至，其脉钩；太阴之至，其脉沉；少阳之至，大而浮；阳明之至，短而涩；太阳之至，大而长[1]。至而和则平，至而甚则病，至而反者病，至而不至者病，未至而至者病，阴阳易者危[2]。

【注释】

[1]"太阳"句：张志聪："问曰：'太阳主冬令之水，则脉当沉。今大而长，不无与时相反耶？'曰：'所谓脉沉者，肾脏之脉也。太阳者，巨阳也，上合司天之气，下合在泉之水，故其大而长

六气到来时的脉象

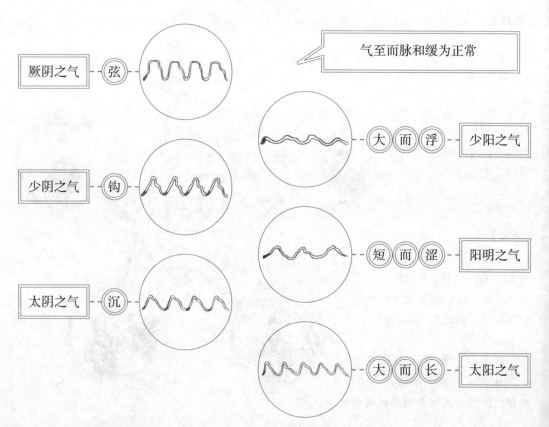

厥阴之气 — 弦

气至而脉和缓为正常

大 而 浮 — 少阳之气

少阴之气 — 钩

短 而 涩 — 阳明之气

太阴之气 — 沉

大 而 长 — 太阳之气

者，有上下相通之象。'" ② 阴阳易者危：王冰："阴位见阳脉，阳位见阴脉，是易位而见也，二气之乱，故气危。"

【译文】

黄帝问：六气到来时的脉象是怎样的呢？

岐伯说：厥阴之气到来，其脉为弦；少阴之气到来，其脉为钩；太阴之气到来，其脉为沉；少阳之气到来，其脉为大而浮；阳明之气到来，其脉为短而涩；太阳之气到来，其脉为大而长。气至而脉和缓的是平和之态，气至而脉过甚的是病态，气至而脉相反的是病态，气至而脉不至的是病态，气未至而脉已至的是病态，阴阳更易而脉位交错的病情危重。

【原文】

帝曰：六气标本，所从不同，奈何？

岐伯曰：气有从本者，有从标本者，有不从标本者也。

帝曰：愿卒闻之。

岐伯曰：少阳、太阴从本①，少阴、太阳从本从标②，阳明、厥阴，不从标本，从乎中也③。故从本者，化生于本；从标本者，有标本之化；从中者，以中气为化也。

帝曰：脉从而病反者，其诊何如？

岐伯曰：脉至而从，按之不鼓，诸阳皆然。

帝曰：诸阴之反，其脉何如？

岐伯曰：脉至而从，按之鼓甚而盛也。

【注释】

① 少阳、太阴从本：王冰："少阳之本火，太阴之本湿，本末同，故从本也。" ② 少阴、太阳从本从标：王冰："少阴之本热，其标阴，太阳之本寒，其标阳。本末异，故从本从标。" ③ "阳明"三句：王冰："阳明之中太阴，厥阴之中少阳，本末与中不同，故不从标本，从乎中也。"

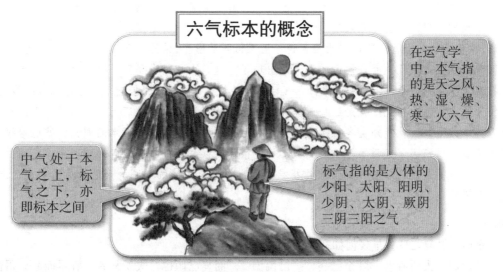

六气标本的概念

在运气学中，本气指的是天之风、热、湿、燥、寒、火六气

标气指的是人体的少阳、太阳、阳明、少阴、太阴、厥阴三阴三阳之气

中气处于本气之上，标气之下，亦即标本之间

【译文】

黄帝问：六气的标本，从化不同，是什么原因？

岐伯说：六气有从本化的情况，有从标本的情况，有不从标本的情况。

黄帝说：我希望听您详细地讲讲。

岐伯说：少阳、太阴从本化，少阴、太阴既从本又从标，阴明、厥阴不从标本而从其中气。所以，从本的病化生于本，从标的病化生于标，从中气的病化生于中气。

黄帝问：脉象与病证看似相同而实际上相反的，应该怎样诊察呢？

岐伯说：脉象与病证看似符合，但按而无力不能应指而搏，好像是阳证又不是阳证，就是各种真寒假热证，其脉象和疾病本质不一致。

黄帝问：在各种阴证中，如果脉象和病证相反，如何根据脉象诊察？

岐伯说：脉象和病证看似符合，但切按以后脉搏有力，就是各种真热假寒证，其脉象和疾病本质不相符。

【原文】

是故百病之起，有生于本者，有生于标者，有生于中气者。有取本而得者，有取标而得者，有取中气而得者，有取标本而得者，有逆取而得者，有从取而得者。逆，正顺也；若顺，逆也。故曰：知标与本，用之不殆，明知逆顺，正行无问。此之谓也。不知是者，不足以言诊，足以乱经。故《大要》曰：粗工嘻嘻，以为可知，言热未已，寒病复始。同气异形，迷诊乱经。此之谓也。夫标本之道，要而博，小而大，可以言一，而知百病之害。言标与本，易而勿损；察本与标，气可令调。明知胜复，为万民式。天之道，毕矣。

【译文】

所以，各种疾病发生时，有的发生于六气之本，有的发生于三阴三阳之标，有的发生于中气。在疾病的治疗方面，病生于本的治其本就能痊愈，病生于标的治其标就能痊愈，病生于中气的治其中气就能痊愈，病生于标本的治其标本就能痊愈，有的病逆治可以痊愈，有的病从治就会痊愈。逆，是指逆其病气而治，其实是顺治；顺，是指顺从标本病气而治，其实是逆治。所以说，通晓了标本理论，临证治疗时就不会有困难，明白了逆治和顺治，就能够进行正确的治疗而不会产生疑惑。说的就是这个道理。不明白这些理论的人，就不足以谈论诊法，反而会扰乱经旨。所以，《大要》说：医术低劣的医生，沾沾自喜，自以为什么都懂得了，临证时刚刚说是热证，而寒性证候又开始出现了。这是由于感受了同一病邪之气，所患疾病的临床表现却完全不同，如果不明白六气标本逆从的道理，就不可能对疾病做出正确的诊断，对经义的理解也会错乱。就是这个道理。关于标本的理论，简要而广泛，精细而博大，只要掌握其中的要领，就能知晓各种疾病的诊断和治疗。所以，掌握了标本的理论，就能治疗得当而不会造成伤害；查明了标本的变化，就能根据气候和发病规律正确地调理机体。明白了胜气、复气的道理，就可以将其当作指导人们进行养生防病的准则。天地自然的变化之道，就能彻底明白了。

【原文】

帝曰：胜复之变，早晏何如？

岐伯曰：夫所胜者，胜至已病，病已愠愠[①]，而复已萌也。夫所复者，胜尽而起，得位而甚。胜有微甚，复有少多。胜和而和，胜虚而虚。天之常也。

帝曰：胜复之作，动不当位[②]，或后时而至，其故何也？

岐伯曰：夫气之生，与其化，衰盛异也。寒暑温凉，盛衰之用，其在四维③。故阳之动，始于温，盛于暑；阴之动，始于清，盛于寒。春夏秋冬，各差其分。故《大要》曰：彼春之暖，为夏之暑，彼秋之忿，为冬之怒。谨按四维，斥候④皆归，其终可见，其始可知。此之谓也。

【注释】

① 愠愠（yǔn）：蕴蓄，积聚。② 位：时位。③ 四维：张介宾："辰、戌、丑、未之月也。"即指春之温在三、四月，夏之暑在五、六月，秋之凉在九、十月，冬之寒在十二月与正月。④ 斥候：侦察，伺望，此指迹象、兆头。

【译文】

黄帝问：胜气复气的变化，时间的早晚是怎样的？

岐伯说：胜气的致病情况是，胜气到来就发病，等到病气积聚之时，复气就开始萌动了。复气的致病情况是，在胜气终了时疾病就开始发作，得其气之时位则加剧。胜气有轻重之分，复气也有多少之别，胜气和缓，复气也和缓；胜气虚，复气也虚，这是天道自然变化的常规。

黄帝问：胜复之气的发作，萌动之时不当其时位，或后于时位而出现，是什么缘故？

岐伯说：因为气的发生和变化，盛衰有所不同。寒、暑、温、凉盛衰的作用，表现在辰、戌、丑、未四季月之时。所以，阳气的发动，始于温而盛于暑；阴气的发动，始于凉而盛于寒。春、夏、秋、冬四季之间，有一定的时差。所以，《大要》说：春天的温暖，成为夏天的暑热；秋天的肃杀，成为冬天的凛冽。谨慎体察四季月的变化，就能察知气候的回归规律，由此可以见到六气变化的结束，又可以知道六气变化的开始。说的就是这个意思。

【原文】

帝曰：差有数乎？

岐伯曰：又凡三十度也。

帝曰：其脉应，皆何如？

岐伯曰：差同正法，待时而去也。《脉要》曰：春不沉，夏不弦，冬不涩，秋不数，是谓四塞。沉甚曰病，弦甚曰病，涩甚曰病，数甚曰病；参见曰病，复见曰病；未去而去曰病，去而不去曰病，反者死。故曰：气之相守司也，如权衡之不得相失也。夫阴阳之气，清净则生化治，动则苛疾起。此之谓也。

【译文】

黄帝问：四时之气候的时差有常数吗？

岐伯说：大多三十天。

黄帝问：其在脉象上的表现是怎样的？

岐伯说：时差的脉象与正常时的脉象变化相同，当令的气候过去时，应时的脉象也随之消失。《脉要》说：春脉无沉象，夏脉无弦象，冬脉无涩象，秋脉无数象，是四时的气候互不相通的缘故。春天沉而太过的是病脉，夏天弦而太过的是病脉，冬天涩而太过的是病脉，秋天数而太过的是病脉；脉象参差错乱的是病脉，脉象反复出现的是病脉；气未去而脉先去的是病脉，气去而脉不去的是病脉，脉与气相反的是死脉。所以说，季节的气化变化与人体的脉象变化是完全一致的，就像秤杆和秤砣，只有相互协调才能维持平衡。阴阳之气清静和缓、消长平衡，生机就能协调平治；阴阳之气扰动不宁、消长失衡，就会引发疾病。说的就是这个道理。

【原文】

帝曰：幽明何如？

岐伯曰：两阴①交尽，故曰幽；两阳②合明，故曰明。幽明之配，寒暑之异也。

帝曰：分至③何如？

岐伯曰：气至之谓至，气分之谓分；至则气同，分则气异④。所谓天地之正纪也。

【注释】

①两阴：太阴与少阴。②两阳：太阳与少阳。③分至：春分、秋分，夏至、冬至。④"至则"两句：夏至当三气之中，冬至当终气之中，所以说"至则气同"。秋分位于四气与五气之间，春分位于初气与二气之间，所以说"分则气异"。

【译文】

黄帝问：什么是幽和明呢？

岐伯说：太阴和少阴两阴相交至尽的时位就是幽；太阳和少阳两阳相接合明的时位就是明。幽和明与阴阳相配，就有了寒与暑的分别。

黄帝问：什么是分和至呢？

岐伯说：阴阳之气至而盛极的季节就叫作至，阴阳之气平分均等的季节就叫作分；冬至、夏至的时候，前后季节的气候变化和时令是一致的，春分、秋分的时候，前后季节的气候变化有明显的区别。所以，冬至、夏至二至和春分、秋分二分是天地间气候变化的纲纪。

【原文】

帝曰：夫子言春秋气始于前，冬夏气始于后，余已知之矣。然六气往复，主岁不常也，其补泻奈何？

岐伯曰：上下所主①，随其攸利②，正其味，则其要也。左右同法。《大要》曰：少阳之主，先甘后咸；阳明之主，先辛后酸；太阳之主，先咸后苦；厥阴之主，先酸后辛；少阴之主，先甘后咸；太阴之主，先苦后甘。佐以所利，资以所生，是谓得气。

【注释】

①上下所主：指司天、在泉之气所主之时。②攸利：所宜。

【译文】

黄帝说：先生说春分、秋分气候始于交节之前，冬至、夏至气候始于交节之后，这些道理我已经明白了。然而六气往复循环，主岁却不是固定不变的，那么应当怎样选用补法用药和泻法用药呢？

岐伯说：要根据该年司天、在泉之气的变化选用治疗用药，根据六气所宜，选择适宜的药味，这是临床用药的准则。左右间气的用药，也应遵循这一法则。《大要》说：少阳相火主令的时候，先用甘味药，后用咸味药；阳明燥金主令的时候，先用辛味药，后用酸味药；太阳寒水主令的时候，先用咸味药，后用苦味药；厥阴风木主令的时候，先用酸味药，后用辛味药；少阴君火主令的时候，先用甘味药，后用咸味药；太阴湿土主令的时候，先用苦味药，后用甘味药。六气主时发病的治疗,除了上述主要用药规律外,还应适当选用相关的辅佐药物,资助其化生的本源之气,这样就完全掌握了六气发病的治疗用药规律了。

【原文】

帝曰:善。夫百病之生也,皆生于风寒暑湿燥火,以之化之变①也。经言盛者泻之,虚则补之。余锡②以方士,而方士用之,尚未能十全,余欲令要道必行,桴鼓相应,犹拔刺雪污③,工巧神圣,可得闻乎?

岐伯曰:审察病机,无失气宜,此之谓也。

【注释】

①以之化之变:进而出现正常的演化或异常的变异。②锡:同"赐",给予。③雪污:洗涤污秽。

【译文】

黄帝说:讲得好。疾病的发生,都是由风、寒、暑、湿、燥、火六气的气化和变化所造成的。医经上说,实证用泻法治疗,虚证用补法治疗。我把这些治疗原则传教给医生们,但是他们在临床上运用以后,还是不能达到十全的效果。我想使这些重要的理论能得到广泛的运用,其疗效准确显著,达到如同用槌敲鼓、用手拔刺、用水洗污一样有把握的程度,使他们都能成为技巧娴熟、医术高明的医生,您能讲给我听听吗?

岐伯说:要仔细地分析病机,诊断准确无误,不违背六气平和的准则,说的就是这个道理。

【原文】

帝曰:愿闻病机何如?

岐伯曰:诸风掉眩,皆属于肝。诸寒收引,皆属于肾。诸气膹郁①,皆属于肺。诸湿肿满②,皆属于脾。诸热瞀瘛③,皆属于火。诸痛痒疮④,皆属于心。诸厥固泄⑤,皆属于下⑥。诸痿喘呕,皆属于上⑦。诸禁鼓慄⑧,如丧神守⑨,皆属于火。诸痉⑩项强,皆属于湿。诸逆冲上,皆属于火。诸胀腹大,皆属于热。诸躁狂越⑪,皆属于火。诸暴强直,皆属于风。诸病有声,鼓之如鼓,皆属于热。诸病胕肿,疼酸惊骇,皆属于火。诸转反戾⑫,水液⑬浑浊,皆属于热。诸病水液,澄彻清冷,皆属于寒。诸呕吐酸,暴注下迫⑭,皆属于热。故《大要》曰:谨守病机,各司其属,有者求之,无者求之,盛者责之,虚者责之,必先五胜⑮,疏其血气,令其调达,而致和平。此之谓也。

【注释】

①膹(fèn)郁:烦满郁闷。膹,满。②肿满:发肿胀满。③瞀(mào)瘛(chì):视物不清,手足筋脉拘急抽搐。④疮:痈、疽、疡、疖的通称。⑤固:指二便不通。泄:指二便泻利不止。⑥下:指下焦。⑦上:指上焦。⑧禁:通"噤",牙关紧,口不能张开。鼓慄:战栗发抖,上下牙齿碰击。⑨如丧神守:心神烦乱不安。⑩痉:身体僵直,筋脉拘急。⑪躁:躁动不安。狂:神志狂乱。越:举止失常。⑫诸转反戾:指筋脉急的三种不同现象。转,转筋。反,角弓反张。戾,身曲不直。⑬水液:指人体排出的液体,如尿、汗、痰、涕、涎等。⑭暴注:猛然急泄。下迫:里急后重。⑮五胜:五气中何气所胜,五脏中何脏受病。

【译文】

黄帝说:我想听您讲讲,病机的内容是什么?

岐伯说:凡是因风病而出现振颤、摇动、眩晕等症状,病位都在肝。凡是因寒病而出现收敛、缩挛、牵引等症状，病位都在肾。凡是因气病而出现喘急、胀满、郁闷等症状，病位都在肺。凡是因湿病而出现水肿、胀满等症状，病位都在脾。凡是因热病而出现视物昏花、肢体抽搐等症状，病因都属于火。凡是疼痛、瘙痒、疮疡等症状，病位都在心。凡是厥逆、二便固涩或下泄等症状，病位都在下焦。凡是痿病、喘息、呕吐等症状，病位都在上焦。凡是口噤、战栗、口齿叩击、神志不安等症状，病因都属于火。凡是痉病项强等症状，病因都属于湿。凡有逆气上冲的症状，病因都属于火。凡是胀满腹大等症状，病因都属于热。凡是躁动不安、发狂妄动的症状，病因都属于火。凡是身体突然强直的症状，病因都属于风。凡是腹胀，触诊时发现如鼓声的症状，病因都属于热。凡是局部红肿疼痛、惊骇不宁的症状，病因都属于火。凡是筋脉拘挛、排出的尿液混浊的症状，病因都属于热。凡是排出的尿液清亮、寒冷的症状，病因都属于寒。凡是呕吐酸水、急剧泻泄而里急后重的症状，病因都属于热。所以，《大要》说：要谨慎地遵守病机理论，根据疾病的属性，对已出现的症状，要推求为什么有这样的症状；对未出现的症状，要推求其为什么不出现这些症状；对属实证的疾病要探求为什么会发生实证；对属虚证的疾病要探求为什么会发生虚证。在分析病机的过程中，首先要明确五运之气的哪一气偏胜了，五脏中的哪一脏发病了，然后再疏通人体气血，使气血调和畅达，回归平和。说的就是这个道理。

【原文】

帝曰：善。五味阴阳之用，何如？

岐伯曰：辛甘发散为阳，酸苦涌泄①为阴，咸味涌泄为阴，淡味渗泄②为阳。六者，或收或散，或缓或急，或燥或润，或软或坚，以所利而行之，调其气，使其平也。

帝曰：非调气而得者，治之奈何？有毒无毒，何先何后，愿闻其道。

岐伯曰：有毒无毒，所治为主，适大小为制③也。

帝曰：请言其制。

岐伯曰：君一臣二，制之小也；君一臣三佐五，制之中也；君一臣三佐九，制之大也。

寒者热之，热者寒之，微者逆之，甚者从之，坚者削之，客者除之，劳者温之，结者散之，留者攻之，燥者濡之，急者缓之，散者收之，损者温之，逸者行之，惊者平之，上之下之，摩之浴之，薄之劫之，开之发之，适事为故④。

【注释】

①涌：呕吐。泄：泻下。②渗泄：通利小便及通窍。③适大小为制：根据病情轻重确定剂量的大小。④适事为故：以适宜病情为原则。

【译文】

黄帝说：讲得好。药物的五味阴阳属性及其作用又是怎样的呢？

岐伯说：辛味、甘味的药物具有发散作用，属性为阳；酸味、苦味的药物具有催吐导泻作用，属性为阴；咸味药具有催吐导泻作用，属性为阴；淡味药具有渗利作用，属性为阳。分别具有辛、甘、酸、苦、咸、淡这六种性味的药物，有的能收敛，有的能发散，有的缓和，有的迅急，有的能燥湿，有的能滋润，有的能软坚，有的能坚阴。临证选用时，要根据它们的功能来选用，以调整气机，使其恢复平衡。

黄帝问：有的疾病不是调气所能治好的，应当如何治疗呢？有毒药物和无毒的药物，哪种先用，哪种后用呢？我想听一听其中的规则。

岐伯说：有毒药物和无毒药物的运用，以能治疗疾病为标准，要根据病情的轻重来确定方剂的制方大小。

黄帝说：请你讲一讲制方的原则。

岐伯说：君药一味，臣药二味，是小方的组成原则；君药一味，臣药三味，佐药五味，是中等方剂的组成原则；君药一味，臣药三味，佐药九味，是大方的组成原则。寒性病，要用热药治疗；热性病，要用寒药治疗。病情轻的，要逆其病气性质来治疗；病情严重的，就要顺从病气性质来治疗；病邪坚实的，用削减的方法治疗；病邪停留在体内的，用驱除邪气的方法治疗；病属劳损气虚的，用温养的方法治疗；病属结滞不畅的，用疏散的方法治疗；病邪滞留的，用攻伐邪气的方法治疗；病属干燥的，就用滋润的方法治疗；病属拘急的，就用缓解的方法治疗；病属气血耗散的，用收敛方法治疗；病属损伤阳气的，用温补的方法治疗；病属留止逸滞的，用行滞疏通的方法治疗；病属惊悸不安的，用镇静的方法治疗；邪气上逆的，用散越的方法治疗；病位在下的，用下泻的方法治疗。或用按摩的方法，或用汤浴的方法，或用敷贴的方法，或用截断制止的方法，或用宣通开泄的方法，或用发散的方法。运用时都要适合病情，酌情而定。

【原文】

帝曰：何谓逆从？

岐伯曰：逆者正治，从者反治①，从少从多，观其事也。

帝曰：反治何谓？

岐伯曰：热因寒用，寒因热用，塞因塞用②，通因通用③。必伏其所主，而先其所因。其始则同，其终则异。可使破积，可使溃坚，可使气和，可使必已。

帝曰：善。气调而得者，何如？

岐伯曰：逆之，从之，逆而从之，从而逆之，疏气令调，则其道也。

帝曰：善。病之中外何如？

岐伯曰：从内之外者调其内；从外之内者治其外；从内之外而盛于外者，先调其内而后治其外；从外之内而盛于内者，先治其外而后调其内；中外不相及则治主病。

【注释】

①"逆者"两句：逆其病情治疗为正治法，顺从病情治疗为反治法。② 塞因塞用：反治法之一，指用补益收敛的药物治疗有壅滞假象的疾病。③ 通因通用：反治法之一，指用通利药物治疗有通利假象的疾病。

【译文】

黄帝问：什么叫作逆治和从治呢？

岐伯说：逆治法就是正治，从治法就是反治，要根据具体病情确定药物用量的多少。

黄帝问：什么是反治呢？

岐伯说：用热性药物治疗具有假热症状的病证，用寒性药物治疗具有假寒症状的病证，用补益药物治疗虚性闭塞不通的病证，用通利的药物治疗实性通泻的病证。要想制服疾病的根本，必须先找出致病的原因。反治方法的用药，开始时看似与病情的寒热性质相同，但是

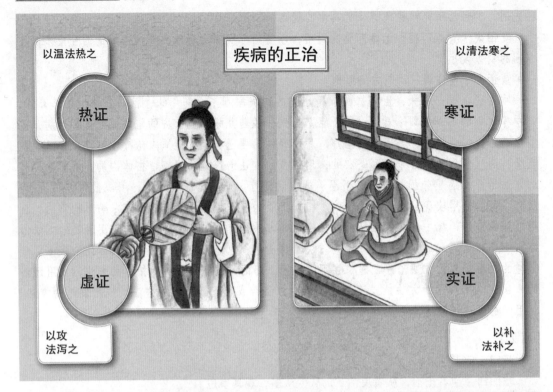

疾病的正治

以温法热之　热证　虚证
以攻法泻之

以清法寒之　寒证　实证
以补法补之

疾病的反治	寒证	用寒性药物治疗	具有假寒症状的病证，实际上是因热盛而生的，所以应该用寒性药物去除内热
	热证	用热性药物治疗	具有假热症状的病证，实际上是因寒盛而生的，所以应该用热性药物去除内热
	虚证	用通利的药物治疗	下泄若为实热停滞所致，应用下泄法去实热
	实证	用补益药物治疗	闭塞不通之证，若为脾虚所致，应用补虚法补足脾气，从而消除胀满

所得的结果却并不相同。这样的治疗，可以破除积滞，消散坚块，调和气机，治愈疾病。

黄帝说：讲得好。那么，应和六气变化而患的病，应当如何治疗呢？

岐伯说：有的用逆治法，有的用从治法，也有先用逆治法而后又用从治法的，也有先用从治法而后又用逆治法的，目的都是疏通气血，调和气机，这就是治病的原则。

黄帝说：讲得好。应当怎样治疗内外相互影响的疾病呢？

岐伯说：体内病证发展为体表病证时，体内的病证以原发病为本，所以先治调体内病证；体表病证发展为体内病证时，体表病证以原发病为本，所以先治体表病证；如果体内病证发展为体表病证，而且体表病证偏盛有余，治疗时先调治体内病证，再调治体表病证；如果体表病证发展为体内病证，而且体内病证偏盛有余，治疗时先调治体表病证，再调治体内病证；如果体表病证与体内病证不相关联，就治疗其主要病证。

【原文】

帝曰：善。火热复，恶寒发热，有如疟状，或一日发，或间数日发，其故何也？

岐伯曰：胜复之气，会遇之时，有多少也。阴气多而阳气少，则其发日远；阳气多而阴气少，则其发日近。此胜复相薄，盛衰之节。疟亦同法。

【译文】

黄帝说：讲得好。火热为复气时发病，病人恶寒发热，好像疟疾症状，有的一天发作一次，有的间隔几天发作一次，这是什么缘故呢？

岐伯说：这是胜气、复气相遇时，阴阳之气的多少不同所造成的。如果是阴气多而阳气少，症状发作间隔的时间就较长；如果是阳气多而阴气少，症状发作间隔的时间就短。这是胜气、复气相互搏击，阴气、阳气互有盛衰的缘故。疟疾病的发作规律与此相同。

【原文】

帝曰：论言治寒以热，治热以寒，而方士不能废绳墨①而更其道也。有病热者寒之而热，有病寒者热之而寒，二者②皆在，新病复起，奈何治？

岐伯曰：诸寒之而热者取之阴，热之而寒者取之阳，所谓求其属也。

帝曰：善。服寒而反热，服热而反寒，其故何也？

岐伯曰：治其王气③，是以反也。

帝曰：不治王而然者何也？

岐伯曰：悉乎哉问也！不治五味属也。夫五味入胃，各归所喜，故酸先入肝，苦先入心，甘先入脾，辛先入肺，咸先入肾。久而增气，物化之常也；气增而久，夭之由也。

【注释】

①绳墨：规矩。②二者：指寒与热。③王气：即旺气，旺盛之气。

【译文】

黄帝说，医论曾说，治疗寒性病用热性药物，治疗热性病用寒性药物，医生们不能废弃这个治疗准则而违反原则。但是，有的热证用寒药进行治疗反而更热，有的寒证用热药治疗反而更寒，原来的寒证热证还在，又发生新病，应当怎样治疗呢？

岐伯说：凡是热性病用寒药治疗反而发热的，应当用养阴的方法治疗；寒性病用热性药物治疗反而出现寒象的，应当用补阳的方法治疗。这就是治疗寒证、热证时寻求各自属类的方法。

黄帝说：讲得好。服用寒药反而发热，服用热药反而有寒象，是什么原因呢？

岐伯说：只治疾病的旺盛之气，没有兼顾脏腑本气，所以有相反的结果。

黄帝说：已经做到了治求其属，而不是只治旺盛之气，但有时仍然会出现这种相反的结果，是什么原因呢？

岐伯说：您问得很全面啊！这种情况，是由对药物的五味运用不当造成的。五味进入肠胃之后，各自有其主要作用的部位，所以酸味的药物先作用于肝，苦味的药物先作用于心，甘味的药物先作用于脾，辛味的药物先作用于肺，咸味的药物先作用于肾。长期服用，能够增强脏腑之气，这是气机生化的一般规律；如果长期地增补某一脏气，使某一脏气长期处于偏盛状态，就一定会发生疾病，这就是导致病夭的原因。

【原文】

　　帝曰：善。方制君臣何谓也？

　　岐伯曰：主病之谓君，佐君之谓臣，应臣之谓使，非上中下三品之谓也。

　　帝曰：三品何谓？

　　岐伯曰：所以明善恶之殊贯①也。

【注释】

①善恶之殊贯：王冰："此明药善恶不同性用也。"张志聪："谓药有有毒无毒之分。"

【译文】

　　黄帝说：讲得好。方剂组成中的君臣是什么意思呢？

　　岐伯说：治病的主要药物就是君药，辅佐君药的药物就是臣药，辅助臣药发挥作用的药物就是使药，并不是上、中、下三品的意思。

　　黄帝问：什么是药物的上、中、下三品呢？

　　岐伯说：药物的上、中、下三品是用以区分药物毒性的有无大小的。

【原文】

　　帝曰：善。病之中外何如？

　　岐伯曰：调气之方①，必别阴阳，定其中外，各守其乡②，内者内治，外者外治，微者调之，其次平之，盛者夺③之。汗之下之，寒热温凉，衰之以属，随其攸利。谨道如法，万举万全，气血正平，长有天命。

　　帝曰：善。

【注释】

①调气之方：调病理气的方法。②乡：处所，此指病之所在。③夺：用攻夺之法迅速将病邪排出体外。

【译文】

　　黄帝说：讲得好。疾病的内外及其治疗原则是怎样的呢？

　　岐伯说：调治病气的方法在于，必须分辨疾病的阴阳属性，确定病位的内外，各自依其所属的病位，内病就从内治疗，外病就从外治疗，病情轻微就用调和之法治疗，病情较重就用平定之法治疗，病势急重就用攻夺之法治疗。病在体表的用发汗法治疗，病在内里的用攻下法治疗，要分辨疾病的寒热温凉性质，根据根据疾病的属性，随其所宜，使病邪减退。谨慎地遵守这些治疗法则，就能取得全效，使气血和平，安享天年。

　　黄帝说：讲得好。

◎疏五过论篇：面面俱到治病最合理◎

【导读】

　　疏，梳理陈述。五过，五种过错。本篇主要论述了诊治疾病中的五种过错，所以名为"疏五过论"。

　　本篇的主要内容有：一、讲述在诊治过程中，医生容易犯下的不结合病人的饮食、情志、贫富、贵贱、脉象、本末等诊治的各类错误；二、在篇末讲述诊治的几项关键要领。

【原文】

　　黄帝曰：呜呼远哉！闵闵^①乎若视深渊，若迎浮云。视深渊尚可测，迎浮云莫知其际。圣人之术，为万民式^②，论裁^③志意，必有法则。循经守数^④，按循医事，为万民副^⑤。故事有五过，汝知之乎？

　　雷公避席再拜曰：臣年幼小，蒙愚以惑^⑥，不闻五过，比类形名，虚引其经，心无所对。

【注释】

①闵闵：即茫茫，深远貌。此处形容医道的深奥无穷。②"圣人"两句：圣人的医术，是众人的楷模和典范。③论裁：讨论确定。④循经守数：遵守常规和法则。⑤为万民副：为众人谋福。⑥蒙愚以惑：愚笨而又不明事理。

【译文】

　　黄帝说：哎呀！真是深远奥妙啊！研究医学的道理就好像在俯视幽深的渊谷，好像在仰视天空的浮云。俯视渊谷尚可测量其深度，仰视浮云，却不能测知其边际。圣人的医术，可作为百姓依循的典范，其讨论决定医学上的认识，必定有一定的法则。遵守自然的常规和法则，依照医学的原则治疗疾病，从而为百姓造福。所以，医事上有五过的说法，你知道吗？

　　雷公离开座位再拜，回答说：我年少识浅，天资愚笨，见闻不广，没有听说过五过的说法，只能在疾病的表象和名称上进行比类，空洞地引用经文，而心里却无法回答您所提出的问题。

【原文】

　　帝曰：凡诊病者，必问尝贵后贱，虽不中邪，病从内生，名曰脱营^①。尝富后贫，名曰失精。五气^②留连，病有所并。医工诊之，不在脏腑，不变躯形，诊之而疑，不知

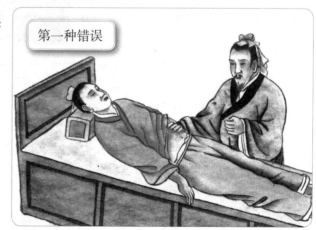

第一种错误

粗陋的医生在看病时，容易犯的第一种错误，是因为不了解病情而误诊。

病名。身体日减，气虚无精，病深无气，洒洒然③时惊。病深者，以其外耗于卫，内夺于荣。良工所失，不知病情。此亦治之一过也④。

【注释】

①脱营：血少脉虚。与下文的"失精"，皆病证名，都是情志郁结所致。②五气：即五脏之气，指五脏所生之情志。③洒（xiǎn）洒然：恶寒貌。④"此亦"句：这在诊治上是第一种过失。亦，句中助词。过，过失。

【译文】

黄帝说：凡在诊病的时候，必须询问患者的职业情况和职位高低。如果以前地位高而后来失势，病人即使不中外邪，疾病也会由内而生，这种病叫"脱营"。如果是因以前富裕而后来破产贫困而发病的，病名就叫"失精"。这两种病都是情志不舒，五脏的邪气郁结，使得病势有所兼并而日趋深重所造成的。医生在为其诊察时，发现病位不在脏腑，躯体形态也没有明显变化，所以就容易产生疑惑，不能确定是什么病，但患者的身体却日渐削瘦，气虚精竭，病势深重，到时候就会阳气消散、恶寒、时常惊骇不安。这种病之所以会逐渐深重，是情志郁结，在外则耗损了卫气，在内则劫夺了营血的缘故。医生在诊治疾病时，因为不了解病情而发生失误。这是诊治上的第一种易犯的过失。

【原文】

凡欲诊病者，必问饮食居处。暴乐暴苦，始乐后苦，皆伤精气，精气竭绝，形体毁沮①。暴怒伤阴，暴喜伤阳，厥气上行，满脉去形②。愚医治之，不知补泻，不知病情，精华日脱，邪气乃并③。此治之二过也。

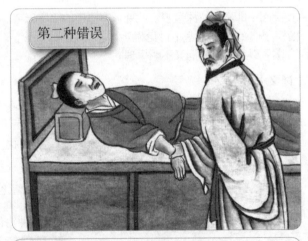

第二种错误

粗陋的医生在看病时，容易犯的第二种错误，是不知该用补法还是泻法而误诊。

【注释】

①毁沮：毁坏。②满脉：即张脉，经脉张满。去形：形体羸瘦。一说为神气离开形体。③邪气乃并：邪气更加盛实。

【译文】

凡是诊察病人，必须先问他饮食起居和周围环境情况。精神上的突然的欢乐，或是突然的痛苦，或是先欢乐而后痛苦，都会耗伤精气，使人精气衰竭，形体败坏。暴怒会损伤阴气，暴喜会损伤阳气。阴阳有伤，则厥逆之气上行，充满经脉，就会使人形体羸瘦。愚陋粗浅的医生诊治这些疾病时，不知道该用补法还是用泻法，也不了解病情，以致病人五脏的精气日渐耗脱，邪气乘虚而更加坚实。这是诊治上的第二种易犯的过失。

【原文】

善为脉者，必以比类、奇恒①、从容知之。为工而不知道，此诊之不足贵，此治之三过也。

【注释】

①比类：用取类相比，以求同中之异或异中之同。
奇：指异常的。恒：指正常的。

【译文】

善于诊脉的医生，必然能够别异比类，分析奇恒，细致深入地掌握疾病的变化规律。作为医生而不懂得这个道理，那他的诊疗技术就难称高明。这是诊治上的第三种易犯的过失。

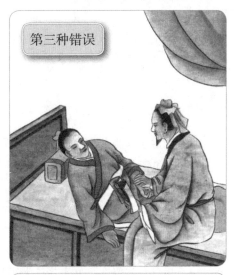

第三种错误

粗陋的医生在看病时，容易犯的第三种错误，是因为不懂得比类、奇恒和疾病的变化规律而误诊。

【原文】

诊有三常①，必问贵贱。封君败伤，及欲侯王。故贵脱势，虽不中邪，精神内伤，身必败亡。始富后贫，虽不伤邪，皮焦筋屈，痿躄②为挛。医不能严，不能动神，外为柔弱，乱至失常③，病不能移④，则医事不行。此治之四过也。

【注释】

①三常：这里指贵贱、贫富、苦乐三种情况。②躄（bì）：足痿弱而不能行走。③乱至失常：诊治上违背常法。乱，反训为"治"。④病不能移：疾病不能去除。

【译文】

诊察疾病时，对病人的贫贱、富贵、苦乐三种情况，必须询问清楚。比如原来的封君公侯，丧失原来的封地，以及想封侯称王而未能成功的。原来官高爵显的人，一旦失势，即使没有被外邪所伤，精神上也已先伤，所以会身体败坏，甚至死亡。如果是原来富有而后来贫穷的人，即使没有外邪侵袭，也会发生皮毛枯焦、筋脉拘急的情况，进而出现痿躄和拘挛。对这类疾病，如果医生不能认真对待，去转变患者的精神状态，而仅是顺从病人之意，敷衍诊治，以致在治疗上丢掉法度，就会导致治疗失败，疾病不能治愈。这是诊治上的第四种易犯的过失。

【原文】

凡诊者，必知终始，有知余绪①。切脉问名②，当合男女，离绝菀结③，忧恐喜怒。五脏空虚，血气离守。工不能知，何术之语！尝富大伤，斩筋绝脉，身体复行，令泽不息④，故伤败结，留薄归阳，脓积寒炅。粗工治之，亟刺阴阳，身体解散，四肢转筋，死日有期。医不能明，不问所发⑤，唯言死日，亦为粗工。此治之五过也。

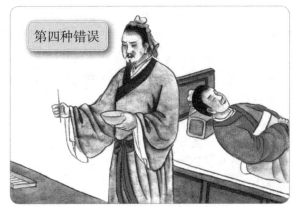

第四种错误

粗陋的医生在看病时，容易犯的第四种错误，是因为不认真对待病患，敷衍治疗而导致治疗失败。

【注释】

① 余绪：末端。② 问名：询问症状。③ 离绝：指生离死别。一说男女不能交合。菀（yùn）结：情志郁结。菀，通"蕴"。④ 令泽不息：导致津液不能滋生。⑤ 不问所发：不询问发生疾病的原因。

【译文】

　　凡是诊察疾病，必须了解发病的原因和全过程，并掌握疾病的相关情况。在切脉诊病时，应注意男女的生理特点和病理差异，以及生离死别、情绪郁结、忧愁恐惧喜怒等情志变化情况。这些都能使五脏空虚，气血离散。如果医生不知道这些，还谈什么诊疗技术呢！比如原来富有的人，由于失去了财势而身心受到了大的伤害，以致筋脉消损衰绝，却仍勉强劳作，以致津液不能滋生，所以形体伤败，气血内结，郁而从阳化热，使肌肉腐烂而生痈脓，或是产生寒热病。粗陋的医生治疗时，总是针刺阴阳经脉，使气血更加消散，病人的身体不能自如运动，四肢拘挛转筋，这样，病人的死期也就不远了。所以，医生不能明辨病情，不问疾病发生的缘由，只能看到疾病的预后不良，也是粗陋的医生。这是诊治上的第五种易犯的过失。

【原文】

　　凡此五者，皆受术不通，人事不明也。故曰：圣人之治病也，必知天地阴阳，四时经纪，五脏六腑，雌雄表里①，刺灸砭石，毒药所主。从容人事，以明经道，贵贱贫富，各异品理②，问年少长，勇惧之理，审于分部，知病本始，八正九候，诊必副矣。

第五种错误

粗陋的医生在看病时，容易犯的第五种错误，是在不明病情，也不问病因的情况下盲目地针刺阴阳经脉，这样会导致病人死亡。

【注释】

① 雌雄表里：此处是对于经脉而言。如六阴为雌，六阳为雄，阳脉行表，阴脉行里。②"贵贱"两句：由于社会地位贵贱贫富的不同，体质也有差异。

【译文】

　　以上所述的五种过失，都是由于所学医术不精深，又不懂得人情世事而产生的。所以说，医术高明的医生在诊治疾病时，必须知道天地阴阳的变化，四时寒暑的变迁，五脏六腑间的相互关系，经脉的阴阳表里，刺灸、砭石、毒药等治疗方法各自适宜的主要病证。联系人事的情况，掌握诊治的常规，了解病人的贵贱贫富、体质强弱、年龄长幼、个性勇怯，再审察疾病的部位，就可以了解发病的根本原因，再结合一年中八个重要节气的气候变化和人体三部九候的脉象，就能准确无误地诊治疾病。

【原文】

　　治病之道，气内为宝①，循求其理。求之不得，过在表里。守数据治，无失俞理。能行此术，终身不殆。不知俞理，五脏菀热②，痈发六腑。诊病不审，是谓失常。谨守此治，与经相明。《上经》《下经》，揆度阴阳，奇恒五中③，决以明堂④，审于终始⑤，可以横行⑥。

【注释】

①气内为宝：指探明病人元气的强弱是治病的关键。张介宾："气内，气之在内者，即元气也。"
②菀热：郁热。③五中：即五脏，脏腑在体内，故也称"五中"。这里指五脏的气色。④明堂：明堂为古时朝廷议政的大堂，一般位居皇宫中央。鼻位居面部中央，故以明堂喻鼻。这里泛指面部颜色。⑤终始：始是发病的开始，终是时下的病况。⑥横行：遍行，任意行走。

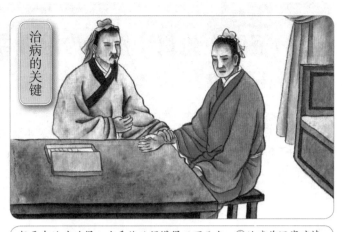

治病的关键

想要在治病时得心应手就必须懂得以下几点：①治疗前洞察病情；②治疗时循经守则；③了解取穴的理法，不盲目针灸；④研究揆度、阴阳和奇恒之道的五脏病证。

【译文】

　　治病的关键，在于洞察病人体内元气的强弱，来寻求邪正变化的机理。如果不能切中，其过失就在于不能正确认识表里的关系。治疗时应循经守则，不能搞错取穴的原则。能够这样来治疗，就可避免医疗上的过错。如果不明白取穴的理法，妄用刺灸，就会使五脏郁热不散，痈疡发于六腑。诊病不能审慎详密，就叫作失常。谨守这些常规来治疗，自然就会和经旨相符。《上经》《下经》二书，都是研究揆度、阴阳、奇恒之道的。五脏之病，表现于气色，取决于颜色。能从望诊上了解病的终始而进行治疗，就可以得心应手，无往不利了。

◎征四失论篇：医生诊治最易犯四种错误◎

【导读】

征，通"惩"，即惩罚、惩戒。四失，即四种过失。本篇主要讨论了医生在治疗疾病时常犯的不懂得阴阳逆从之道、学业未完就妄加诊治、不懂得病情分析方法、不询问发病原因这四种过失，并提醒医生应当引以为戒，故名"征四失论"。

【原文】

黄帝在明堂，雷公侍坐。黄帝曰：夫子所通书受事，众多矣。试言得失之意，所以得之，所以失之。

雷公对曰：循经受业，皆言十全，其时有过失者，请闻其事解也。

【译文】

黄帝坐在明堂里，雷公在一旁侍坐。黄帝说：先生所读医书和所历医事，已经相当多了。请你谈谈你对治病的成功与失败，能够治愈的原因，没有治愈的原因的看法。

雷公回答说：依据医经上的记载和老师的传授，都说可以收到十全的完善疗效，但在治疗中还是经常会有无法治愈的情况，希望听听对此的解释。

【原文】

帝曰：子年少智未及邪？将言以杂合耶？夫经脉十二，络脉三百六十五，此皆人之所明知，工之所循用也。所以不十全者，精神不专，志意不理，外内相失，故时疑殆。诊不知阴阳逆从之理。此治之一失也。

受师不卒，妄作杂术，谬言为道，更名自功，妄用砭石，后遗身咎。此治之二失也。

不适贫富贵贱之居，坐之薄厚①，形之寒温，不适饮食之宜，不别人之勇怯，不知比类，足以自乱，不足以自明。此治之三失也。

诊病不问其始，忧患饮食之失节，起居之过度，或伤于毒。不先言此，卒持寸口，何病能中？妄言作名，为粗所穷。此治之四失也。

【注释】

① 坐之薄厚：居住环境的好坏。坐，古人席地而坐。

【译文】

黄帝说：你是年轻智力不足呢，还是由于杂合各家学说，缺乏分析判断的能力呢？十二经脉和三百六十五络脉，这是人人都明白了解的，也是医生所经常遵循应用的。之所以不能得到十全的疗效，是由于精神不能集中，思想上不加以分析研究，不能把外在症状和内在病机结合起来，因此时常产生疑问和困难，在临床诊治时，不懂得阴阳逆从的道理。这是治疗失败的第一个原因。

从师学习尚未毕业，学业未精，就盲目地用各种疗法，以荒谬之说为真理，巧立名目来夸耀自己，乱用砭石，不但治不好病，反而给病人留下终生痛苦。这是治疗失败的第二个原因。

临床诊治，不了解贫富贵贱的各种生活，不区分居住环境的好坏，不注意形体的寒温，不考虑饮食的宜忌，不区别性情的勇怯，不懂得用比类异同的方法进行分析，就会使自己头脑混乱，而无法有清楚明白的认识。这是治疗失败的第三个原因。

诊断疾病，不问病起于何时，是否有精神方面的刺激和饮食方面的不节制，生活起居方面有无违背常规，是否是由于中毒。不问清楚这些情况，就草率地切脉，怎能明确诊断、切中病情呢？于是只好信口胡言，杜撰病名，就会因为医术低劣，而陷入困境。这是治疗失败的第四个原因。

【原文】

是以世人之语者，驰千里之外，不明尺寸之论，诊无人事治数之道、从容之葆，坐持寸口，诊不中五脉，百病所起，始以自怨，遗师其咎。是故治不能循理，弃术于市，妄治时愈，愚心自得。呜呼！窈窈冥冥，孰知其道？道之大者，拟于天地，配于四海。汝不知道之谕，受以明为晦。

【译文】

所以，有些医生说起话来可以夸大到千里之外，却根本不明白尺寸的理论，诊治疾病时不考虑人情事理中的治病之道和沉着从容的态度，仅仅知道诊察寸口的办法，不能确诊五脏之脉，更不知道百病的起因，医疗上出现了困难，先是自怨所学不精，继而便归罪于老师传授得不好。所以，他们治病不能以医学道理作为指导，虽然开业行医，而毫无技术，妄加治疗，偶然治愈，便又自鸣得意。唉！医学理论是十分奥妙精深的，有谁能彻底了解其中的道理呢？医学的理论，犹如天地之远大，四海之深广，因此必须反复研究。你不明白这些道理，即使老师讲得十分明白，也还是糊涂的。

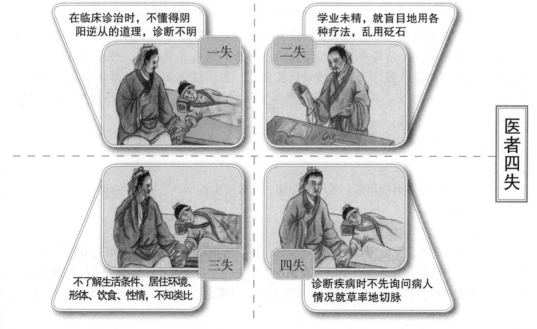

在临床诊治时，不懂得阴阳逆从的道理，诊断不明 — 一失

学业未精，就盲目地用各种疗法，乱用砭石 — 二失

不了解生活条件、居住环境、形体、饮食、性情，不知类比 — 三失

诊断疾病时不先询问病人情况就草率地切脉 — 四失

医者四失

解精微论篇：为什么会迎风流泪

【导读】

解，解释。精微，精深微妙之意。本篇主要阐释了哭泣涕泪的产生机理。这些内容看似微小，但却与精神情志、水火阴阳有内在的联系，其中的原理精深微妙，所以篇名"解精微论"。

【原文】

黄帝在明堂，雷公请曰：臣受业传之，行教以经论，从容形法，阴阳刺灸，汤液所滋。行治有贤不肖，未必能十全。若先言悲哀喜怒，燥湿寒暑，阴阳妇女，请问其所以然者，卑贱富贵，人之形体所从，群下通使①，临事以适道术，谨闻命矣。请问有魇愚仆漏之问②，不在经者，欲闻其状。

帝曰：大矣。

【注释】

① 群下：雷公的弟子。通使：全面了解。② 魇（chán）愚仆漏之问：自谦之词，指琐碎简陋的问题。张介宾："魇，妄也。漏，当作'陋'，问不在经，故魇愚仆陋，自谦之辞。仆，全元起本作'朴'，于义为妥。"

【译文】

黄帝坐在明堂里，雷公向他请教说：我接受了您所传授的医道，并将它传授给弟子，我是按照古代的医经理论来对他们进行教育的，内容包括诊病刺治的各种方法，以及汤药的临床作用等。由于遵循这些方法施治的人有贤愚的差别，在临证时不一定都能取得十全的疗效。我首先告诉他们悲哀喜怒等各种感情、燥湿寒暑等不同气候与诊治疾病的关系，以及阴阳妇女施治等事宜，然后在他们问及其如此的原因时，再向他们讲述卑贱富贵及人之形体的适从等，使他们通晓这些理论，再通过临证适当地加以运用，这些在过去我已经听您讲过了。现在我还有一些很浅陋的问题，在医经中找不到相关的论述，想向您请教一下。

黄帝说：这个问题提得很深刻啊！

【原文】

公请问：哭泣而涕泪皆出者，若出而少涕，其故何也？

帝曰：在经有也。

复问：不知水①所从生，涕所从出也？

帝曰：若问此者，无益于治也，工之所知，道之所生也。夫心者，五脏之专精②也；目者，其窍也；华色者，其荣也。是以人有德也，则气和于目；有亡，忧知于色。是以悲哀则泣下，泣下水所由生。水宗者，积水也。积水者，至阴也。至阴者，肾之精也。宗精之水，所以不出者，是精持之也。辅之裹之，故水不行也。

【注释】

① 水：此指眼泪。② 专精：即五脏之精气由心来统辖。

【译文】

雷公请问说：人在哭泣时鼻涕和眼泪都会流出，如果流出了眼泪但流出的鼻涕很少，是什么原因呢？

黄帝说：这个问题在医经中有记载。

雷公又问：眼泪是怎样产生的？鼻涕是从哪里来的？

黄帝说：你问的这些问题，对于治疗没有什么意义，但也是医生应该知道的，因为这是建立医学理论的基础。心为五脏之专精，两目是它的外窍，光华色泽是它的外荣。所以，一个人在心里有得意的事，则神气和悦显露于两目；如果心中有所失意，则会表现出忧愁的面色。因此，悲哀就会哭泣，泣下的泪是由水所产生的。水的来源，是体内积聚的水液。积聚的水液，是至阴。所谓至阴，就是肾藏之精。来源于肾精的水液，平时所以不出，是由于受到肾精的持守。肾精能辅助和裹藏水液，所以泪水不会外流。

【原文】

夫水之精为志，火之精为神，水火相感，神志俱悲，是以目之水生也。故谚言曰：心悲名曰志悲。志与心精，共凑于目也，是以俱悲则神气传于心精，上不传于志而志独悲，故泣出也。泣涕者，脑也，脑者，阴也，髓者，骨之充也。故脑渗为涕。志者，骨之主也，是以水流而涕从之者，其行类也。夫涕之与泣者，譬如人之兄弟，急则俱死，生则俱生，其志以早悲，是以涕泣俱出而横行也。夫人涕泣俱出而相从者，所属之类也。

雷公曰：大矣。

【译文】

肾水的精气是志，心火的精气是神，水火相互交感，神志俱悲，泪水就流出来了。所以，谚语说：心悲叫作志悲，因为肾志与心精，同时上凑于双目。所以，心肾俱悲，则神气传于心精，而不传于肾志，肾志独悲，水失去了精的约制，所以泪水就出来了。哭泣而鼻涕流出，其故在脑，脑属阴，骨髓充于骨孔并且藏于脑，而鼻窍通于脑，所以脑髓渗漏而成涕。肾志是骨之主，所以泪水出而鼻涕也随之而出，是因为鼻涕和眼泪是同类这一原因。涕之与泪，好比兄弟，危急则同死，安乐则共存，肾志先悲而脑髓随之，所以涕随泣出而涕泪横流。涕泪所以俱出而相随，是涕泪同属水类的缘故。

雷公说：您讲的道理真博大！

【原文】

请问：人哭泣而泪不出者，若出而少，涕不从之，何也？

帝曰：夫泣不出者，哭不悲也。不泣者，神不慈也。神不慈，则志不悲，阴阳相持，泣安能独来？夫志悲者，惋，惋则冲阴，冲阴则志去目，志去，则神不守精，精神去目，涕泣出也。且子独不诵不念夫经言乎？厥则目无所见。夫人厥则阳气并于上，阴气并于下。阳并于上，则火独光也；阴并于下，则足寒，足寒则胀也。夫一水不胜五火，故目眦盲。

是以冲风，泣下而不止。夫风之中目也，阳气内守于精，是火气燔目，故见风则泣下也。有以比之，夫火疾风生，乃能雨，此之类也。

【译文】

雷公请问说：有人哭泣而没有眼泪流出，或虽出而量少，而且鼻涕不随之而出，这是什么道理？

黄帝说：哭而没有眼泪，是内心并不悲伤。不出眼泪，是心神没有被感动，神不感动，则志亦不悲，心神与肾志相持而不能相互交感，眼泪怎么能流出来呢？大凡志悲，内心都会有凄惨之意，凄惨之意冲动于脑，则肾志离目而去，肾志去目，则神不守精，精和神都离开了眼睛，眼泪和鼻涕才能流出。你难道没有读过或没有记住医经上所说的话吗？人患了厥症，则眼睛一无所见。当一个人患了厥症的时候，阳气并走于上部，阴气并走于下部。阳气并于上则上部亢热；阴气并于下则足冷，足冷则发胀。因为一水不胜五火，所以眼睛就看不见了。

所以，迎风就会流泪不止。因为风邪中于目，阳气内守于精，也就是火气燔目，所以遇到风吹，人就会流泪。这就好像火热之气炽甚而风生，风生而有雨一样。